Kollagen

1. Auflage Januar 2021

This edition published by arrangement with Little, Brown & Company, New York, New York, USA.

Titel der amerikanischen Originalausgabe: *The Collagen Diet*

Übersetzung aus dem Amerikanischen: Angelika Orpin
Lektorat: Christina Neuhaus
Umschlaggestaltung, Satz und Layout: Nicole Lechner

ISBN: 978-3-86445-796-8

MIX
Papier aus verantwortungsvollen Quellen
FSC® C014496
FSC www.fsc.org

Gerne senden wir Ihnen unser Verlagsverzeichnis
Kopp Verlag
Bertha-Benz-Straße 10
72108 Rottenburg
E-Mail: info@kopp-verlag.de
Tel.: (0 74 72) 98 06-10
Fax: (0 74 72) 98 06-11

Unser Buchprogramm finden Sie auch im Internet unter:
www.kopp-verlag.de

Dr. Josh Axe

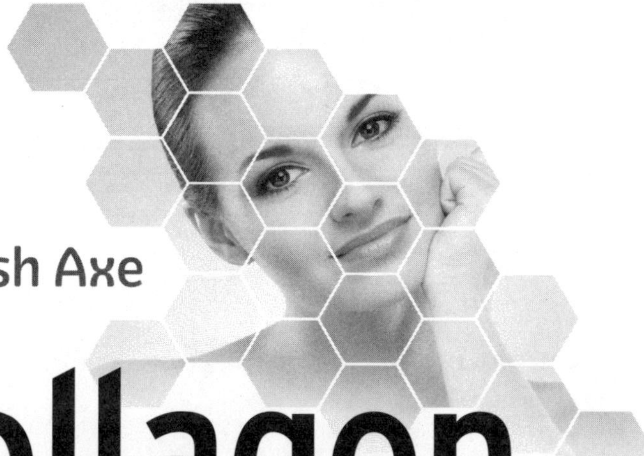

Kollagen

Die 28-Tage-Diät

- für nachhaltigen Gewichtsabbau
- für strahlende Haut
- für einen gesunden Darm
- für die Verjüngung von Körper und Geist

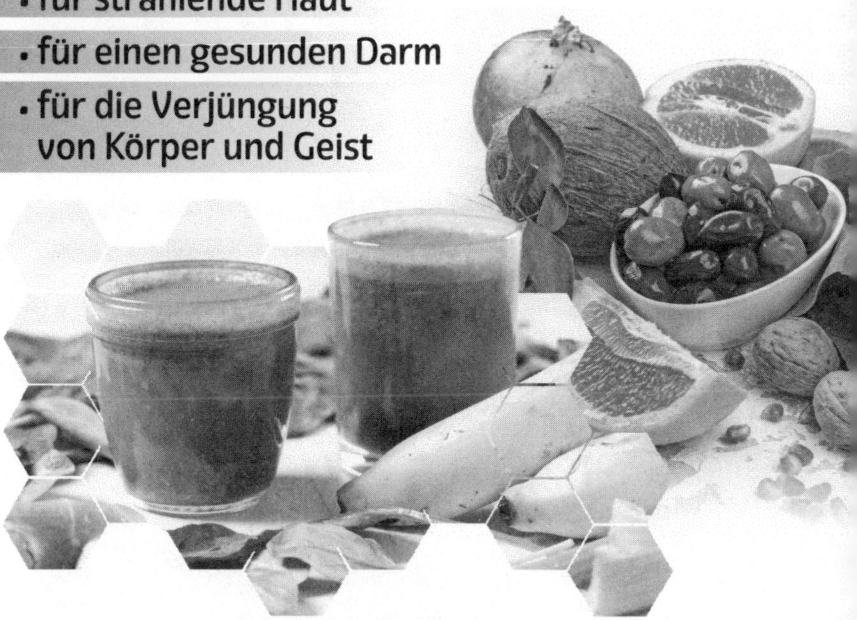

KOPP VERLAG

Für meine Frau und beste Freundin Chelsea,
die Liebe meines Lebens,
und Gott, meinen Vater, ohne den nichts
hiervon möglich gewesen wäre.

Inhalt

Der wiedergefundene Schlüssel zur Gesundheit

Manche persönlichen Krisen lähmen uns, andere wiederum spornen uns an, nach Lösungen zu suchen und alles daranzusetzen, sowohl unser eigenes Leben als auch das anderer Menschen zu verbessern. Als bei meiner Mutter zum zweiten Mal Krebs diagnostiziert wurde, durchlebte ich eine Krise der zweiten Art.

Diejenigen unter Ihnen, die meine Bücher gelesen haben und meinen Videos auf YouTube, Instagram und Facebook folgen, wissen bereits, was damals geschah: Ich war Mitte zwanzig und stand kurz vor dem Abschluss meiner ärztlichen Ausbildung, als meine Mutter eines Tages in Tränen aufgelöst bei mir anrief. Sie hatte bereits eine schwere Brustkrebserkrankung überstanden, als ich dreizehn war, und seit der Behandlung ständig mit gesundheitlichen Problemen zu kämpfen. Sie war erschöpft, neigte zu Depressionen und litt an einer Schilddrüsenunterfunktion. Die ehemals lebensfrohe, sportliche Frau war zu einem Schatten ihrer selbst geworden. Und ihr gesundheitlicher Verfall – eine Folge der Medikamente, die sie gegen den Krebs eingenommen hatte – war der eigentliche Grund, warum ich mich für den Arztberuf entschieden hatte. In den Jahren, die auf ihre Diagnose folgten, wuchs meine Entschlossenheit, die Ursachen gesundheitlicher Störungen zu verstehen und bessere Methoden zu ihrer Bekämpfung zu finden – Methoden ohne bleibende Folgeschäden, die ein erfülltes und erfüllendes Leben unmöglich machen.

Ich war voll und ganz auf dieses Ziel konzentriert, als mich ihr Anruf erreichte und sie mir mit tränenerstickter Stimme berichtete, dass der Arzt einen Tumor in ihrer Lunge entdeckt hatte. Ihre Worte brachen mir das Herz. Jeder, der schon einmal von einem geliebten Menschen die Worte »Ich habe Krebs« gehört hat, weiß, was das für ein Schlag in die Magengrube ist. Erst einmal geht man in die Knie. Als Arzt war ich darauf allerdings besser vorbereitet, als ich es als Kind gewesen war. Ich hatte funktionelle und integrative Medizin studiert und eine Menge gelernt, seit meine Mutter ihrer ersten Krebsdiagnose ins Auge sehen und den Kampf dagegen aufnehmen musste. Und ich erkannte: Mit dieser Krise erging der Ruf an mich, ihr aktiv zu Hilfe zu kommen. Dass eine umfassende Optimierung der Ernährung und Lebensweise die Widerstandskraft meiner Mutter gegen die Krankheit stärken konnte, war mir klar. Ich wusste aber auch, dass ich, wollte ich ihr die Art von Hilfestellung geben, die sie brauchte, um diese Krankheit ein für alle Mal zu besiegen, noch sehr viel mehr lernen musste – und zwar schnell.

Von dem Tag an machte ich es mir zur Aufgabe, alles zu lesen, was ich über den Zusammenhang von Ernährung und Heilung finden konnte. Ich informierte mich über die ketogene Diät und wie man damit die schädlichen Auswirkungen von zu hohen Blutzucker- und Insulinwerten sowie Entzündungszuständen abschwächen kann, sodass die körpereigenen Heilungsmechanismen aktiv werden und übernehmen können. Ich untersuchte die Heilkraft von Pflanzen und Gewürzen mit ihren Tausenden von Substanzen, die die Widerstandskraft des Körpers gegen Krankheiten stärken. Das Studium der Chinesischen und Ayurvedischen Medizin erschloss mir einen Schatz medizinischen Wissens, das in vielen Regionen der Welt erfolgreich praktiziert, im modernen Gesundheitswesen Amerikas jedoch bedauerlicherweise viel zu wenig genutzt wird. Und ich fand heraus, dass Knochenbrühe wichtige Aminosäuren enthält (die Bausteine, aus denen Proteine gebildet werden), welche nicht in den Proteinen von Muskelfleisch vorkommen, das die meisten von uns heutzutage konsumieren.

Meine Mutter und ich setzten uns zusammen und entwarfen ein Ernährungs- und Verhaltenskonzept, mit dem sie ihr erneutes Gesundheitsproblem auf unterschiedlichen Ebenen angehen konnte: körperlich, emotional und spirituell. Ihre Ernährung bestand aus vollwertigen Nahrungsmitteln, reich an Antioxidantien und von hoher Nährstoffdichte – Lebensmitteln wie Lachs aus Wildfang, grüne Blattgemüse, Pilze und Beeren –, und gesundheitsfördernden Gewürzen wie Kurkuma. Außerdem trank sie sehr viel Knochenbrühe, deren gesunde Inhaltsstoffe ihr mehr Energie gaben, sie besser schlafen ließen und bewirkten, dass ihr Körper die anderen Lebensmittel, die sie zu sich nahm, besser verdauen konnte.

9 Monate lang hielt sie sich an diese Vorgaben, dann hatte sie den Krebs besiegt – und das ganz ohne Einsatz von gefährlichen Medikamenten oder toxischer Strahlentherapie. Heute ist meine Mutter nicht nur krebsfrei, sie ist richtiggehend aufgeblüht. Ihre chronische Erschöpfung, ihre Schilddrüsenbeschwerden und ihre Depressionen sind verschwunden. Sie ist so gesund wie vor ihrer ersten Krebsdiagnose. Zu unserer Freude ist sie wieder ganz die Alte.

Die Tage und Nächte, die ich mit Recherchen zubrachte, wurden mit spektakulären Erfolgen belohnt, mit denen die Ärzte meiner Mutter nie gerechnet hätten – und die vielversprechenden neuen Möglichkeiten der Heilung, die sie mir eröffneten, verfolge ich als Arzt für funktionelle Medizin bis heute. Eines der spannendsten Phänomene, auf die ich in dieser Zeit eher zufällig stieß, war Knochenbrühe und insbesondere das darin enthaltene Proteinkraftwerk *Kollagen*. Seither habe ich nie mehr aufgehört, mich mit dieser bemerkenswerten Substanz zu beschäftigen.

Am bekanntesten ist Kollagen als entscheidender Baustein für eine gesunde Haut. Viele Kosmetikprodukte werben damit. Seine gesundheitliche Bedeutung geht allerdings weit darüber hinaus, denn es wirkt nicht nur an der Oberfläche. Kollagen ist das Protein, das im Körper am häufigsten vorkommt. Es findet sich in der Haut, den Nägeln, Knochen, Knorpeln, Sehnen, Muskeln, in der Darmschleimhaut, in den Bandscheiben und Blutgefäßen sowie in der Umhüllung Ihrer Organe. Weil es Bestandteil so vieler Gewebe ist, spielt es eine entscheidende Rolle bei zahllosen Aspekten Ihrer Gesundheit. Tatsächlich zeigen neuere Forschungen, dass Kollagen und die darin enthaltenen Substanzen dazu beitragen können, neues Gewebe zu bilden, die Reparatur von Darmschäden zu unterstützen, unser Immunsystem zu stärken und sogar unser Leben zu verlängern.

Auf der Grundlage meiner Recherchen halte ich es für *den* stillen Helden der Anti-Aging-Medizin. Es kann helfen,

- altersbedingte Schmerzen zu vermeiden
- Falten und schlaffer Haut entgegenzuwirken
- hartnäckige Magen-Darm-Probleme oder Nahrungsmittelempfindlichkeiten zu heilen
- das Immunsystem aufzubauen und so die Abwehrkräfte gegen Erkältungs- und Grippeviren zu stärken
- Nägel und Haar gesund zu erhalten
- Muskeln und Knochen zu stärken

Ich habe die wissenschaftliche Literatur zu dieser bemerkenswerten Substanz gründlich studiert und dabei immer neue Untersuchungen gefunden, die ihre heilsamen Wirkungen bestätigen und auf ihr bisher ungenutztes Potenzial hinweisen. Gleichzeitig war ich überwältigt, wie Kollagen bei den Hunderten von Patienten, Freunden und Angehörigen wirkte, denen ich es empfohlen hatte. Ich habe Patienten ermutigt, kollagenreiche Smoothies zu trinken und, in manchen Fällen, auch eine Reinigungskur mit Knochenbrühe zu machen (während der sie hauptsächlich Knochenbrühe zu sich nahmen), um die Gesundheit von Gelenken, Bändern, Sehnen, Haut und Verdauung zu unterstützen. Und genau wie meine Mutter fühlten sich diese Patienten zunehmend besser.

Was mich allerdings vollends von der enormen Heilkraft von Kollagen überzeugt hat, war die ganz persönliche Erfahrung, die ich selbst damit machte. Ich war immer ein Energiebündel. Aber einige Jahre nach dem zweiten Kampf meiner Mutter gegen den Krebs stellte sich bei mir eine nahezu überwältigende Müdigkeit ein. Dazu kam eine sehr unregelmäßige Verdauung mit Verstopfung und Durchfall im Wechsel. Zunächst schob ich meine Beschwerden auf Stress und Überarbeitung, also auf den Lebensstil, den wir gern für all die Symptome verantwortlich machen, für die wir keine Erklärung haben. Und die Theorie lag nahe, denn mit der Behandlung meiner Patienten und dem gleichzeitigen Aufbau von *DrAxe.com* kam ich mittlerweile auf eine 70-Stunden-Woche. Da ich meine Symptome nicht in den Griff bekam, ging ich schließlich zu einem Akupunkteur, der mir sagte, mein Problem habe seinen Ursprung im Darm.

Vom Leaky-Gut-Syndrom hatte ich schon gehört – das ist eine Erkrankung, bei der Toxine, Mikroben und unverdaute Proteine wie Gluten aus dem Darm in die Blutbahn gelangen können, weil die kollagenreiche Barriere, die sie im Darm zurückhalten soll, zu durchlässig geworden ist. Auch wusste ich, dass das Problem am besten durch eine gesunde, entzündungshemmende Ernährungsweise zu heilen war.* Allerdings ernährte ich mich schon weitestgehend von sehr nährstoffreichen Lebensmitteln und sehr viel entzündungshemmendem Gemüse. Etwas fehlte jedoch, wie mir klar wurde, nämlich Kollagen. Daraufhin begann ich, Knochenbrühe nicht nur gelegentlich, sondern täglich tassenweise zu trinken. Zudem achtete ich darauf, meine körpereigene Kollagenproduktion insgesamt hochzufahren, indem ich bei Hühnchen und Lachs die Haut mitaß und mehr Vitamin C sowie rotes Gemüse wie Tomaten und Rote Bete zu mir nahm, das Lycopen enthält – eine Substanz, die die Kollagenreserven erhöht. Und ich begann, meinen Morgen-Smoothies löffelweise Kollagenpulver zuzusetzen. Im Verlauf einiger Monate klangen meine Symptome ab und verschwanden schließlich ganz.

Mit diesem Buch möchte ich an Sie weitergeben, was ich gelernt habe. Zu lange – und zu unserem eigenen Schaden – haben wir Kollagen nicht beachtet. Um das zu ändern, habe ich *Kollagen* geschrieben. Damit möchte ich Ihnen helfen, dieses wertvolle, aber bisher unbeachtete Protein zu nutzen, damit auch Sie von seinen zahllosen Jungbrunnenqualitäten profitieren können. Mein Ansatz stützt sich auf neueste wissenschaftliche Erkenntnisse und bietet eine sichere und wirksame Methode, Ihnen Ihre Vitalität zurückzugeben, Ihren Hormonhaushalt ins Gleichgewicht zu bringen und Ihrem Körper genau die Mischung lebenswichtiger Substanzen zuzuführen, die er braucht, um die Kollagenproduktion dauerhaft auf hohem Niveau zu halten.

---

* Ein durchlässiger Darm kann durch Antibiotika verursacht werden, die in ihm nützliche und schädliche Bakterien gleichermaßen abtöten, aber auch durch mangelnden Kontakt mit den Mikroben im Schmutz, in dem gesundheitsfördernde Bodenorganismen gedeihen. Mein Buch *Dreck macht gesund* befasst sich eingehend mit diesem Problem und den Möglichkeiten seiner Behandlung.

Wenn Sie dieses Buch zu Ende gelesen haben, werden Sie genau wissen, was Kollagen ist, warum es von so entscheidender Bedeutung für gesundes Altern ist, und wie Sie es nutzen können, um Ihre Gesundheit und Ihr Wohlbefinden zu steigern.

In Teil I geht es um Grundwissen zu Kollagen. Hier erfahren Sie alles, was Sie über diese unterschätzte Substanz wissen müssen. Ich werde die wissenschaftlichen Fakten zur Wirkungsweise von Kollagen verständlich erläutern und aufzeigen, welchen Nutzen Kollagen für uns hat und warum es mit zunehmendem Alter so wichtig ist. Ebenso stelle ich Ihnen die zahlreichen Methoden vor, mit denen wir unseren Kollagenspiegel hoch halten können, von praktischen Maßnahmen wie Bewegung und Ernährung bis zu den neuesten Theorien zur Unterstützung der Kollagenproduktion mithilfe der Stammzellen.

In Teil II befassen wir uns eingehend mit den heilsamen Wirkweisen von Kollagen im Einzelnen, etwa der Verbesserung unseres Aussehens oder unserer Darmfunktion, der Schmerzbekämpfung und der Wirkung auf das Hormongleichgewicht – um nur einige zu nennen. Am Ende dieses Teils werden Sie erkennen, wie vielseitig und wichtig Kollagen für Ihre Gesundheit insgesamt ist und welche tiefgreifenden Wirkungen es auf alle Aspekte Ihres Lebens haben kann.

In Teil III stelle ich Ihnen zwei detaillierte Ernährungspläne vor – eine 3-tägige Kollagen-Reinigungskur und eine Kollagendiät von 28 Tagen –, mit denen Sie das Gelernte in Ihrem Alltag leicht umsetzen können. Um Kollagen dauerhaft in Ihre Ernährung zu integrieren, finden Sie dort außerdem 72 schmackhafte Rezepte, die Ihre körpereigene Kollagenproduktion anregen und Haut, Knochen, Darm, Muskeln, Sehnen und Blutgefäße optimal mit diesem verjüngenden Wirkstoff versorgen sollen, sodass sie effektiv und effizient arbeiten.

Ich bin dankbar dafür, dass Sie dieses Buch zur Hand genommen haben, denn es ist mir ein Anliegen, all das weiterzugeben, was ich über Kollagen gelernt habe, und Ihnen zu vermitteln, wie es Ihrem Körper von innen heraus hilft, bestmöglich auszusehen und sich ebenso zu fühlen.

Ich selbst schwöre auf meine kollagenreiche Ernährung. Sie tut meinen Gelenken gut, hilft mir, mich schneller von körperlichen Anstrengungen zu erholen, schützt mein Verdauungssystem und erhält meinen Körper stark, elastisch und leistungsfähig. Und ich weiß: Wenn Sie dieses Buch lesen und sich an den darin beschriebenen Plan für eine bessere Kollagenversorgung halten, werden auch Sie von diesen heilsamen Wirkungen profitieren.

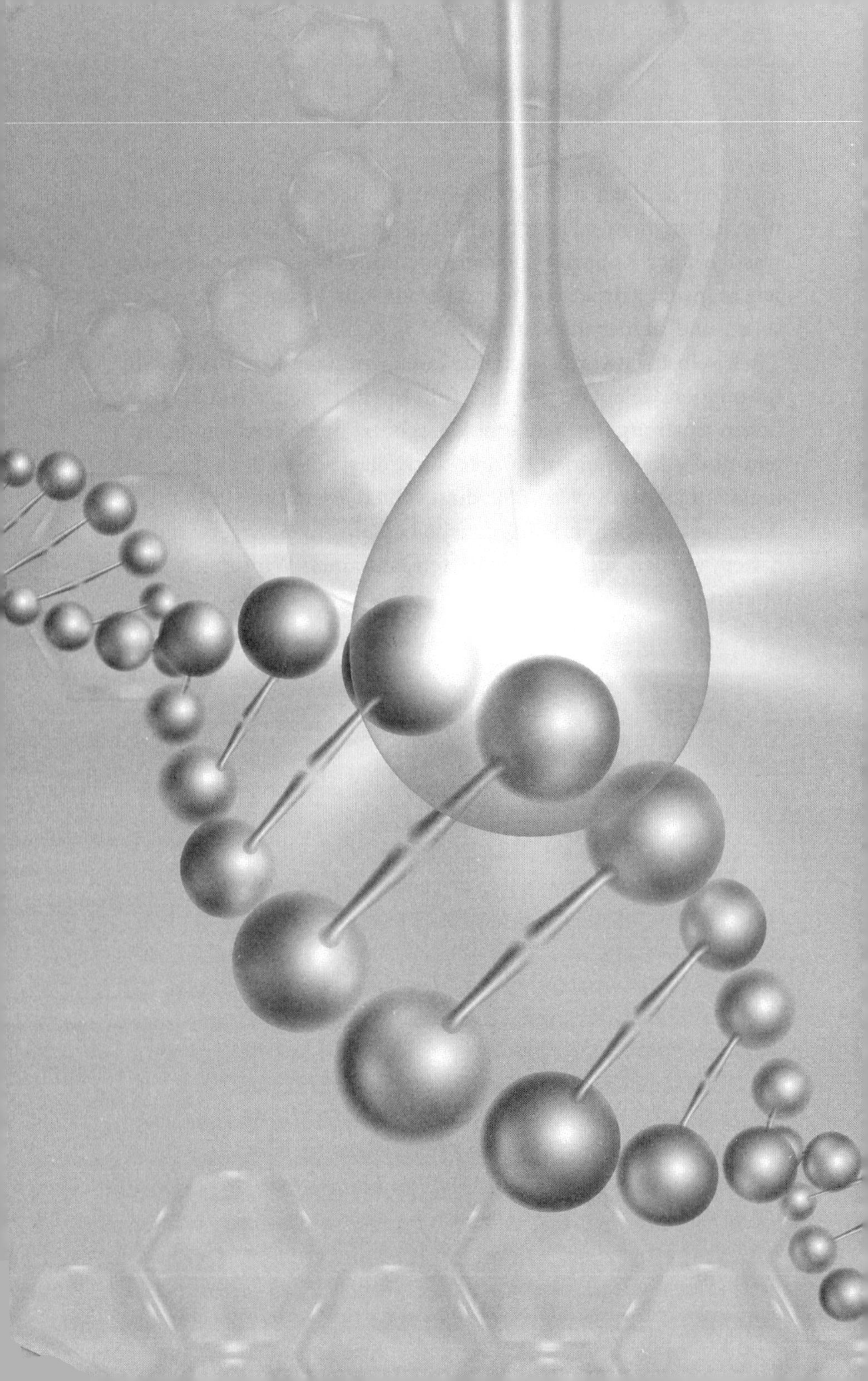

Teil 1

Die Wahrheit über Kollagen

Kapitel

1

Der lebenswichtige Nährstoff, der aus unserer Ernährung verschwunden ist

Warum Sie mit diesem uralten Grundnahrungsmittel Ihre Gesundheit wiederherstellen können

Wir leben in einer Zeit eines nie dagewesenen Überflusses. Der Verbrauch an Lebensmitteln in den Vereinigten Staaten entspricht etwa 3750 Kalorien pro Person und Tag. Nach Angaben der Welternährungsorganisation sind das tausend Kalorien mehr, als wir noch vor 200 Jahren täglich zu uns genommen haben, und weit mehr, als irgendein Mensch braucht. (Bei Frauen liegt der tatsächliche Bedarf bei durchschnittlich 2000 Kalorien, bei Männern bei 2500.) Unsere fernen Vorfahren, die noch wilde Tiere jagen und Beeren sammeln mussten, um genügend Kalorien für die Versorgung ihrer Familien zusammenzubekommen, wären zweifellos erstaunt über unseren mühelosen Zugang zu Nahrung. Und *neidisch.*

Dennoch befinden wir uns in einer paradoxen Situation: Wir haben genügend zu essen, aber trotzdem ist der Gesundheitszustand vieler Menschen überraschend schlecht. Fast die Hälfte der

Einwohner der Vereinigten Staaten leiden an chronischen Erkrankungen, als da sind Diabetes, Gelenkschmerzen, Herzerkrankungen, Osteoporose, Magen-Darm-Beschwerden, Entzündungen und Krebs. All diese Leiden hindern sie daran, ihren Alltag aktiv zu bewältigen, und verkürzen häufig sogar ihr Leben. Es steht zu vermuten, dass mindestens einige der Menschen, die Ihnen lieb sind, von einem oder mehreren dieser hartnäckigen gesundheitlichen Probleme betroffen sind. Und wir müssen davon ausgehen, dass die Situation sich noch verschlimmert, denn die meisten dieser Beschwerden sind unter Menschen im fortgeschrittenen Alter stärker verbreitet – und unsere Bevölkerung vergreist rasch. Jeden Tag von heute an bis zum Ende des Jahres 2029 vollenden 10 000 Menschen in den Vereinigten Staaten ihr 65. Lebensjahr, so berichtet das Pew Research Center. Auf uns kommt also ein Problem von gigantischen Ausmaßen zu. Und was die Sache noch tragischer macht: Chronische Erkrankungen sind weitgehend auf unsere moderne Ernährungsweise zurückzuführen.

Nahrung wird mit gutem Grund als Stärkung bezeichnet. Sie soll uns *stärken* – nicht nur Brennstoff für unseren Körper liefern, sondern ihn auch kurieren. Sie soll uns die Nährstoffe zuführen, die wir brauchen, um gut auszusehen und uns gut zu fühlen, und uns reichlich mit Energie versorgen, damit wir die Anforderungen unseres mit immer mehr Stress belasteten Lebens bewältigen können.

Die Sache hat allerdings einen Haken: Wir müssen die *richtige* Nahrung zu uns nehmen. Und genau das ist das Problem, vor dem wir heute stehen. Die beiden »Grundnahrungsmittel« der typischen westlichen Ernährungsweise, Zucker und raffinierte Kohlenhydrate, füllen zwar unseren Magen, aber unsere Gesundheit kommt dabei zu kurz. Weil sie hauptsächlich leere Kalorien liefern, tun sie so gut wie nichts für uns, stattdessen nehmen wir nur immer weiter zu. Zu allem Überfluss untergraben sie die Funktionsfähigkeit des Körpers auf der Ebene der Zellen, heizen Entzündungen an und erhöhen unser Risiko für alle heutzutage grassierenden chronischen Erkrankungen.

Anders als das unserer Vorfahren ist unser Leben heute nicht mehr von chronischem Nahrungsmangel oder der ständigen Gefahr des Verhungerns geprägt. Aber wir sind ausgehungert nach *echter* Nahrung. Verschiedene in den letzten 10 Jahren durchgeführte Studien ergaben, dass viele Menschen nicht ausreichend mit Kalzium, Kalium, Ballaststoffen, Folsäure, Magnesium, Eisen und Vitamin A, C und E versorgt sind – Nährstoffe, die für den Aufbau starker Muskeln, Knochen, Blutgefäße, der Haut und des Immunsystems unentbehrlich sind. Auch andere Substanzen, die in der Ernährung unserer Vorfahren reichlich vorkamen, etwa Phosphor, Silizium, Glukosamin und Schwefel, fehlen in unseren täglichen Mahlzeiten.

Es gibt jedoch eine weniger bekannte Substanz, die in der typischen westlichen Ernährung durch Abwesenheit auffällt – eine Substanz, die meiner Meinung nach unsere rapide zunehmenden gesundheitlichen Probleme rückgängig machen und uns allen die beste Chance eröffnen kann, lange und aktiv leben zu können. Diese Substanz heißt Kollagen. Kollagen ist das Protein, das im Körper am häufigsten vorkommt, und eine anwachsende Forschungsdatenbank belegt, dass es für die strukturelle Integrität und für auf lange Sicht gesunde Funktionen unseres Körpers unentbehrlich ist.

Die Nahrung unserer Vorfahren enthielt viel Kollagen. Heute nehmen wir praktisch gar keins mehr zu uns. Aber dank jüngerer Forschungen, die zeigen, dass es nahezu alles – von der Geweberegeneration bis zur Stärkung des Immunsystems – bewirken kann, wird es endlich gebührend gewürdigt. Ich bin ein großer Fan von Kollagen. Und ich glaube, dass Sie am Ende dieses Buches verstehen werden, warum.

Darf ich vorstellen: der Stoff, der Ihr Leben verändern könnte

Kollagen ist eine starke, elastische, faserige Substanz und ein Bestandteil Dutzender unserer Körpergewebe. Vor allem auf Kollagen zurückzuführen sind die Festigkeit und Elastizität unserer Haut, die Stabilität unserer Nägel und Knochen und die Geschmeidigkeit unserer Knorpel, Sehnen, Muskeln, Darmschleimhaut und Blutgefäße. Kollagen umhüllt sogar unsere Organe. Auf der Funktionsebene verleiht es ihnen Elastizität und Kraft und sorgt dafür, dass die Gelenke sich fließend und schmerzfrei bewegen. Auch spielt es bei den unterschiedlichsten Vorgängen eine Rolle, von der Wundheilung über die Darmgesundheit bis zur Gesundheit von Herz und Kreislauf. Es ist der Leim, der uns zusammenhält. Tatsächlich leitet sich die Bezeichnung »Kollagen« von dem griechischen Wort für Leim, *kolla*, her.

Es gibt sechzehn verschiedene Kollagentypen, aber das Kollagen in unserem Körper ist zu etwa 90 Prozent Typ I, II oder III – oder eine Mischung aus diesen dreien. (Im nächsten Kapitel werde ich auf alle drei Typen näher eingehen.) Diese drei vorherrschenden Typen besitzen dieselbe Molekularstruktur – eine gewundene, seilartige Struktur, die als Tripelhelix bezeichnet wird und ihnen ihre Stärke und Flexibilität verleiht.

Weil Kollagen für so viele verschiedene Aspekte unserer Gesundheit eine entscheidende Rolle spielt, ist eine der besten Methoden, die sichtbaren und unsichtbaren Anzeichen des Alterns abzuwehren und auch in fortgeschrittenem Alter aktiv zu bleiben, die Aufnahme von Kollagen mit der Nahrung. So wurde zum Beispiel in einer neueren Studie, die in der Zeitschrift *Nutrients* veröffentlicht wurde, die Wirkung von oraler Supplementierung von Kollagen auf die Haut älterer Mäuse untersucht, die ein recht guter Ersatz für menschliche Haut ist. (Studien, für die viele Biopsien erforderlich sind, werden aus naheliegenden Gründen häufig an Mäusen statt an Menschen durchgeführt.) Nach 8 Wochen enthielt deren Haut nicht nur mehr Kollagen, auch ihre Fähigkeit zur Reparatur ausgefranster Kollagenfasern hatte sich verbessert, ihre antioxidativen Enzyme zeigten eine erhöhte Aktivität, und die Haut selbst war straffer.[1] Nach Aussage der Forscher bewirkte Kollagen eine quantitative und qualitative Veränderung des Gewebes, es drehte praktisch die Zeit zurück und verjüngte Struktur und Aussehen der Haut um Jahre.

Mit zunehmendem Alter wird es immer wichtiger, dass die Nahrung uns mit dieser Substanz versorgt, und zwar aus folgendem Grund: Ab Mitte zwanzig geht die natürliche Kollagenproduktion des Körpers allmählich um etwa ein Prozent jährlich zurück – und dieser Rückgang beschleunigt sich in den Vierzigern und Fünfzigern. Das bedeutet: Mit Anfang fünfzig bilden Sie wahrscheinlich etwa 30 Prozent weniger natürliches Kollagen als in Ihren Zwanzigern.

Das Nachlassen der Kollagenproduktion ist ein normaler Teil des Alterungsprozesses, es wird aber durch bestimmte Lebensgewohnheiten beschleunigt, unter anderem durch Sonnenexposition (ultraviolette Strahlung schädigt die kollagenbildenden Zellen in der Haut), Rauchen, Stress, schlechte Darmgesundheit, zu hohen Zuckerkonsum und Entzündungszustände (die ihre Ursache häufig in ungesunden Ernährungs- und Lebensgewohnheiten haben). Zuckermoleküle bilden beispielsweise die sogenannten »Advanced Glycation Endproducts«, oder AGEs. Diese sogenannten Risikomoleküle können sich an das Kollagen und das Elastin in unserer Haut anheften, was zu Faltenbildung sowie Elastizitätsverlust führt und das Risiko für entzündungsbedingte Hauterkrankungen wie Akne und Rosacea erhöht.

Daher ist es von entscheidender Bedeutung, diese Quelle von Jugend und Vitalität wieder aufzufüllen, und das geschieht am besten über die Nahrungsaufnahme. Allerdings ist die typische westliche Ernährungsweise weitestgehend kollagenfrei. Jedes Mal, wenn wir von einer Hähnchenbrust die Haut entfernen oder die Sehnen und Knorpel an den Hund verfüttern, vergeben wir eine Chance, die Kollagenreserven unseres Körpers aufzufüllen und zu erhalten. Und wie Sie auf den nächsten Seiten erfahren werden, sind das nur zwei Beispiele für verpasste Gelegenheiten, die Reserven aufzufüllen und sich die regenerative Wirkung von Kollagen zunutze zu machen.

Es gibt keinen medizinischen Test, um den Kollagenstatus des Körpers zu ermitteln, aber ehrlich gesagt braucht man den auch nicht. Ob diese grundlegende Substanz ein gefährlich niedriges Niveau erreicht hat, ist leicht zu erkennen. Kollagenmangel macht sich auf folgende Weise bemerkbar:

* **Arthritis und Gelenkschmerzen.** Mit dem Verlust von kollagenreicher Knorpelmasse kommt es vermehrt zu schmerzanfälligen Gelenken.
* **Falten, Cellulite und schlaffe Haut.** Die Haut besteht zu 75 bis 80 Prozent aus Kollagen. Ohne Kollagen als strukturierendes Element erschlafft die Haut, und es bilden sich Dellen.
* **Häufigere Schnittverletzungen und Hautabschürfungen.** Je dünner die Haut wird, desto leichter kommt es schon bei alltäglichen Belastungen zu Verletzungen.
* **Verlangsamte Wundheilung.** Als leimartige Substanz hilft Kollagen der Haut, Verletzungen zu schließen.
* **Haarausfall.** Kollagen unterstützt das Haarwachstum.
* **Brüchige Nägel.** Kollagen spielt für Nagelwachstum und -stärke eine Rolle.

* **Kleinere, schwächere Muskeln.** Kollagen findet sich im Muskelgewebe und spielt eine Rolle beim Muskelwachstum.
* **Verringerte Knochendichte.** Tatsächlich enthalten Ihre Knochen mehr Kollagen als Kalzium!
* **Magen-Darm-Beschwerden** wie Durchfall, Blähungen und aufgetriebener Bauch. Wird die schützende, kollagenreiche Darmschleimhaut dünner, treten diese Symptome häufiger auf.
* **Immunprobleme.** Kollagen stärkt die Darmschleimhaut, und 70 Prozent Ihres Immunsystems sind in Ihrem Darm angesiedelt.
* **Chronische Entzündungszustände.** Kollagen enthält Glycin, eine essenzielle Aminosäure, die stark entzündungshemmend wirkt und zum Schutz der Schleimschicht beiträgt, die den Darm auskleidet.
* **Lebensmittelunverträglichkeiten.** Wenn die Schädigungen der Darmschleimhaut aufgrund von Kollagenmangel zunehmen, steigt die Wahrscheinlichkeit, dass sich bei Ihnen durch den Verzehr von Lebensmitteln, die Sie früher gut vertragen haben, Symptome bemerkbar machen.
* **Herzbeschwerden.** Geht das Kollagen in der Innenauskleidung der Arterien zurück, die das Blut von Ihrem Herzen ins Gewebe transportieren, verlieren sie an Geschmeidigkeit – ein ernst zu nehmender Risikofaktor für Herzerkrankungen und Bluthochdruck.

Wenn Sie dafür sorgen, dass Sie über die Nahrung genügend Kollagen zu sich nehmen, können Sie viele dieser Probleme verhindern – und auch behandeln.

Hier nur ein Beispiel: Im Jahr 2018 berichteten deutsche Forscher über die Ergebnisse einer Studie zu Kollagen und Knochenschwund. Hierfür wurden Frauen nach der Menopause untersucht, bei denen die Knochendichte abnahm. Einige der Frauen nahmen ein Jahr lang täglich 5 Gramm eines Kollagensupplements ein, die anderen erhielten ein Placebo. Nach 12 Monaten zeigte sich bei der Kollagengruppe eine signifikant höhere Knochenmineraldichte in der Wirbelsäule und im Oberschenkelhalsknochen (dem Knochen, der am häufigsten mit Hüftfrakturen assoziiert wird), dagegen hatte in der Placebogruppe die Knochendichte abgenommen.[2]

Wenn mir jemand erzählt, dass eine einzige Substanz so breit gefächerte und vielfältige Wirkungen hat, werde ich immer misstrauisch, und ganz ehrlich, das dürfen Sie auch sein. Allerdings gibt es eine einfache Erklärung dafür, warum Kollagen sich auf so viele verschiedene Körperregionen auswirken kann und auswirkt: Wie eine unsichtbare schützende Rüstung ist es ein integraler Bestandteil der verschiedensten Gewebe, von der äußersten Schicht unserer Haut bis zu den innersten Schichten unserer Blutgefäße.

Wo auch immer es vorkommt, dient es dazu, unsere Gewebe auf Zellebene zu kräftigen, zu festigen, wieder aufzubauen und zu erneuern. Es ist einer unserer besten Verteidigungsmechanismen gegen die Schäden, die das Altern anrichtet – und äußerst wirksam für die Erhaltung der Gesundheit und des Wohlbefindens unseres Körpers insgesamt. In den letzten 10 Jahren habe ich Patienten, Freunden und Familienmitgliedern Kollagen empfohlen und bemerkenswerte Fälle von gesundheitlichen Verbesserungen und Heilungen erlebt.

So haben zum Beispiel mein lieber Freund und Kollege Jordan Rubin und ich im Jahr 2018 ein Programm gestartet, das wir »Multi Collagen Makeover« nannten und das viele der Bestandteile enthält, die auch in der Kollagendiät zu finden sind. Als das Programm erfolgreich angelaufen war, erhielten wir von

Dutzenden von Teilnehmern aufschlussreiche Rückmeldungen. So schrieb Debbie Fong: »Ich bin jetzt bei Tag 21, und ich fühle mich, als könnte ich die Zeit zurückdrehen. Ich werde Ende des Jahres 60 und kann sehen, wie sehr sich mein Äußeres verändert. Ich kann mir also gut vorstellen, was es im Inneren meines Körpers bewirkt. Mein Gesicht strahlt geradezu, und meine Haut wird fester. Die Tränensäcke unter meinen Augen gehen zurück, und meine Augenlider hängen nicht mehr so. Die Konturen meines Kinns werden wieder sichtbar. Einfach unglaublich!«

Immer mehr Forschungsstudien bestätigen derartige Einzelberichte. Tatsächlich kam eine 2019 im *Journal of Drugs in Dermatology* veröffentlichte Übersichtsstudie zu dem Schluss, dass eine orale Kollagensupplementierung die Elastizität, Feuchtigkeitsversorgung und Dichte der kollagenreichen Dermis (der Hautschicht, die hauptsächlich darüber entscheidet, ob die Haut glatt oder faltig ist) der alternden Haut verbessert – und zwar ganz ohne schädliche Nebenwirkungen.[3]

Neuere Studien auf diesem sich rasch entwickelnden Forschungsgebiet zeigen ständig weitere Einsatzmöglichkeiten für Kollagen. So wird Kollagen jetzt mit Stammzellen kombiniert, um bei Menschen mit Verletzungen und Arthritis die Regeneration der Knorpel im Knie- und Schultergelenk zu unterstützen. Und in resorbierbarer Form wird die Substanz zur Behandlung bei Verletzungen im Mundraum und zur Förderung der Heilung nach zahnmedizinischen Eingriffen eingesetzt.

In späteren Kapiteln werde ich im Detail auf die faszinierenden Studien über Kollagen und ihre Ergebnisse eingehen, die zeigen, wie es die Gesundheit von – unter anderem – Haut, Darm und Gelenken verbessern kann.

Zunächst aber sollten Sie mehr über diese Substanz erfahren, damit Sie besser verstehen, warum sie eine derartig starke Wirkung entfalten kann.

Ein alter Bekannter meldet sich zurück

Kollagen ist zwar im Begriff, der angesagteste Wirkstoff in unserer Ernährung zu werden (besonders in Form von Ergänzungsmitteln), aber eigentlich ist es überhaupt nichts Neues. Dieses bescheidene Protein war die tragende Säule in der Ernährung unserer fernen Vorfahren, die aus dem Fleisch von Wildtieren und Knochenbrühe ebenso wie aus Gemüse, Beeren, Kräutern und Gewürzen bestand. Als Nahrung noch ein knappes Gut war, verwendeten die Menschen alle essbaren Teile eines Tieres. Sie kochten kollagenreiche Brühe aus den Knochen beziehungsweise Gräten, Sehnen und Knorpeln von Fischen, Hühnern und Rindern, und der Verzehr von Innereien, Bändern und Sehnen, die alle sehr viel lebensspendendes Kollagen enthalten, war die Regel. Wie sich herausgestellt hat, könnte dieser wenig verschwenderische Umgang mit Nahrung sie vor manchen der häufigsten Leiden geschützt haben, die viele von uns heute plagen.

Nehmen Sie zum Beispiel Arthritis. Diese Gefahr für die öffentliche Gesundheit betrifft schätzungsweise 54 bis 91 Millionen Erwachsene in den Vereinigten Staaten (in der höheren Zahl sind auch diejenigen berücksichtigt, bei denen die Krankheit nicht offiziell diagnostiziert wurde). Arthritis führt zu chronischen Schmerzen und bedeutet für fast die Hälfte der Menschen, die daran leiden, unerwünschte Einschränkungen im Alltag. Als jedoch Forscher aus Harvard und einigen anderen Universitäten kürzlich die Skelette moderner Menschen mit denen von Jägern und Sammlern oder Bauern der Frühzeit verglichen – Skelette, die bis zu 6000 Jahre alt waren –, sowie mit Knochen aus dem 19. und frühen 20. Jahrhundert, stellten sie fest, dass Arthrose des Kniegelenks heute fast doppelt so häufig vorkommt wie in prähistorischer Zeit und zu Beginn der Industrialisierung.[4]

Die Skelette stammten samt und sonders von Menschen, die 50 oder mehr Jahre alt geworden waren, und die Forscher untersuchten sie auf Alter, Body-Mass-Index und andere verzerrende Faktoren. Dennoch fand sich Arthrose nur in 6 bis 8 Prozent der prähistorischen Proben und denen aus dem 19. und frühen 20. Jahrhundert, wohingegen bei den Skeletten aus dem 20. und frühen 21. Jahrhundert der Anteil bei 16 Prozent lag. Und das ist immer noch niedriger als die 23 Prozent, die die Centers for Disease Control and Prevention angeben.[5] Zudem besagen Schätzungen, dass bis zum Jahr 2040 fast 26 Prozent der Erwachsenen in den Vereinigten Staaten von diesem Leiden betroffen sein werden.

Der Aufwärtstrend bei Adipositas – obwohl erst jüngeren Datums – ist für diesen Anstieg ohne Zweifel mitverantwortlich, dennoch erklärt das Gewicht ihn aber nur zu einem geringen Teil, wie die Forscher berechnet haben. Ihre Schlussfolgerung: Wir sollten uns so gut wie möglich an die Bewegungs- und Ernährungsgewohnheiten unserer fernen Vorfahren halten, um uns gegen diese invalidisierende Erkrankung zu wappnen. Und was aßen unsere Ahnen? Gemüse, Beeren, Kräuter, Kollagen, Kollagen und noch mal Kollagen.

Die kollagenreichen Ernährungsformen unserer Vorfahren schützten sie möglicherweise auch vor den weitverbreiteten Magen-Darm-Leiden, von denen heute viele Menschen betroffen sind. In einer in der Zeitschrift *Nature Communications* publizierten Studie analysierten Forscher die Darmbakterien der Hadza, eines Stamms von Jägern und Sammlern im Westen von Tansania.[6] Die Hadza, die bis heute ausschließlich von Wildtieren, Wurzeln und Beeren leben, genau wie unsere fernen Vorfahren es taten, haben nicht nur völlig andere Darmbakterien als der durchschnittliche moderne Stadtmensch, bei ihnen kommen auch Reizdarmsyndrom und Morbus Crohn überhaupt nicht vor.

Studien wie diese stützen die faszinierende Vorstellung, dass Kollagen im Laufe der Geschichte eine wichtige Rolle für die menschliche Gesundheit spielte. Obwohl bei unseren Vorfahren der Verzehr der kollagenreicher Teile von Tieren ursprünglich praktische Gründe hatte – wenn Nahrung knapp ist, ist es sinnvoll, aus allem Essbaren auch das letzte bisschen an Nährwert herauszuholen –, haben sie von dieser Methode zweifellos körperlich profitiert. Und es gibt genug Belege dafür, dass weltweit eine ganze Reihe unterschiedlicher Kulturen den Wert dieser Substanz entdeckten und damit begannen, sie als Heilmittel gegen verschiedene Krankheiten einzusetzen. Tatsächlich ist Kollagen seit Jahrhunderten ein wichtiger Bestandteil traditioneller Heilverfahren in allen Teilen der Welt.

So verwenden beispielsweise die Menschen in China seit Jahrtausenden Gelatine aus ausgekochter Eselshaut als Mittel für eine jugendliche und gesunde Haut. Wenn Sie die sehr kollagenreichen Knochen eines Tieres auskochen, wie Sie das bei der Zubereitung von Knochenbrühe tun, entsteht daraus nach einer gewissen Zeit Gelatine. Mit anderen Worten, ebenso wie Knochenbrühe enthält Gelatine sehr viel Kollagen, nur in einer anderen Form.

In der Traditionellen Chinesischen Medizin (TCM) vermischen Heiler auch Gelatine aus Eselshaut, oder *Ejiao,* mit verschiedenen standardmäßig in der TCM eingesetzten Kräutern, um das Energieniveau anzuheben, den Schlaf zu verbessern und den Kreislauf anzuregen. Es existieren sogar Quellen, die bis ins erste Jahrhundert vor unserer Zeitrechnung zurückdatieren, denen zufolge die Menschen in China und Japan Gelatine als blutstillendes Mittel verwendeten, um die Blutgerinnung bei so unterschiedlichen Störungen wie Nasenbluten und inneren Blutungen zu fördern. Die Wirkung ist so stark, dass Krankenhäuser auch heute noch eine Substanz auf Basis von Gelatine zur Förderung der Blutgerinnung verwenden.

Im 12. Jahrhundert verschrieb der in Ägypten lebende jüdische Arzt Moses Maimonides zur Behandlung von Erkältungen Brühe aus Hühnerknochen – ein weiteres Heilmittel, das bis heute angewendet wird. (Hühnersuppe in Dosen enthält zwar Kollagen, oft aber auch große Mengen von Natrium und Konservierungsmitteln. Besser ist es, Sie machen sie selbst.) Und im Laufe der Jahre wurde Gelatine unterschiedlichen Ursprungs zur Behandlung von Knochen- und Muskelschwäche ebenso wie von Verdauungsstörungen eingesetzt. So verschrieb zum Beispiel Anfang des 20. Jahrhunderts der bekannte Ernährungsmediziner Francis Pottenger jun. Gelatine gegen eine Reihe von Verdauungsbeschwerden, unter anderem Ulzera, Sodbrennen und Erbrechen.

Mit anderen Worten, Kollagen ist schon seit Langem ein verbürgtes Mittel in Medizin und Heilkunst.

Kollagenreiche Ernährung in der Praxis

Obwohl das Prinzip, alle denkbaren Teile eines Tieres – vom Kopf bis zum Schwanz – zu verzehren, heute in den Vereinigten Staaten allmählich zum Geheimtipp wird, ernähren sich die meisten von uns anders. Es gibt allerdings einige zeitgenössische Kulturen, die sich nie von dieser elementaren Praxis abgewandt haben.

Bei den Inuit in Alaska und Kanada und den Yupik in Russland ist zum Beispiel *Muktuk*, das aus dem kollagenreichen Speck und Hautgewebe von Walen hergestellt wird, ein Hauptnahrungsmittel. Und die jahrhundertelang in Europa und anderen Teilen der Welt beliebte Kopfsülze ist ein gelatinöses Fleischprodukt, das aus dem Kopf eines Kalbs oder Schweins sowie anderen Partien wie Zunge, Füßen oder Herz hergestellt wird. Tatsächlich spielen in der traditionellen Küche von Asien über Südamerika bis Europa gesunde Mengen von Kollagen eine wichtige Rolle.

Wenn es Sie bei dem Gedanken an Kopfsülze schüttelt, sind Sie damit nicht allein. Ich glaube aber, bei einigen traditionellen kollagenreichen Lebensmitteln lohnt sich eine Kostprobe durchaus, denn sie sind gesund und von einzigartigem Geschmack. Aber seien Sie beruhigt: Es gibt viele Möglichkeiten, sich kollagenreicher zu ernähren, ohne dafür Zunge oder Hirn essen müssen.

Einer meiner Favoriten in diesem Zusammenhang ist die Zubereitung von Knochenbrühe: Dazu lasse ich die Knochen beziehungsweise die Gräten von Huhn, Rind oder Fisch in einem Suppentopf zusammen mit anderen gesunden Zutaten wie Möhren, Zwiebeln, Sellerie und Lorbeerblättern vor sich hin köcheln. Knochenbrühe ist für meine Frau Chelsea und mich ein tägliches Grundnahrungsmittel, und ich kann sie jedem nur empfehlen. Wenn Sie Ihre Ernährungsgewohnheiten nur in einem einzigen Punkt verändern wollen, dann sollte es dieser sein. Knochenbrühe hat eine hohe Nährstoffdichte, ist leicht verdaulich, gut für die Gesundheit und unglaublich lecker. Außerdem bietet sie, je nachdem, welche Art von Knochen Sie dafür verwenden, unterschiedliche Vorteile.

Hier eine kurze Aufschlüsselung der – je nach Art der Brühe – verschiedenen Kollagenarten und ihrer Eigenschaften:

* **Rinderkollagen**, aus den Knochen, der Haut, den Knorpeln und Sehnen von Rindern, besteht hauptsächlich aus Kollagen Typ I und III, zwei der häufigsten Kollagentypen in Ihrem Körper. Es

liefert Ihnen eine gesunde Dosis der Aminosäuren Glycin und Prolin (im nächsten Kapitel erkläre ich genauer, was es mit diesen Aminosäuren auf sich hat) sowie der unbestrittenen Stars unter den gelenkschützenden Substanzen, Glukosamin und Chondroitin. Darüber hinaus ist es ein wertvoller Bündnispartner, wenn es darum geht, Muskeln aufzubauen und Ihre körpereigene Kollagenproduktion anzukurbeln.

* **Hühnerkollagen**, aus Knochen, Haut und Knorpeln von Hühnern, ist reich an Kollagen Typ II und daher bestens für den Knorpelaufbau geeignet. Zudem liefert es Chondroitinsulfat und Glukosaminsulfat, die beide hervorragend für die Gesundheit der Gelenke sind und synergetisch mit Kollagen zusammenwirken.
* **Fischkollagen**, aus Fischgräten und -haut, wird vom Körper leicht aufgenommen und besteht hauptsächlich aus Kollagen Typ I, der am häufigsten in Ihrem Körper vorkommenden Kollagenform. Der Verzehr von Fischkollagen hat vielfältige positive Wirkungen; er kann die strukturelle Stabilität der verschiedensten Körpersysteme verbessern, von Gelenken und Haut bis zu lebenswichtigen Organen, Blutgefäßen, Verdauungstrakt und Knochen.
* **Eikollagen** findet sich in der Membran an der Innenseite der Eierschale. Es besteht größtenteils aus Kollagen Typ I, weist aber außerdem geringe Mengen von Kollagen Typ III, IV und X auf. Es liefert Glukosamin, Chondroitin, Hyaluronsäure (eine weitere angesagte Substanz auf dem Gebiet des Anti-Aging, über die wir später mehr erfahren werden) und verschiedene andere Aminosäuren, die gut für das Bindegewebe, die Wundheilung, den Muskelaufbau und gegen Gelenkschmerzen

und -steifigkeit sind. Natürlich ist es nicht leicht, die Innenmembran von Eierschalen zu essen, daher findet sich dieser Kollagentyp meist in Nahrungsergänzungsmitteln.

Knochenbrühe ist eine unkomplizierte und wohlschmeckende Variante, den täglichen Kollagenverzehr zu steigern, aber keineswegs die einzige. Sie können auch aus Knochenbrühe hergestelltes Proteinpulver in einer ganzen Reihe von Rezepten, von Suppen über Smoothies bis Saucen, verwenden. Sie können anfangen, bei Fisch und Hühnchen die Haut mitzuessen. Und Sie können tierische Innereien essen, die sehr viel Kollagen enthalten. Noch einfacher ist es, Nahrungsergänzungsmittel einzunehmen, die Kollagen-Hydrolysat enthalten. Hierbei handelt es sich um Kollagenpeptide, die durch einen als Hydrolyse bezeichneten Prozess in kürzere Proteinketten aufgespalten wurden. Studien zeigen, dass sich Nahrungsergänzungsmittel mit hydrolysiertem Kollagen ebenso positiv auf Ihre Gesundheit auswirken können wie unbehandeltes Kollagen. Oder Sie können Gelatine einnehmen, wie das immer mehr Sportler tun, um Verletzungen und Gelenkschmerzen zu kurieren – diese hat die gleichen positiven Wirkungen wie Kollagen-Hydrolysat.

Wenn Sie damit beginnen, Ihre Kollagenzufuhr zu steigern, müssen Sie unbedingt auch einen Blick auf Ihre übrige Ernährung werfen, um sicherzustellen, dass Sie solche Nahrungsmittel zu sich nehmen, die Entzündungen abschwächen und die Kollagenproduktion fördern, zum Beispiel schmackhafte Gemüse und nährstoffreiche Kräuter. Gleichzeitig sollten Sie Lebensmittel wie Zucker und Kohlenhydrate meiden, die sie hemmen. Und vielleicht müssen Sie auch Ihren Lebensstil etwas verändern, um Entzündungen einzudämmen, die Kollagenkiller sind. Wichtig ist zum Beispiel genügend Schlaf, regelmäßige Bewegung und der Abbau von Stress, weil dieser dazu führt, dass wir zu Lebensmitteln greifen, die viel Zucker und einfache Kohlenhydrate enthalten.

In den nächsten Kapiteln zeige ich einfache Strategien auf, wie Sie Ihre Gewohnheiten schrittweise verändern können, um Ihr Wohlbefinden zu steigern und das Potenzial von Kollagen voll auszuschöpfen.

Meiner Meinung nach ist Kollagen in der heutigen Zeit der Schlüssel zur Gesundheit, der uns bisher gefehlt hat. Ich habe es Hunderten von Patienten empfohlen, und die daraus resultierenden tiefgreifenden Veränderungen ihrer Gesundheit und ihres Aussehens haben mich überzeugt, dass wir alle diesen lebenswichtigen Bestandteil der alten Ernährungsweise in unsere eigene einbeziehen müssen. Wenn wir die heilsamen Substanzen, die in kollagenreichen Lebensmitteln enthalten sind, nicht in ausreichender Menge zu uns nehmen, verschleißen die Gewebe unseres Körpers schneller und wir haben die Folgen zu tragen – von Mobilitätseinschränkungen bis zu Verdauungsstörungen. Um ein nachhaltiges, lebenslanges Wohlbefinden zu erreichen, müssen wir zu der Art von kollagenreicher Ernährung zurückkehren, die unseren Vorfahren so gute Dienste geleistet hat. Es ist an der Zeit, diese alte Tradition wieder zu beleben, um Vitalität und jugendliche Kraft zurückzuerlangen.

Neue Einsichten zu Nahrungsproteinen

Kapitel

2

Warum Ihr Aminosäurehaushalt wahrscheinlich nicht ausgewogen ist – und was Kollagen dagegen tun kann

Jedem, der schon einmal ein Buch über das Abnehmen gelesen, in einem Gesundheitsblog gestöbert oder eine Modediät ausprobiert hat, ist der Begriff *Protein* bestimmt vertraut. Protein gehört neben Fett und Kohlenhydraten zu den drei »Makronährstoffen« in der menschlichen Ernährung. Heute wird bei den meisten gängigen Abnehmdiäten dazu geraten, mehr Protein zu sich zu nehmen – und das mit gutem Grund: Nicht nur ist es der wichtigste Stoff für den Aufbau und den Erhalt Ihrer Muskeln, Organe, Gewebe und Zellen; es ist auch der Bestandteil in Lebensmitteln, der Sie länger satt bleiben lässt. Und weil das Protein aus der Nahrung die Muskulatur aufbaut, den größten Kalorienverbrenner aller Gewebe des Körpers, kurbelt es Ihren Stoffwechsel an und spielt eine entscheidende Rolle beim Erreichen des Idealgewichts und der idealen Körperform. Ein wichtiger Proteintyp ist Kollagen, und wie ich bereits erwähnt habe, kommt es in der modernen Ernährung so gut wie nicht mehr vor, da es sich in den Teilen von Tieren befindet, die wir in der Regel wegwerfen – in Knochen, Haut, Sehnen und Knorpeln.

Auch Ihr Körper enthält Protein. Ihre Gewebe bestehen zu etwa 17 Prozent aus Protein, und Kollagen ist das Protein, das im Körper am häufigsten vorkommt. Dieser fleißige Multitasker hilft, Ihren Darm gesund zu erhalten, polstert Ihre Haut auf, federt Ihre Gelenke ab und beeinflusst alles von der Immunabwehr bis zum Hormonhaushalt. Einfach ausgedrückt ist Protein, auch das Protein im Kollagen, unentbehrlich dafür, dass so gut wie überall in Ihrem Körper gesunde Funktionen aufrechterhalten werden. Es ist keine Übertreibung: Ohne Protein gäbe es kein Leben.

Aber ohne Aminosäuren gäbe es kein Protein. Aminosäuren sind die Bausteine von Protein, auch von Kollagen, und sie gehen ganz unterschiedliche Verbindungen miteinander ein und erschaffen auf diese Weise eine ungeheure Vielfalt von Geweben. Es gibt 21 verschiedene Arten von Aminosäuren, die gemeinsam dafür verantwortlich sind, fast jeden Teil Ihres Körpers zu gestalten und zu reparieren. Neun davon gelten als »essenziell«, was bedeutet, dass Ihr Körper sie nicht selbst bilden kann. Da Sie ohne diese Aminosäuren buchstäblich nicht überleben würden, *müssen* Sie sie über die Nahrung aufnehmen. In Fleisch, Eiern und Milchprodukten sind sie am reichlichsten vorhanden, aber sie finden sich auch in Nüssen, Samen, Getreide, Gemüse und Pilzen – und das heißt, dass Sie auch von diesen Nahrungsmitteln etwas essen müssen.

Aber damit kommen wir zu einem kritischen Punkt, der viel zu lange nicht beachtet wurde: Damit Ihr Körper optimal funktioniert, muss das Verhältnis zwischen den Aminosäuren *ausgewogen* sein. Seit hundert oder mehr Jahren gilt in unserer Kultur hauptsächlich Muskelfleisch als wichtigste Proteinquelle – Lebensmittel wie Hähnchenbrust, Lammkoteletts, Filets und Fisch ohne Haut –, und man ignorierte all die anderen gesunden, kollagenreichen Teile von Tieren wie Haut, Knochen und Knorpel. Dabei enthalten diese tierischen Gewebe, die wir wegwerfen, weitere wichtige, wenn auch nicht essenzielle Aminosäuren, die in Muskelfleisch nur in geringen Mengen vorkommen.

Dass wir diese Gewebe nicht nutzen, hat dazu geführt, dass sich das Phänomen des unausgewogenen Aminosäurenhaushalts überall im Land wie eine Epidemie verbreitet hat. Das Verhältnis von essenziellen zu nicht-essenziellen Aminosäuren in unserem Körper ist gewaltig aus dem Gleichgewicht geraten. Nun ist ein unausgewogener Aminosäurenhaushalt kein akutes Gesundheitsproblem wie etwa Krebs. Aber täuschen Sie sich nicht: Auf lange Sicht ist er tödlich. Heimlich, nach und nach und daher fast unmerklich untergräbt er im Lauf der Jahre Ihre Gesundheit und höhlt sie aus. Aber das lässt sich leicht beheben. Sie können den Prozess umkehren, indem Sie Kollagen in Ihre Ernährung integrieren.

Warum die Aminosäuren in Kollagen so wichtig sind

Das meiste Kollagen in Ihrem Körper ist ein Geflecht von Ketten, die aus wichtigen Aminosäuren bestehen: Glycin, Prolin und, je nachdem, um welchen Kollagentyp es sich handelt, aus einer dritten Aminosäure, häufig ist das Arginin, oder einer Aminosäurevorstufe, dem Hydroxyprolin. Die Aminosäuren in Kollagen gelten als »bedingt essenziell«. Man kann ohne sie überleben, aber wenn man unter Stress steht oder eine Krankheit abwehren muss, sind sie unentbehrlich, sagt die National Library of Medicine. Und wer steht nicht unter Stress? Unsere Kultur des ständigen und pausenlosen Aktivseins bringt es mit sich, dass ein Großteil der Bevölkerung diese bedingt essenziellen Aminosäuren ständig braucht – vielleicht mehr als je zuvor in der menschlichen Geschichte.

Für die meisten Menschen sind die bedingt essenziellen Aminosäuren in Kollagen in Wirklichkeit essenziell. Aber wenn Sie sich nicht ganz bewusst bemühen, kollagenreiche Lebensmittel wie Knochenbrühe, Gelatine und die Haut von Hähnchen und Fisch zu sich zu nehmen, fehlen Ihrem Körper diese wichtigen Bausteine weitestgehend.

Und dieses Manko in Ihrer Ernährung kann sich auf Ihre Gesundheit auswirken. So enthält Muskelfleisch eine essenzielle Aminosäure namens Methionin, die im Körper mehrere wichtige Funktionen erfüllt – zum Beispiel fördert sie die Produktion von Glutathion, das als das Meister-Antioxidans des Körpers gilt. Allerdings hat Methionin auch eine Schattenseite. Dutzende von Nagetierstudien haben gezeigt, dass sich bei einer Verringerung der Methioninmenge in ihrer Nahrung (in den höchsten Mengen kommt es in Rindfleisch, Cerealien, Milchprodukten Eiern und Paranüssen vor) die Lebensdauer der Tiere durchweg um 10 bis 20 Prozent verlängert. Umgekehrt ausgedrückt: Zu viel Methionin kann Ihr Leben verkürzen.

Obwohl aus ethischen und logistischen Gründen Langzeitstudien über eine Methioninreduktion beim Menschen nicht möglich sind, zeigen Laboruntersuchungen an menschlichen Zellen eine ähnliche Wirkung auf die Lebensdauer: Weniger Methionin ist gleichbedeutend mit längerem Leben. Und Methionin birgt noch weitere Gefahren. In einer im *Journal of Clinical Endocrinology & Metabolism* veröffentlichten Studie wurde festgestellt, dass adipöse Menschen hartnäckiges Körperfett besser verbrennen konnten, wenn sie weniger Methionin zu sich nahmen.[7] Und eine Studie in *Nutrition, Metabolism & Cardiovascular Diseases* zeigte, dass eine hohe Zufuhr von Methionin über die Nahrung bei Männern mittleren Alters das Risiko für akute kardiovaskuläre Ereignisse wie Herzinfarkte erhöhte.[8]

Methionin kann sich unter anderem deswegen nachteilig auf Ihre Gesundheit auswirken, weil es den Spiegel einer anderen Aminosäure im Blut ansteigen lässt, nämlich den Homocysteinspiegel – und Homocystein erhöht nicht nur das Risiko für Diabetes und Herzerkrankungen, sondern kann auch den Alterungsprozess beschleunigen.

Doch hier haben wir auch die Erklärung, warum es so wichtig ist, dass Sie Ihre Ernährung mit Kollagen ergänzen und so ein gesünderes und ausgewogenes Verhältnis der Aminosäuren zueinander erreichen: Wenn Sie Kollagen zu sich nehmen, spaltet der Körper es in seine Aminosäurebestandteile auf – und Glycin, eine der wichtigsten Aminosäuren in allen Kollagentypen, senkt nicht nur den Homocysteinspiegel im Blut nach einer proteinreichen Mahlzeit, sondern unterstützt die Leber auch bei der Verstoffwechselung von überschüssigem Methionin und verringert so dessen negative Auswirkungen auf Gesundheit und Lebensdauer. Mit anderen Worten, durch den täglichen Verzehr einer kleinen Menge Kollagen begrenzen Sie die Schäden, die durch eine Ernährung mit großen Mengen von Muskelfleisch verursacht werden. Der Verzehr von Kollagen sorgt für einen ausgewogenen Aminosäurenhaushalt.

Die Aminosäuren in Kollagen bewirken eine Reihe weiterer lebenswichtiger Effekte. Hier ein kurzer Überblick über die neuesten Erkenntnisse zu den beiden wichtigsten Aminosäuren aus Kollagen:

* **Glycin** ist in großen Mengen im Kollagen Ihrer Haut, Ihres Bindegewebes, Ihrer Gelenke und Muskeln enthalten. Dieser Star unter den Aminosäuren fördert die kognitive Leistungsfähigkeit und die Funktion

des Zentralnervensystems, denn Glycin reguliert die Nährstoffe, die Gehirn und Nerven als Energiequelle dienen. Außerdem sorgt es für ein ausgewogenes Verhältnis der Elektrolyte wie Kalzium, Chlorid und Kalium und damit für eine bessere Steuerung der Nervenimpulse.
Im Körper unterstützt Glycin die Aufspaltung von Fetten, sodass sie von den Zellen als Energiequelle genutzt werden können.

Es gibt allerdings noch weitere Gründe, warum Glycin sich derzeit so rasch einen Namen als wundertätige Substanz gemacht hat. So wurde in einer Reihe neuerer Studien gezeigt, dass Glycin schlaffördernd wirkt. In einer in der Zeitschrift *Sleep and Biological Rhythms* veröffentlichten Studie gab man Menschen, die an Schlaflosigkeit litten, vor dem Schlafengehen 3 Gramm Glycin. Die Versuchspersonen berichteten, dass sie besser schliefen und sich am folgenden Tag weniger müde fühlten – und dies wurde durch die objektive Analyse bestätigt; die Zeit, die sie bis zum Einschlafen und dem Erreichen der Tiefschlafphase brauchten, hatte sich verkürzt.[9] Das sind gute Nachrichten für die 25 oder mehr Prozent der Bevölkerung, die Jahr für Jahr unter Schlaflosigkeit leiden. Viele Schlafmittel haben gefährliche Nebenwirkungen. Glycin hat keine.

Am spannendsten jedoch sind die Ergebnisse der jüngsten Forschungen, die zeigen, dass Glycin den Alterungsprozess anscheinend auf der Mitochondrialebene bekämpft. Mit zunehmendem Alter zeigen sich an unseren Mitochondrien, den winzigen energieproduzierenden Organellen im Inneren unserer Zellen, allmählich Schäden. Das ist einer der entscheidenden Gründe, warum wir mit fünfzig nicht mehr so weit oder so schnell rennen können wie mit zwanzig; es ist auch ein Grund dafür, dass uns mit zunehmendem Alter ein langer Arbeitstag stärker ermüdet. Vorläufige Laborergebnisse zeigen jedoch, dass, als man Glycin an eine Zellkultur gab, die von einer 97 Jahre alten Person stammte, die alt gewordenen Mitochondrien sich veränderten. Die respiratorischen Schäden, die sich im Laufe der Jahre in den Mitochondrien angesammelt hatten, verschwanden, und die Leistungsfähigkeit der winzigen Organellen war wiederhergestellt.[10]

Dieses Ergebnis deckt sich mit denen von vielversprechenden neuen Forschungen an Tieren. Glycinsupplementierung erhöhte nachweislich die Lebensdauer bei Ratten, Mäusen und *C. elegans*, einem winzigen wurmähnlichen Wesen, das in der Anti-Aging-Forschung häufig eingesetzt wird. Die Wissenschaftler vermuten, dass Glycin zur Lebensverlängerung beitragen könnte, indem es den Spiegel von Glutathion anhebt, das, wie oben erwähnt, als das wirkungsvollste Antioxidans des Körpers gilt. Glutathion heilt Schäden an der DNA und den Mitochondrien der Zellen, die durch freie Radikale verursacht werden – das sind instabile Moleküle, die sich verheerend auswirken, wenn sie nicht in Schach gehalten werden, und Alterung und Krankheiten beschleunigen können.

* **Prolin** ist der zweite Hauptbestandteil von Kollagen. Tatsächlich beginnt die erste Phase der Kollagensynthese mit einem dreidimensionalen Strang, dem sogenannten Prokollagen – einer Kollagenvorstufe –, das hauptsächlich aus Glycin und Prolin besteht. Eine der wichtigsten Aufgaben von Prolin ist es, die Bildung neuer Proteine im Körper zu fördern, darunter auch Kollagen und Bindegewebe, Knorpel, Haut und Darmschleimhaut.

Auch wenn Sie sich verletzen, tritt Prolin in Aktion und hilft, den Schaden zu heilen. Studien haben gezeigt, dass der Spiegel dieser Substanz in Wunden um mindestens 50 Prozent höher ist als im Plasma – und Plasma ist für seine Schlüsselrolle bei der Wundheilung bekannt. Andere Forschungen haben gezeigt, dass Prolin aktiv an jeder Phase des Wundheilungsprozesses beteiligt ist, von der Anregung der Zellwanderung bis zur Bildung von neuem Gewebe. Prolin ist außerdem ein wichtiger Bestandteil der gesunden Haut. Mit zunehmendem Alter wird unsere Haut in der Regel dünner und neigt infolgedessen stärker zu Abschürfungen. Der Verzehr einer gesundheitsfördernden Menge von prolinhaltigem Kollagen kann jedoch helfen, Ihre Haut robust zu erhalten, sodass sie weniger empfindlich für die Kratzer und Schrammen des Alltags wird. Es gibt sogar vorläufige Beweise dafür, dass Prolin das Auftreten von Cellulite verhindern kann, weil es die Haut festigt und strafft.

Und schließlich kann die Fähigkeit von Prolin, neues Gewebe zu bilden, für diejenigen Menschen von Nutzen sein, die an Gelenkschmerzen oder Magen-Darm-Problemen leiden oder ein erhöhtes Risiko für Herzerkrankungen haben. Und es kann den Stoffwechsel und den Aufbau von Muskelmasse ankurbeln, da es die Energieproduktion bei körperlicher Aktivität steigert – deswegen hilft es auch beim Abnehmen.

Glycin und Prolin sind nicht die einzigen beiden in Kollagen enthaltenen Aminosäuren. Bestimmte Kollagentypen enthalten Glutaminsäure, eine Glutaminvorstufe, die eine Reihe wichtiger Funktionen hat, unter anderem Angstzustände zu verhindern sowie Schlaf und Konzentration, die Gesundheit des Verdauungstraktes, die Funktion des Immunsystems und die Energiereserven positiv zu beeinflussen. Ein hoher Glutaminspiegel regt im Körper die Bildung von Stickstoff an, der die Wundheilung unterstützt und nicht nur Muskelschwund verhindert (ein verbreitetes, oft fatales Problem und eine häufige Begleiterscheinung des Alterns), sondern auch Gelenkschmerzen. Kollagen enthält außerdem Arginin, und neuere Studien haben eine Reihe von Anwendungsmöglichkeiten dazu aufgezeigt, über die Sie in Kapitel 10 mehr erfahren werden. Wie sich herausgestellt hat, ist Arginin von entscheidender Bedeutung für die Gesundheit Ihres Herzens und Ihrer Arterien. Es kann die Durchblutung verbessern, den Blutdruck senken und das Immunsystem stärken.

Die neuartige Erkenntnis vom ausgewogenen Aminosäurenhaushalt

Sie wissen bereits, dass Sie viele verschiedenartige Gemüse zu sich nehmen oder »den Regenbogen essen« sollten, denn jede Art von Gemüse, seien es nun Rüben oder Rosenkohl, enthält einzigartige Vitamine und Mineralstoffe, die Ihren Körper auf verschiedene Weise kräftigen. In meinem Buch *Keto Diet* erkläre ich, warum es so wichtig ist, in die Ernährung auch verschiedene Arten von Fett einzubauen. So haben Forschungen gezeigt, dass eine Ernährung, die zu wenig Omega-3- und zu viele Omega-6-Fettsäuren enthält, die systemische Entzündung im Körper verstärken und das Risiko für entzündungsbedingte Krankheiten wie Herzerkrankungen, chronische Schmerzen, Diabetes und Krebs erhöhen kann.

Ein ausgewogenes Verhältnis von gesunden Fetten ist für eine gesunde Ernährung unerlässlich, aber das gilt genauso für ein angemessenes Verhältnis von Muskelfleischprotein und Kollagenprotein – und in dieser Hinsicht liegt die amerikanische Durchschnittsernährung gewaltig daneben. Die meisten Menschen beziehen mindestens 95 Prozent ihres Proteins aus Fleisch, Eiern, Milchprodukten und pflanzlichen Quellen und höchstens 5 Prozent aus kollagenreichen Quellen wie Knochenbrühe, der Haut von Fisch oder Hähnchen, Innereien oder Gelatine. Da aber das Kollagen 30 Prozent des gesamten Proteins in Ihrem Körper ausmacht, sollte Ihr Ziel sein, dass Ihre tägliche Proteinzufuhr zu 25 bis 30 Prozent aus Kollagen besteht – bei Menschen über 55, deren Kollagenspiegel bereits abgesunken ist, dürfen dies sogar bis zu 50 Prozent sein.

Diese Denkweise in Sachen Protein ist für Ernährungswissenschaftler noch relativ neu und wird für Sie ziemlich sicher ebenfalls neu sein. Sie ist aber wichtig. Vor 12 Jahren hatten nur sehr wenige meiner Patienten schon von Omega-3-Fettsäuren gehört. Inzwischen kennt sie fast jeder Amerikaner und weiß, wie wichtig sie für unsere Gesundheit insgesamt sind. Noch ein Jahrzehnt weiter, dann wird das auch für Kollagen gelten. Jeder wird wissen, wie wertvoll die Ergänzung unserer Nahrung mit Kollagen für die Gesundheit ist. Deswegen freue ich mich, Ihnen diese Erkenntnis nahezubringen. Da Sie dieses Buch lesen, gehören Sie zu den Ersten, die von diesem bisher weitgehend unbekannten Durchbruch für die Gesundheit erfahren!

Wenn Ihre Ernährung in Bezug auf Protein nicht ausgewogen ist – und mit »ausgewogen« meine ich, dass sie auch Kollagen enthält –, enthalten Sie Ihrem Körper die Rohstoffe vor, die er braucht, um viele seiner wichtigen Gewebe und Funktionen zu erhalten beziehungsweise aufrechtzuerhalten. Die Aminosäuren in Kollagen unterstützen nicht nur eine gesunde Kollagenproduktion, sondern ergänzen auch die Aminosäuren in unseren üblichen Proteinquellen und wirken synergetisch mit ihnen zusammen, beispielsweise mit denen im Muskelfleisch von Rind, Huhn und Fisch. Sie sind ein unentbehrlicher Bestandteil der Proteingleichung – und indem Sie sie in Ihre Ernährung integrieren, können Sie Ihre Gesundheit insgesamt verbessern und sogar Ihr Leben verlängern.

Ein Mangel an Kollagen kann gesundheitliche Folgen haben, was die meisten Ärzte, da sie keine Ernährungsfachleute sind, nicht erkennen. Vor einigen Jahren behandelte ich eine Patientin in ihren Zwanzigern, Nicky. Sie führte ein sehr aktives Leben – sie war Yogalehrerin und begeisterte CrossFit-Anhängerin. Trotzdem litt sie an Gelenkbeschwerden und -schmerzen, besonders in den Knien und Handgelenken. Mit nicht einmal 30 Jahren hatte sie schon so starke Schmerzen, dass sie mit ihrem Sport und dem Unterricht aussetzen musste, der ihre Haupteinkommensquelle war. Sie erzählte mir, sie äße sehr viel Gemüse und Obst und auch ziemlich viel Protein – was sich zunächst einmal nach einer wunderbar ausgewogenen Ernährung anhörte. Wegen ihrer Gelenkschmerzen hatte ich allerdings den Verdacht, dass ihr Kollagen fehlte. Weil sie sehr beschäftigt war und keine Zeit hatte, sich ihre Knochenbrühe selbst zuzubereiten, schlug ich ihr vor, es mit ein paar Löffeln eines Kollagensupplements in ihrem morgendlichen Smoothie zu versuchen, denn das ist ein hervorragender Ersatz für kollagenreiche Knochenbrühe oder Innereien. Als sie 2 Wochen später wieder in meine Praxis kam, strahlte sie über das ganze Gesicht. Ihre Gelenkbeschwerden hatten sich stark gebessert, erzählte sie mir. Nach einem Monat trieb sie wieder genauso intensiv Sport und Yoga wie früher – und bis heute kann sie diese Aktivitäten ohne Schmerzen beibehalten.

Den Proteinbedarf überdenken

Protein ist für Ihre Gesundheit unerlässlich. Jeden Tag greift Ihr Körper auf seine Aminosäurereserven zurück, um viele lebenswichtige Aufgaben zu erfüllen, von der Unterstützung Ihrer Verdauung bis zur Förderung der Hormon- und Neurotransmitterproduktion. Wenn Ihre Nahrung nicht genug Protein liefert, ist Ihr Körper nicht in der Lage, geschädigte Gewebe effektiv zu reparieren oder den ständigen Regenerationsprozess aufrechtzuerhalten, der all Ihre Muskeln und Organe reibungslos in Gang hält. Und das Protein aus Ihrer Nahrung füllt Ihre Aminosäurereserven auf, ein Reservoir, das Sie tagein, tagaus in Anspruch nehmen.

Wenn Sie die folgenden Seiten lesen, sollten Sie im Gedächtnis behalten, dass bestimmte Stressfaktoren – hochverarbeitete Lebensmittel, emotionale Belastungen, Schlafmangel, Umweltverschmutzung durch Autos, Pestizide, Rauchen und übermäßiger Alkoholkonsum – dieses lebenswichtige Reservoir leeren. Manche dieser Faktoren lassen sich leichter im Griff behalten als andere, aber Sie müssen Ihr Möglichstes tun, um für ein physisches Umfeld zu sorgen, das Ihren Aminosäurespiegel nicht beeinträchtigt.

Ein sehr guter erster Schritt ist eine gesunde Ernährung mit natürlichen Lebensmitteln (»Clean Eating«) und den hochwertigsten Proteinquellen wie Rind- und Lammfleisch aus Weidehaltung, Wild, Hähnchen- und Putenfleisch und Eiern aus Weidehaltung, Fisch und Meeresfrüchten aus Wildfang; Biorohmilchprodukten und viel Knochenbrühe. Mir ist klar, dass diese Produkte teuer sein können, zu teuer manchmal, tun Sie also Ihr Möglichstes im Rahmen Ihrer Mittel. Ich lege Ihnen nahe, vor allem bei Protein auf natürliche Produkte zu achten, und zwar nicht, weil Clean Eating gerade »in« ist, sondern weil es für Ihre Gesundheit wirklich einen Unterschied machen kann. Ohne artgerechte Haltung werden Tiere leicht krank und brauchen Antibiotika, Hormone und Chemikalien, die letztlich in der Nahrung landen – und in Ihrem Körper.

Und denken Sie daran, dass Sie keine riesigen Mengen von Protein aus Muskelfleisch brauchen – bei einem durchschnittlichen Erwachsenen reichen schon 0,36 Gramm pro US-Pfund (0,45 Kilogramm) Körpergewicht. (Leistungssportler und Menschen, die jeden Tag intensiv Sport treiben, brauchen etwa doppelt so viel.) Das sind etwa 46 Gramm bei einem Körpergewicht von 130 Pfund (knapp 60 Kilo) und 64 Gramm bei 180 Pfund (81 Kilo). 85 Gramm gegarte Hähnchenbrust enthalten ungefähr 21 Gramm Protein.

Und noch etwas wird einen Unterschied machen: Wenn Sie nämlich, um eine ausgewogene Versorgung mit Aminosäuren zu erreichen, Protein in Form von Kollagen zu sich nehmen. Lassen Sie mich das mit einem Bild erklären: Stellen Sie sich vor, Ihr Körper wäre ein Gebäude. Die traditionellen Proteinquellen, zum Beispiel Steak oder Lachs, sind die Mauersteine – die großen, massiven Komponenten, die einen erheblichen Teil des Bauwerks ausmachen. Wenn Sie Fleisch essen, tragen die darin enthaltenen Aminosäuren zum Aufbau neuer Muskulatur bei, also des kräftigen Gewebes in Ihrem Körper, das die Schwerarbeit verrichtet, und sie sorgen dafür, dass viele Ihrer Körpersysteme richtig arbeiten.

Aber wenn Fleisch, Eier und Milchprodukte die Mauersteine sind, dann ist Kollagen der Mörtel. Der hält die ganze Struktur zusammen und sorgt für Stabilität. Er verhindert, dass die Steine gegeneinanderscheuern, sich abnutzen und verrutschen. Wenn Sie Kollagen zu sich nehmen, stärken Sie Ihre Haut, Knorpel, Sehnen und Bänder ebenso wie die innere Auskleidung verschiedener Gewebe, von Ihrem Darm bis hin zu Ihren Blutgefäßen. Mörtel ist nicht wichtiger als Mauersteine. Aber ohne ihn ist Ihr Gebäude nicht stabil und wird sehr viel schneller Verschleißerscheinungen zeigen – und möglicherweise zusammenbrechen –, als es der Fall wäre, wenn Sie die ganze Zeit für eine angemessene Menge Mörtel gesorgt hätten.

Mit der Vorstellung von einem ausgeglichenen Verhältnis der Aminosäuren erscheint Protein in einem völlig neuen Licht. Und zum Glück gibt es einen einfachen Weg, dieses verbreitete, aber bisher weitgehend unerkannte Problem des unausgewogenen Proteinhaushalts in den Griff zu bekommen. Wenn Sie Ihre Ernährung mit einer gesunden Menge Kollagen ergänzen, sorgen Sie für gesünderes Gleichgewicht in Ihrem Aminosäurenhaushalt. Dadurch erlangt Ihr Körper die nötigen Mittel, um Alterserscheinungen zu bekämpfen und auf lange Sicht optimal funktionsfähig zu bleiben.

Kapitel

3

Bahnbrechende neue Erkenntnisse in der Kollagenforschung

Was es ist, wo es vorkommt und warum Sie verschiedene Arten davon brauchen

Man kann sich nur schwer vorstellen, dass ein einziger zusätzlicher Nährstoff auf unserem Speiseplan dazu führt, dass wir besser schlafen, gesundes Muskelgewebe aufbauen und viele der Probleme des Älterwerdens rückgängig machen können. Aber Kollagen ist eine unglaublich vielseitige Substanz. Das muss es auch sein, schließlich kommt es in ganz unterschiedlichen Bereichen überall im Körper vor. Denken Sie einmal darüber nach: Ihre Haut ist ganz anders aufgebaut als Ihre Knochen, und Knorpel hat eine andere Beschaffenheit als Muskeln, Bänder oder die Auskleidung von Blutgefäßen. Und doch steckt in ihnen allen Kollagen – in manchen Fällen macht es sogar den größten Teil des betreffenden Gewebes aus.

Wie kann eine einzige Substanz so viele unterschiedliche Ausformungen annehmen? Die Antwort ist einfach: Dieses Vielzweckgewebe wird zwar mit einem einzigen Begriff bezeichnet, aber je nachdem, wo genau im Körper es sitzt, variiert seine Struktur. Tatsächlich hat die Forschung in den letzten 90 Jahren mindestens 28 verschiedene Arten von Kollagen identifiziert, und nicht weniger als 16 davon finden sich im menschlichen Körper, wo sie für strukturelle Stabilität sorgen, als Schutzbarriere gegen Verletzungen und gefährliche Mikroben dienen und ihn stark und gleichzeitig elastisch machen.

Wie ich schon gesagt habe, wird es mit zunehmendem Alter und dem damit verbundenen Verschleiß der kollagenreichen Gewebe immer wichtiger, mehr Kollagen in die Ernährung zu integrieren. Mit zusätzlichen 20 bis 50 Gramm dieser Substanz pro Tag können Sie die Gesundheit Ihres Darms, Ihrer Haut und Gelenke, Ihrer Haare und Nägel, Ihres Immunsystems und auch Ihrer Bandscheiben und Blutgefäße verbessern. Aber ich erwarte nicht, dass Sie meine Empfehlungen ungeprüft akzeptieren. Ich selbst bin von Kollagen überzeugt, weil ich verstanden habe, worum es bei den Forschungen eigentlich geht. Und das ist auch für Sie wichtig, denn damit sind Sie eher gerüstet, optimale Entscheidungen für Ihre Gesundheit zu treffen. Deswegen wollen wir uns genauer ansehen, was geschieht, wenn Sie Kollagen zu sich nehmen – und welches die wichtigsten Arten von Kollagen sind –, und untersuchen, wie die schlichte Angewohnheit, Ihre täglichen Mahlzeiten mit einer größeren Menge all der verschiedenen Arten von Kollagen anzureichern, sich als Segen für Ihr Wohlbefinden erweisen und sogar Ihr Leben um Jahre verlängern kann.

Wo Kollagen vorkommt – und warum es sich so positiv auf Ihre Gesundheit auswirkt

In jungen Jahren ist Ihr Körper buchstäblich eine Maschine, die Kollagen produziert. Ab einem Alter von etwa 25 Jahren beginnt die Produktion allerdings allmählich nachzulassen. Sie produzieren diese Substanz zwar Ihr ganzes Leben lang, aber wenn Sie mehr Kollagen zu sich nehmen, fällt die Produktion höher aus und die Folgen eines Kollagenmangels lassen sich eher vermeiden.

Wenn Sie die Hähnchenkeule mitsamt der Haut essen oder einen Löffel Kollagen-Hydrolysat in Ihren Morgen-Smoothie geben, spaltet Ihr Darm es in seine wichtigsten Bestandteile auf: die Aminosäuren. Ihr Körper nutzt diese Aminosäuren dann zur Erneuerung der Gewebe, die eine hohe Kollagendichte besitzen. Zum Beispiel konnten in jüngeren Forschungen eine Stunde, nachdem weniger als 2 Gramm Kollagen zugeführt wurden, im Blut Peptide (kurze Aminosäureketten) nachgewiesen werden, und die Menge der Peptide im Blut stieg entsprechend an, wenn man die orale Dosierung schrittweise steigerte.[11] Zur gleichen Zeit konnten die Forscher die kurzen Aminosäureketten in der Haut, dem Knorpelgewebe und den Darmwänden nachweisen, als sie den Weg von radioaktiv markierten Kollagenpeptiden verfolgten.[12] Und in einer im *Journal of Cosmetic Dermatology* veröffentlichten Studie wurde festgestellt, dass orale Kollagensupplementierung nach 4 Wochen die Kollagendichte in der Dermis erhöht hatte, der kollagenhaltigen Hautschicht unmittelbar unterhalb der Epidermis, also der äußeren Hautschicht, und die Feuchtigkeitsversorgung der Haut nach 8 Wochen.[13]

Und so funktioniert die Kollagenfabrik in Ihrem Körper: Ihr Bindegewebe enthält spezialisierte Zellen, die sogenannten Fibroblasten. Hier vor allem beginnt Ihr Körper mit der Produktion von Kollagen. (Einige Zellen in der Haut und der Umhüllung mancher Organe produzieren es ebenfalls.) Die DNA im Zellkern eines jeden Fibroblasten enthält die spezifische Bauanleitung für einen bestimmten Kollagentyp. Genau wie ein Auto auf seinem Weg durch die Produktion mehrere Stadien durchläuft, gibt es auf dem komplizierten Förderband der Kollagenproduktion eine Reihe von Stationen innerhalb der Zelle. Auf diesem Weg werden zunächst unfertige Aminosäuregruppen gebildet, die dann einen als Hydroxylierung bezeichneten Prozess durchlaufen – bei dem im Wesentlichen Wasserstoff und Sauerstoff an die Aminosäurestränge andocken, um der Substanz mehr Stabilität zu verleihen. Für die Hydroxylierung ist Vitamin C erforderlich – ein weiterer Grund, dafür zu sorgen, dass Sie diesen Nährstoff in ausreichender Menge zu sich nehmen. (Skorbut, die bekannteste Kollagenmangelstörung, tritt bei Menschen auf, die zu wenig Vitamin C zu sich nehmen; zu ihren Symptomen gehören Zahnfleischbluten, brüchige Blutgefäße und fleckenförmige Hautblutungen.)

Schlussendlich werden die charakteristischen zopfartigen Tripelhelix-Stränge gebildet. Der Fibroblast gibt diese reifen Kollagenstränge in den Bereich *außerhalb* der Zelle ab, in die sogenannte extrazelluläre Matrix, EZM. (Wir stellen uns unsere Gewebe als aus Zellen bestehend vor, aber ein großer Teil des Gewebevolumens wird von der nicht zellbasierten EZM ausgefüllt; dieses komplizierte, dynamische Netz großer Moleküle, zu denen auch Kollagenmoleküle gehören, bestimmt die physischen Eigenschaften des jeweiligen Gewebes und wird ständig umgeformt und verändert.)

In der EZM verbinden die Kollagenstränge sich miteinander zu widerstandsfähigen, elastischen, dreidimensionalen Kollagenfibrillen, die aus unterschiedlichen Aminosäuresequenzen bestehen – von denen jede einen der sechzehn verschiedenen Kollagentypen entstehen lässt. Wenn dieser Prozess abgeschlossen ist, besitzt jeder Kollagentyp ganz bestimmte Eigenschaften, die perfekt auf die Bedürfnisse der jeweiligen Körperpartie zugeschnitten sind. Das Kollagen in Ihren Knochen beispielsweise ist relativ starr, das in Ihren Sehnen flexibler – und beim Knorpel liegt es irgendwo dazwischen.

Es gibt zwar sechzehn Varianten, aber nur sechs davon machen etwa 99 Prozent Ihres Gesamtkollagens aus, und diese sechs sind für Ihre Gesundheit und Ihr Wohlergehen die wichtigsten. Und das müssen Sie über jede dieser Varianten wissen:

* **Kollagen Typ I** macht mehr als 90 Prozent des Kollagens in Ihrem Körper aus. Diese Fibrillen sind insofern bemerkenswert, weil sie stark gedehnt werden können, ohne zu zerreißen. Jedes einzelne Gramm Kollagen Typ I ist fester als Stahl. Das muss es auch sein, wenn man bedenkt, welcher Art die Gewebe sind, in denen es vorkommt: Haut, Knochen, Sehnen (die die Muskeln mit den Knochen verbinden), Bänder (die Knochen untereinander verbinden und Gelenke zusammenhalten), die die Organe umgebenden Stützstrukturen, der Meniskus (der Knorpel zwischen den Oberflächen mancher Gelenke, unter anderem des Kniegelenks) und die Bandscheiben zwischen unseren Wirbelknochen.

  Dieses Gewebe ist wahrlich bemerkenswert. Es hält uns buchstäblich zusammen. Wann immer wir laufen, springen oder etwas heben, setzen wir unsere Bänder, Sehnen und Knorpel einer ungeheuren Belastung aus. Dass wir Verletzungen vermeiden und uns ohne Schwierigkeiten bewegen können, verdanken wir dem Champion Kollagen Typ I, seiner Stärke und Flexibilität.

  Das essbare Kollagen Typ I wird auf eine ganze Reihe möglicher Anwendungen im Gesundheitsbereich untersucht, besonders im Hinblick auf die Haut. Auf diese faszinierenden Forschungen werde ich in Kapitel 5 genauer eingehen, aber hier zeige ich Ihnen schon einmal ein Beispiel für das, was die Wissenschaftler herausgefunden haben: Eine neuere im *Journal of Aging Research & Cli-*

nical Practice veröffentlichte Studie hat gezeigt, dass der Verzehr von Kollagenpeptiden bei Frauen im Alter zwischen 46 und 69 Jahren Krähenfüße wirksamer zurückgehen ließ und die Festigkeit der Haut noch mehr verbesserte als ein Placebo.[14] Für oral verabreichtes Kollagen Typ I konnte man zudem ein Potenzial bei der Behandlung von Patienten mit kutaner systemischer Sklerose nachweisen, einer schweren Erkrankung, bei der die Haut dicker wird und welche auch die inneren Organe und die Lunge befallen kann; in der Studie stellten die Forscher fest, dass die Hautdicke-Scores bei Probanden im Spätstadium der Krankheit im Vergleich zu denen, die ein Placebo erhielten, signifikant niedriger lagen.[15]

Und nicht nur die Haut profitiert von diesem vielseitigen Protein. Die tägliche Einnahme von Kollagen Typ I wirkt nachweislich schmerzlindernd bei Patienten mit Arthrose, und eine in der medizinischen Zeitschrift *PLOS One* veröffentlichte Studie an Mäusen mit verletzungsbedingter Arthrose zeigte eine dosisabhängige Zunahme der Knorpelbildung in den verletzten Gelenken sowie eine Zunahme der Anzahl gesunder Knorpelzellen, der sogenannten Chondrozyten.[16]

Sie können Ihren Konsum von Kollagen Typ I durch den Verzehr von Nahrungsmitteln mit einem hohen Gehalt dieser Substanz steigern. Dazu gehören Knochenbrühe (Kollagen Typ I findet sich in Knochen und Muskelfleisch von Rindern), Fischhaut und die Membran unter der Eierschale.

* **Kollagen Typ II** unterstützt in erster Linie die Knorpelbildung im Bindegewebe. Knorpel ist beispielsweise wichtig für die Gesundheit Ihrer Gelenke, weswegen

sich Kollagen Typ II als hilfreich bei der Vorbeugung gegen Arthritis und andere altersbedingte Gelenkschmerzen erwiesen hat. Dieses schwammartige Gewebe findet sich auch im Innersten (dem sogenannten *Nucleus pulposus*) Ihrer Bandscheiben und ist maßgeblich daran beteiligt, Ihre Wirbelsäule abzufedern und sie gesund und schmerzfrei zu halten.

Nachweise für die Wirksamkeit von Kollagen Typ II finden sich schon seit Jahren in der wissenschaftlichen Literatur. So führte eine Forschergruppe eine Untersuchung an einer Gruppe von Patienten mit Arthrose im Knie durch, bei der die Wirksamkeit von Kollagen Typ II mit der von Glukosamin und Chondroitin verglichen wurde. Am Ende der 90 Tage dauernden Studie hatte sich das Befinden bei beiden Gruppen gebessert; allerdings sprachen bei jedem Parameter – Steifigkeit, Funktionsfähigkeit und Schmerzen bei Alltagsaktivitäten – die Teilnehmer, die Kollagen erhielten, zwei- bis dreimal stärker auf die Behandlung an. Das ist ein faszinierendes Ergebnis, wenn man bedenkt, wie viele Arthritispatienten zur Linderung ihrer Schmerzen auf Glukosamin und Chondroitin zurückgreifen. Die Forscher, die den Artikel im *International Journal of Medical Sciences* veröffentlichten, kamen zu dem Schluss, dass die mit Kollagen Typ II behandelten Probanden »eine signifikante Ausweitung ihrer Alltagsaktivitäten an den Tag legten, die darauf schließen lässt, dass sich ihre Lebensqualität verbessert hatte.«[17]

Zudem ist belegt, dass der Verzehr von Kollagen Typ II über einen Zeitraum von 3 Monaten bei Patienten mit rheumatoider Arthritis Gelenkschmerzen und Schwellungen lindert – und sogar die Zeit verringert, die solche Patienten benötigen, um eine Strecke von ca. 15 Metern zu Fuß zurückzulegen.[18]

Um Ihre Kollagen-II-Zufuhr zu steigern, sollten Sie mehr Haut vom Hähnchen und Brühe aus Hühner-, Enten- oder Putenknochen essen sowie spezielle Kollagen-II-Supplemente einnehmen.

* **Kollagen Typ III** kommt in der Haut, den Knochen und den Blutgefäßen vor und ist ein Hauptbestandteil der extrazellulären Matrix, des zarten netzartigen Gewebes, das die Organe einschließlich des Herzens umhüllt. Tatsächlich besteht das Bindegewebe des Myokards, das die Funktionsfähigkeit des Herzens aufrechterhält, zu 80 Prozent aus Kollagen Typ I und zu 20 Prozent aus Kollagen Typ III – eine Kombination, der wir oft im Körper begegnen.

  Tierstudien zeigten einen Zusammenhang zwischen Kollagen-III-Mangel und einem erhöhten Risiko für Gefäßrupturen und sogar vorzeitigem Tod. Die besten Quellen für Kollagen Typ III sind Muskelfleisch und Knochen von Rindern (also wieder: Knochenbrühe) sowie Nahrungsergänzungsmittel; achten Sie bei der Angabe der Inhaltsstoffe speziell auf Kollagen Typ III.
* **Kollagen Typ IV** spielt eine sehr wichtige, aber selten erwähnte Rolle für unsere Gesundheit. Da seine Fasern auf ganz einzigartige Weise miteinander verknüpft sind, ist es geschmeidiger als andere Kollagentypen und kann feine Schichten bilden. Daher kommt es in erster Linie in der Basallamina, einem spezialisierten Typ der Extrazellulärmatrix, vor, die unterschiedlich strukturiert sein kann – und in verschiedenen Körpergeweben zu finden ist. So sind beispielsweise Muskelfasern von ihr umhüllt, die die Geweberegeneration nach Ver-

letzungen fördert. Die Basallamina kann außerdem unter Schichten von Epithelzellen liegen (die die Oberfläche Ihrer Haut, Ihrer Organe, Ihres Harntrakts und Ihrer Blutgefäße auskleiden), wo sie das Gewebe stützt, den Kontakt zwischen den Epithelzellen und anderen Zellarten begrenzt und als Filter dient, den nur Wasser und kleine Moleküle passieren können. Zudem kann die Basallamina zwei Zellschichten voneinander trennen wie etwa in den Nieren, wo sie als eine Art Molekularsieb dient, das nur bestimmte Partikel passieren lässt.

Die Basallamina ist Teil der sogenannten Basalmembranzone, diese besteht aus dünnen, schichtartigen Strukturen, die in zahlreichen Geweben die Zellen stützen, unter anderem im Innenohr, in den Augen und in den Blutgefäßen, und die an der Steuerung des Zellverhaltens mit beteiligt sind. Die Basalmembranzone ist zudem unverzichtbar für die Embryonalentwicklung und die Entwicklung neuer Blutkörperchen.

Weiterhin ist Kollagen Typ IV unersetzlich bei der Wundheilung. Deutsche Forscher analysierten 62 Verletzungen in der menschlichen Haut (darunter auch Operationsnähte und Stichverletzungen) und stellten fest, dass Kollagen Typ IV das Zusammenwachsen der Haut in der Basalmembranzone unterstützt, sodass die Wunde vollkommen abheilen kann.[19] Die beste Methode, Kollagen Typ IV in Ihre Ernährung zu integrieren, sind Nahrungsergänzungsmittel; achten Sie auf dem Etikett darauf, dass es in Ihrem Präparat tatsächlich enthalten ist.

* **Kollagen Typ V** ist weniger häufig, aber trotzdem nicht weniger wichtig als einige der anderen Arten von Kollagen. Es wurde zuerst aus der Plazenta isoliert, dem Organ, das sich während einer Schwangerschaft in der

weiblichen Gebärmutter entwickelt, um den Fötus mit Sauerstoff und Nährstoffen zu versorgen. Später wurde es im gesamten Bindegewebe des Körpers nachgewiesen. Forschungen zeigen, dass Kollagen Typ V in der Hornhaut des Auges (wo es 15 bis 20 Prozent des Gesamtkollagens ausmacht) ebenso vorkommt wie in der Haut, der Gebärmutter, den Nieren, der Lunge, der Leber und der Bauchspeicheldrüse, dem Parodontalgewebe, das die Zähne im Kieferknochen stabilisiert, und der Gelenkschleimhaut, dem spezialisierten Bindegewebe, das die Innenflächen der Gelenke auskleidet. Es dient zur Bildung von Haarschichten ebenso wie von Zellmembranen, der durchlässigen äußeren Schicht, die das Innere jeder Zelle zusammenhält und Nährstoffe hineingelangen lässt, gleichzeitig das Eindringen von Krankheitserregern und Giftstoffen jedoch verhindert.

Ein Kollagen-V-Mangel geht bei einer Bindegewebsstörung, die als Ehlers-Danlos-Syndrom bezeichnet wird, mit einem Funktionsverlust der Hornhaut des Auges einher. Hohe Mengen dieses Nährstoffs erhalten Sie durch den Verzehr von Rinderknochenbrühe oder die Einnahme der entsprechenden Nahrungsergänzungsmittel.

* **Kollagen Typ X** ist in gewisser Weise ein Sonderfall, da es weniger in Knorpel als in Knochen vorkommt. Es ist sogar unverzichtbar für den Prozess der sogenannten enchondralen Ossifikation, des Mechanismus, der von der Empfängnis bis zur Adoleszenz für die Knochenbildung verantwortlich ist. Der Prozess beginnt, wenn die Chondrozyten, eine Zellart, die in gesundem Knorpelgewebe vorkommt, ihre charakteristische extrazelluläre Matrix ausbilden, die neben großen Mengen von Kollagen Typ II noch andere Substanzen enthält. Die

Chondrozyten vermehren sich und regen dadurch die weitere Matrixbildung an. Ab einem bestimmten Punkt vermehren sich die Chondrozyten nicht mehr weiter; sie durchlaufen dann einen Reifungsprozess, bei dem sie eine neue, kollagen-X-haltige Matrix sezernieren. Anschließend durchläuft diese spezielle, von Kollagen Typ X durchdrungene Matrix einen raschen Prozess der Verkalkung und bildet sich so zu Knochen um.

Ein ähnlicher Prozess dauert anscheinend lebenslang an: Knochengewebe wird kontinuierlich umgebaut – und genau dieser Mechanismus tritt auch bei der Heilung von Knochenbrüchen in Aktion. Tatsächlich wurde in einer im *Journal of Cellular Biochemistry* veröffentlichten Studie an Mäusen mit Knochenbrüchen ein Zusammenhang zwischen beschleunigter Heilung und der verstärkten Expression verschiedener Substanzen, unter anderem Kollagen Typ X und Kollagen Typ II, festgestellt.[20] Kollagen Typ X kommt in der Membran von Eierschalen und in Hühnerhaut sowie in entsprechend gekennzeichneten Nahrungsergänzungsmitteln vor.

Die sieben Substanzen, die Kollagenbildung und -funktion maximieren

Eine kollagenreiche Ernährung ist die beste Maßnahme, um schwindende Reserven in Ihrem Körper aufzufüllen. Um allerdings die Kollagenbildung zu maximieren und den Kollagenabbau zu minimieren, sind sieben weitere Substanzen in Ihrer Ernährung unentbehrlich – Substanzen, die dafür sorgen, dass Sie jünger aussehen und sich jünger fühlen.

Diese als Kollagen-»Kofaktoren« bezeichneten Schlüsselnährstoffe unterstützen Ihren Körper bei der Protein- und Lipidsynthese, bei der verschiedene Gewebe und insbesondere Knorpelgewebe gebildet werden. Zudem können sie dem Körper helfen, Kollagen zu speichern und es effektiver einzusetzen. Und sie bewirken noch viel mehr. Kofaktoren dämpfen gravierende Entzündungsprozesse und mindern Radikalschäden, was beides für die Gesundheit der kollagenreichen Gewebe in Ihrem Körper von Bedeutung ist. Sie helfen, Ihre Gelenke gesund, beweglich und geschmeidig zu halten. Sie wirken mit an der Bildung des Knorpelgewebes, das Ihre Gelenke umhüllt, und der Gelenkflüssigkeit, die Ihre Gelenke schmiert. Sie sorgen dafür, dass Sie sich nach sportlichen Aktivitäten schneller regenerieren und mehr davon profitieren. Und sie unterstützen die Gesundheit Ihrer Knochen, Ihres Darms und Ihres Immunsystems.

Die wichtigsten sieben Kofaktoren sind:

* **Vitamin C.** Diese legendäre organische Säure habe ich im vorigen Abschnitt bereits erwähnt und erklärt, dass sie unerlässlich ist für die Hydroxylierung, den Prozess, durch den Kollagenstränge ihre Festigkeit gewinnen. Wenn Sie nicht genügend Vitamin C zu sich nehmen, verlangsamt sich die Kollagenproduktion und Sie werden eher und in höherem Maße unter den mit einem niedrigen Kollagenspiegel assoziierten Problemen zu leiden haben, etwa unter faltiger Haut, Darmproblemen, schmerzenden Gelenken und glanzlosen Haaren und Nägeln. Die derzeit gültigen Richtlinien verlangen zwar nur täglich 90 Milligramm für Männer und 75 für Frauen, aber ich schlage vor, dass Sie die tägliche Zufuhr über Ihre Nahrung mit bis zu 1000 Milligramm Vitamin-C-

reichem Pulver aus Amlabeeren, Camu-Camu, Acerolakirschen, Buschpflaumen, Baobab-Früchten und Sanddorn ergänzen.

* **Kupfer.** Eine tägliche Dosis dieses Mineralstoffs unterstützt die Aktivierung von Lysyloxidase, einem Enzym, das die Kollagenfibrillen kräftigt, indem es Querverbindungen zu Elastin bildet – das ist ein weiteres Protein, das das Bindegewebe elastischer macht. Wenn diese Querverbindungen fehlen, ist die Kollagenreifung gestört, was unter anderem das Osteoporoserisiko erhöht. Gute Kupferlieferanten sind Rinderleber, Austern, Hummer, Tintenfisch und eine Reihe von Samen und Nüssen, unter anderem Sesamsamen, Sonnenblumenkerne, Cashewkerne und Mandeln. Versuchen Sie, es auf 900 Mikrogramm täglich zu bringen.
* **Zink.** Eine ausreichende Versorgung mit Zink ist entscheidend, denn dieser Mineralstoff aktiviert Proteine, die für die Kollagensynthese notwendig sind, sowie Proteine, die eine entscheidende Rolle bei der Wundheilung spielen. Gute Zinklieferanten sind unter anderem Lammfleisch, Kürbiskerne, Rindfleisch aus Weidehaltung, Kichererbsen, Cashewkerne, Kefir, Champignons, Spinat und Hähnchenfleisch. Die übliche Tagesdosis liegt bei 11 Milligramm für Männer und 8 für Frauen.
* **Mangan.** Dieser selten erwähnte Mineralstoff regt Enzyme an, die für die Bildung der Aminosäure Prolin, einem wichtigen Bestandteil von Kollagen, von Bedeutung sind. Wie Sie sich aus den Kapiteln 1 und 2 vielleicht erinnern, hilft Prolin, die Blutgefäße zu schützen und verbessert die Gesundheit der Gelenke. Auch für die Herzgesundheit ist es wichtig. Mangan kommt in Naturreis, Amarant, Haselnüssen, Kichererbsen, Macada-

mianüssen, Hafer, weißen Bohnen, schwarzen Bohnen und Buchweizen vor. Von diesem Mineralstoff braucht man nicht viel – Männer täglich nur 2,5 Milligramm und Frauen etwas unter 2.

* **Glukosamin.** Diese in der Natur vorkommende Substanz wird als »Aminosaccharid« bezeichnet, weil sie aus miteinander verbundenen Zucker- und Proteinketten besteht. Sie ist reichlich in dem Knorpelgewebe vorhanden, das die Gelenke umhüllt, besonders in der Gelenkflüssigkeit, wo sie als natürlicher Stoßdämpfer und Gelenkschmiere dient. Und in der Tat genießt Glukosamin zu Recht den Ruf, Gelenkverschleiß hinauszuzögern und Gelenkschmerzen zu lindern. Nicht nur das, es bildet zusammen mit Kollagen auch die Bindegewebe, die zum Verdauungstrakt und zum Immunsystem gehören. Und Glukosamin bildet Knorpelgewebe aus Proteoglykanen – Proteinen, die die Feuchtigkeitsversorgung und Belastbarkeit des Bindegewebes verstärken.

  Ich empfehle Glukosamin als eines der besten Ergänzungsmittel im Rahmen eines natürlichen Ansatzes zur Behandlung von Arthritis. Es ist auch in Knochenbrühe enthalten und somit ganz natürlicher Bestandteil einer Diät zum Kollagenaufbau. Glukosamin kann sich auch positiv auf den Darm auswirken und Schmerzen im Kiefer und in den Knochen lindern. Patienten fragen mich oft, ob sie Glukosamin oder Kollagen einnehmen sollten. Tatsache ist, dass Kollagen und Glukosamin einen Synergieeffekt entfalten, wobei Glukosamin die notwendige Gelenkschmiere liefert und Kollagen alterndes Gewebe regeneriert und erneuert. Studien haben gezeigt, dass die Einnahme von täglich 1500 Milligramm Glukosamin die Gesundheit der Gelenke wirksam verbessern kann. Nehmen Sie dreimal täglich jeweils 500 Milligramm.

* **Chondroitin.** Dieses wichtige Strukturelement des Knorpelgewebes ist neben Glukosamin eine der entscheidenden Substanzen, damit die Gelenke Wasser speichern und Druckbelastungen standhalten können – und Studien haben gezeigt, dass es auch für sich allein Gelenkschmerzen bereits bis zu einem gewissen Grad lindert. In Verbindung mit Glukosamin ist seine Wirkung noch stärker. So fand man beispielsweise in der ersten Phase der umfassendsten Langzeitstudie – des Glucosamine/Chondroitin Arthritis Intervention Trial, kurz GAIT genannt – heraus, dass die Kombination der beiden Substanzen Studienteilnehmern mit mäßigen bis schweren Knieschmerzen eine deutliche Linderung brachte.[21] Anscheinend hilft diese Kombinationsbehandlung auch, Knorpelmasse zu erhalten und gelegentlich auftretende Gelenkschmerzen bei Menschen zu lindern, die nicht an Arthritis leiden; weitere Forschungen haben gezeigt, dass es die Wundheilung unterstützen kann. Ebenso wie Glukosamin scheint es kollagenhaltiges Gewebe zu stärken – aus diesem Grund könnte eine Kombination beider Substanzen besonders wirkungsvoll sein. Die sinnvollste Dosierung von Chondroitin liegt bei 1200 Milligramm pro Tag, verteilt auf drei Dosen von jeweils 400 Milligramm.
* **Hyaluronsäure.** HA (vom englischen *hyaluronic acid*), wie sie auch genannt wird, hat sich zum Liebling der Kosmetikindustrie entwickelt – und das mit gutem Grund. Die Moleküle der Hyaluronsäure besitzen eine unvergleichliche Fähigkeit, Wasser zu binden und zu speichern. Deswegen ist Hyaluronsäure besonders gut

für die Hautpflege geeignet, da die Haut ihre jugendliche Frische besser bewahrt, wenn sie viel Wasser enthält. Tatsache ist, dass die Hälfte der gesamten HA Ihres Körpers sich in Ihrer Haut befindet. Außerdem verhilft sie Haut und Gelenken zu einer besseren Versorgung mit Kollagen. HA findet sich darüber hinaus in den Augen, der Gelenkflüssigkeit, den Skelettgeweben, den Herzklappen und der Lunge; überall hat sie die wichtige Aufgabe, das Gewebe mit Feuchtigkeit zu versorgen und zu schmieren. Das macht Hyaluronsäure sehr vielseitig in der Anwendung – als Nahrungsergänzungsmittel, um den Gesamtgehalt im Körper zu erhöhen, als Hautserum oder Moisturizer zur lokalen Anwendung und in Augentropfen. Die tägliche Anwendung von Seren mit einem HA-Gehalt von 0,1 Prozent kann die Feuchtigkeitsversorgung der Haut unterstützen, die Faltenbildung minimieren und die Hautelastizität verstärken.

Ebenso wie der Kollagenspiegel mit den Jahren sinkt, fordern Alter und Sonneneinstrahlung auch hinsichtlich der Größe und Anzahl der HA-Moleküle in der Haut ihren Zoll. Hyaluronsäure als Nahrungsergänzungsmittel kann diesen Verfall verhindern. Sie kann tatsächlich die strukturellen Eigenschaften und das Aussehen der Haut verbessern und die Zeichen der Hautalterung verringern. Was den meisten Menschen nicht bewusst ist, ist die Tatsache, dass sie auch Gelenkschmerzen lindert. Sie ist ebenfalls in Knochenbrühe enthalten – meinem Lieblingsnahrungsmittel zur Verbesserung der Kollagenversorgung. Wenn Sie HA einnehmen wollen, nehmen Sie etwa 50 bis 80 Milligramm ein- bis zweimal täglich.

Nachdem Ihnen jetzt die wesentlichen Fakten zu Kollagen bekannt sind, hoffe ich, dass Sie meine Begeisterung für diese bemerkenswerte – und weitgehend verkannte – Substanz teilen. Auf den folgenden Seiten werde ich darlegen, wie Sie mit ein paar einfachen Ernährungsumstellungen das Potenzial Ihres Körpers zum Kollagenaufbau maximieren können, und die faszinierenden Forschungen erläutern, die zeigen, wie Ihr Aussehen und Ihre Gesundheit profitieren können, wenn Sie Ihr Kollagen stärken und vermehren – wodurch Sie sogar Ihr Leben um Jahre verlängern können.

Kapitel 4

Ein Leben mit mehr Kollagen – fangen Sie noch heute damit an!

Vier einfache Maßnahmen, mit denen Sie Ihren inneren Jungbrunnen wieder auffüllen können

Früher, als ich noch täglich Patienten behandelte, waren die schönsten Termine für mich die Kontrolluntersuchungen. Dann hatte ich die Gelegenheit, meine Patienten zu fragen, wie meine Vorschläge gewirkt hatten. Im Laufe dieser Jahre wurde ich Zeuge von Hunderten unglaublicher gesundheitlicher Veränderungen. Meine Patienten konnten chronische Erkrankungen rückgängig machen und in den meisten Fällen ihre Medikamente – vollständig oder zumindest zu einem großen Teil – absetzen. Sei es, dass ihre Schmerzen nachgelassen hatten, ihr Hormonhaushalt sich wieder eingespielt hatte, ihre Darmprobleme behoben waren, sie wieder mehr Energie oder weniger Gewicht hatten: Immer war es zutiefst befriedigend zu wissen, dass jemand meinem Rat gefolgt – und dadurch gesünder geworden war.

Jetzt, wo ich mein Arbeitsfeld ausgeweitet habe, kann ich über die sozialen Medien, YouTube-Videos, meine Internetpräsenz und meine Bücher Millionen von Menschen erreichen, und das ist ein Segen. Aber ich sehe nur noch selten Patienten von Angesicht zu Angesicht. Deswegen freut es mich immer, wenn jemand, der meine Produkte anwendet oder an meinen Gesundheitsprogrammen teilnimmt, sich die Zeit nimmt, mir ein Feedback über seine oder ihre Ergebnisse zu geben. Das folgende Schreiben einer Frau, die an unserem Programm »Multi Collagen Makeover« teilgenommen hatte, machte mir noch einmal deutlich, warum ich meine Arbeit liebe und warum es mir so wichtig ist, mein Möglichstes zu tun, um anderen zu helfen, die bestmöglichen Entscheidungen für ihre Gesundheit zu treffen:

»Schon seit einer Weile möchte ich Ihnen berichten, wie sehr Kollagen mir geholfen hat. Eines Sommers hatte ich mehr als 5000 Dollar für eine Cryotherapie aufgewendet, weil ich solche Hautprobleme hatte. Ich hatte dünnes Haar und brüchige Nägel, und keines von beiden wuchs. Dann begann ich, meine Smoothies jeden Tag mit Kollagen aufzupeppen, und was war das für ein Unterschied! Meine Hautprobleme verschwanden nach und nach, meine Nägel wuchsen länger und wurden kräftiger. Mein Haar ist dicker geworden, und ich bin begeistert! Mein Körper hatte das wirklich nötig. Sogar meinen Gelenken geht es besser. Ich finde Kollagen fantastisch und werde es weiter nehmen.«

Als ich ihr Feedback las, war das ein wunderbarer Augenblick der Bestätigung. Es war eine echte Freude für mich zu hören, wie Kollagen ihr geholfen hatte. Ihre Geschichte ist ein großartiges Beispiel dafür, was wir *alle* gewinnen können, wenn wir diese hochwirksame Substanz in unsere Alltagsernährung integrieren. Kollagen findet sich buchstäblich überall in Ihrem Körper und wird intensiv mit Merkmalen der Jugend assoziiert: Kraft, Gesundung, Elastizität und Flexibilität. Wenn wir also mehr davon zu uns nehmen, kann es einige der häufigsten – und besonders frustrierenden und störenden – Symptome des Kollagenmangels rückgängig machen, die wir alle spüren, wenn wir älter werden.

Zur Erhöhung Ihres Kollagenspiegels reicht es nicht aus, wenn Sie lediglich mehr Kollagen mit der Nahrung zu sich nehmen. Um dieses Protein, das den Alterserscheinungen die Stirn bietet, bestmöglich zu nutzen, müssen Sie auch die in Ihrem Körper schon vorhandenen Kollagenbestände vor Schäden und Verschleiß schützen und etwas dafür tun, um die Bildung von neuem Kollagen anzukurbeln. Zu diesem Zweck habe ich folgenden dreiteiligen Ernährungsansatz entwickelt, mit dem Sie Kollagen aus körpereigenen und externen Quellen vermehren können:

- Essen Sie Lebensmittel, die große Mengen an Kollagen und kollagenbildenden Aminosäuren enthalten, also Prolin, Hydroxyprolin und Glycin, unter anderem Knochenbrühe.
- Essen Sie Lebensmittel, die Ihre körpereigene Kollagenproduktion unterstützen und den Kollagenabbau verringern, unter anderem Lebensmittel und Kräuter mit einem hohen Gehalt an Vitamin C, Zink und Polyphenolen.
- Meiden Sie Lebensmittel, die die Qualität und Quantität des Kollagens in Ihrem Körper schädigen.

Auf den nächsten Seiten finden Sie einen umfassenden Leitfaden zu den Lebensmitteln, die Sie essen sollten (und denen, um die Sie einen Bogen machen sollten), um Ihr körpereigenes Kollagen bestmöglich zu nutzen. Diese einfache, ganzheitliche und nachhaltige Ernährungsstrategie wird die Gewebe Ihres Körpers reparieren, neu beleben und verjüngen, sodass Sie auf Jahre hinaus beweglich, aktiv, gesund und schmerzfrei sein werden.

Die besten Kollagenquellen in der Nahrung

Zuallererst geht es darum, mehr Kollagen in Ihre Ernährung zu integrieren, denn aller Wahrscheinlichkeit nach ist zum jetzigen Zeitpunkt so gut wie gar keins darin enthalten. Es ist immer ratsam, so viele Nährstoffe wie möglich über vollwertige Lebensmittel zu sich zu nehmen, und das gilt auch für Kollagen. Doch bei unserem temporeichen, sehr ausgefüllten Leben kann es schwierig werden, jeden Tag vollwertige Kollagenlieferanten in die Ernährung aufzunehmen. Deswegen müssen Sie für eine ausreichende Kollagenzufuhr möglicherweise auf Nahrungsergänzungsmittel zurückgreifen. Mit diesem Vorbehalt nenne ich Ihnen hier die wichtigsten kollagenreichen Lebensmittel und Nahrungsergänzungen für Ihren Speiseplan, wenn Sie meine Kollagendiät (Kapitel 12) durchführen wollen:

* **Knochenbrühe.** Mein absoluter Lieblingslieferant von Kollagen und ein traditionelles Nahrungsmittel, von dem sich die Menschen seit Jahrtausenden ernähren. Diese uralte Kraftnahrung enthält eine gewaltige Dosis wertvollen Kollagens ebenso wie wichtige Mineralstoffe – Kalzium, Magnesium, Phosphor, Silizium, Schwefel und andere mehr –, die Ihr Körper leicht aufnehmen kann. Dazu kommen noch Glukosamin und Chondroitin, zwei Substanzen, die die Gesundheit Ihrer Gelenke schützen.

  Am nahrhaftesten sind hausgemachte Knochenbrühen, für die Sie die Knochen, Haut und Knorpel von Freilandhühnern aus Biohaltung, Rindern, Bisons, Lamm aus Bioweidehaltung oder Fisch aus Wildfang verwenden. Wenn Sie Knochenbrühe aus einer Huhn- oder Putenkarkasse zubereiten, bekommen Sie große Mengen von Kollagen Typ II, das wichtig für gesunde Gelenke ist. Wenn Sie Rinder-, Lamm- oder Bisonknochen lange auskochen, enthält die Brühe daraus sehr viel von dem in Ihrem eigenen Körper am häufigsten vorkommenden Kollagentyp, nämlich Kollagen Typ I, und dazu Kollagen Typ III. Zusammen kräftigen diese beiden Kollagene praktisch jeden denkbaren Teil Ihres Körpers: Knochen, Knochenmark, Knorpel, Haut Gelenke, Haare, Nägel, Muskeln, Sehnen, Bänder, Zahnfleisch, Zähne, Augen und Blutgefäße. Und wenn Sie Fischgräten, -schuppen und -flossen auskochen, bekommen Sie schließlich eine besonders gesunde Brühe aus einer Kollagen-I-Quelle, die Ihr Körper sehr leicht aufnehmen kann.

* **Haut von Huhn und Fisch.** Werfen Sie die Haut von Freilandhühnern und Fisch aus Wildfang nicht weg! Würzen Sie diese beim Kochen und essen Sie sie zusammen mit dem Fleisch. Sie ist schmackhaft und enthält viel leicht verdauliches Kollagen.
* **Innereien.** Weitere Kollagenlieferanten, die fast immer weggeworfen werden, sind Innereien (auch als Schlachtabfälle oder Drüsenfleisch bezeichnet). Leber zum Beispiel enthält Glycin und Prolin, die Aminosäuren, die die wichtigsten Bestandteile der meisten Kollagene in unserem Körper bilden. Dazu kommen noch eine ganze Reihe von B-Vitaminen, Vitamin A, Selen und Folat. Die Leber von Wild, Lamm, Rindern aus Weidehaltung und frei laufenden Hühnern ist ein echtes Superfood – mit höherer Nährstoffdichte als Grünkohl oder Spinat. Auch andere Innereien sind lohnende Kandidaten für Ihre Diät. Herz enthält üppige Mengen von CoQ10, ein hochwirksames Antioxidans, das unsere Zellen, aber auch unser Kollagen, vor Schäden schützt. Nieren ent-

halten sehr viel Vitamin B_{12}, ein weiteres Antioxidans, sowie Selen, einen Mineralstoff mit zellschützender Wirkung. Kalbsbries aus der Thymusdrüse und der Bauchspeicheldrüse enthält sehr viel Vitamin C, das, wie Sie bereits wissen, ein unentbehrlicher Bestandteil Ihrer körpereigenen Kollagenproduktion ist.

* **Gelatine.** Wie schon erwähnt, ist Gelatine eine Art Protein, das aus Kollagen entsteht und sich positiv auf die Bildung von starkem Knorpel- und Bindegewebe auswirkt. Sie enthält Glycin, Prolin, Hydroxyprolin, Glutaminsäure, Alanin, Arginin, Asparaginsäure und Lysin. Knochenbrühe enthält sehr viel Gelatine. Und Sie können Ihre eigene Gelatine zubereiten, indem Sie von der Knochenbrühe die gelatinöse oberste Schicht abnehmen und über Nacht im Kühlschrank fest werden lassen. Sie hält sich im Kühlschrank etwa eine Woche, und Sie können sie als Grundlage für Desserts, Suppen und Eintopfgerichte verwenden.
* **Kollagen als Nahrungsergänzungsmittel.** Zwar sollte man vorzugsweise vollwertige Lebensmittel essen, aber es ist nicht immer leicht, auf diese Weise genügend Kollagen zu sich zu nehmen. Hochwertige Nahrungsergänzungsmittel sind die ideale Lösung, um diese Lücke zu schließen. Allerdings kann Ihnen schon bei einem kurzen Streifzug durch die Abteilung der Nahrungsergänzungsmittel in Ihrem Bioladen schwindlig werden. Bei der Angebotsvielfalt von Gelatine über Kollagen-Hydrolysat bis zu Kollagenpeptiden fällt die Auswahl schwer. Folgende fünf Punkte müssen Sie beachten, um die bestmögliche Wahl zu treffen:

1. **Halten Sie Ausschau nach Kollagen-Hydrolysat oder Kollagenpeptiden.** Zwar werden manche Produkte unter der einen und andere unter der anderen Bezeichnung angeboten, aber im Grunde genommen ist beides dasselbe. Beide Bezeichnungen bedeuten, dass das Produkt einen Prozess namens Hydrolysierung durchlaufen hat, bei dem die Kollagenmoleküle in einzelne Kollagenpeptide aufgespalten werden, die Ihr Körper leichter aufnehmen kann. Zusätzlich zu ihrer besseren Bioverfügbarkeit besitzen hydrolysierte Kollagenpeptide ein geringeres Molekulargewicht und können sich in praktisch jeder Flüssigkeit rasch auflösen, wodurch sie unglaublich leicht in Ihre Ernährung zu integrieren sind. Sie können 1 oder 2 Löffel in Ihren Morgenkaffee oder -smoothie geben oder in eine Suppe oder Eintopf.
2. **Wählen Sie Produkte mit einer großen Bandbreite verschiedener Kollagene.** Da Kollagen Typ I in Ihrem Körper am häufigsten vorkommt, sollte es in jedem Kollagensupplement enthalten sein, das Sie einnehmen. Weil allerdings ein ausgewogenes Aminosäurenverhältnis so wichtig ist, ist es meiner Meinung nach am besten, ein Supplement zu finden, das Kollagen Typ I, II, III, V und X enthält, denn damit sind die meisten Kollagentypen in Ihrem Körper abgedeckt. Mit einem Multi-Kollagen-Präparat aus Rinderkollagen, Hühnerkollagen, Fischkollagen und Kollagen aus der Eierschalenmembran ist sichergestellt, dass Sie alle fünf Typen bekommen.
3. **Proteinpulver und Kollagenpulver aus Knochenbrühe sind ausgezeichnete Alternativen.** Hydrolysiertes Multi-Kollagen-Protein ist hervorragend für

die Kollagenbildung, und Kollagen aus Knochenbrühe hat einen zusätzlichen Vorteil, den ich bereits erwähnt habe: Es enthält Glukosamin und Chondroitin. Wenn Sie bereits an Arthritis leiden oder sich die ersten Gelenkschmerzen und -beschwerden bemerkbar machen, könnte ein Ergänzungspräparat aus Knochenbrühe die bessere Wahl sein.

4. **Achten Sie auf den Kollagentyp.** Versichern Sie sich, dass auf dem Etikett angegeben ist, welchen Kollagentyp das Produkt enthält. Ohne die entsprechenden Angaben auf dem Etikett können Sie nicht sicher sein, was Sie kaufen.
5. **Prüfen Sie die angegebene Dosierung.** 10 bis 30 Milligramm pro Tag sind für die meisten Menschen ideal. Sie können mehr nehmen, besonders wenn Sie ein Kollagen-Loading-Programm machen und einen Kollagenmangel beheben wollen. Wenn allerdings auf dem Etikett eine sehr hohe Dosis empfohlen wird, wäre ich vorsichtig.

Stellen Sie auf eine entzündungshemmende Ernährung um

Es ist nicht nur das Alter, das seinen Tribut von den Kollagenreserven Ihres Körpers fordert. Auch *Entzündungsprozesse* haben diese Wirkung. Diesen Begriff haben Sie bestimmt schon oft gehört, aber wenn Sie nicht auf medizinischem Gebiet tätig sind, wissen Sie vielleicht nicht genau, was er bedeutet. Hier eine schnelle Erklärung: Entzündungsprozesse sind Teil der natürlichen Immunreaktion des Körpers auf Verletzungen und Infektionen, sie sind also in vieler Hinsicht ein Schutz. Wenn Sie zum

Beispiel stürzen und sich am Knie verletzen, schwillt die Stelle an und wird druckempfindlich – ein Zeichen, dass der Körper das Gewebe heilt und repariert. Wenn Sie sich aber von sehr viel Zucker und verarbeiteten Lebensmitteln ernähren, zu stark zunehmen, chronisch unter Stress stehen, zu viel UV-Strahlung ausgesetzt sind, rauchen oder zu wenig Schlaf oder Bewegung bekommen, kann es zu einem chronischen Entzündungszustand kommen – und das ist ein großes Problem. Chronische Entzündungen stehen in Zusammenhang mit gefährlichen Störungen aller Art, zum Beispiel Herzerkrankungen, Schlaganfall, Depressionen und Autoimmunerkrankungen. Ebenso können sie dazu führen, dass Ihr körpereigenes Kollagen abgebaut wird, was chronische Schmerzen, Hautalterung und Krankheiten wie Arthrose verursacht.

Forschungen zeigen jedoch, dass eine nährstoffreiche Kost mit vollwertigen natürlichen Lebensmitteln aus biologischer Erzeugung eine heilsame Entzündungsreaktion begünstigt. Folglich schützt sie den Kollagenspiegel Ihres Körpers und ist ein notwendiger, integraler Faktor in der Gleichung zur Erhöhung der Kollagenreserven.

Eine Ernährung mit natürlichen Produkten hat einen weiteren Vorteil für die Kollagenversorgung: Buntes Gemüse und Obst, der Grundpfeiler einer entzündungshemmenden Ernährung, steckt voller Antioxidantien, die Schäden durch freie Radikale bekämpfen. Freie Radikale sind instabile Moleküle, die im Körper durch normalen Verschleiß sowie durch UV-Exposition, Umweltgifte und sogar durch ungesundes Essen entstehen. Sie schädigen andere Moleküle in Ihrem Körper, indem sie ihnen Elektronen rauben.

Eine gewisse Menge freier Radikale im Körper ist normal. Tatsächlich stärkt ein gesundes Gleichgewicht zwischen freien Radikalen und Antioxidantien die physiologischen Funktionen. Steigt allerdings die Anzahl der Radikale zu stark an, kann das dazu führen, dass Ihr Körper diese aggressiven Moleküle nicht mehr in Schach halten kann. Dadurch kommt es zu einem Zustand, der als oxidativer Stress bezeichnet wird und Entzündungszustände verursacht, den Alterungsprozess beschleunigt, Zellen schädigt und das Immunsystem überlastet. Noch besorgniserregender ist: Es gibt Anzeichen dafür, dass zu viele freie Radikale möglicherweise gezielt Proteine angreifen – auch Kollagen.

Aber es gibt auch positive Nachrichten: Forschungen zeigen, dass eine antioxidantienreiche Ernährung freie Radikale in Schach halten und das Kollagen schützen kann. So wurde in einer im *British Journal of Dermatology* veröffentlichten Studie beispielsweise festgestellt, dass Tomatenmark, das große Mengen des Antioxidans Lykopin enthält, das Kollagen in Ihrer Haut schützen kann, weil es die durch Sonnenschäden entstandenen freien Radikale zerstört.[22] Andere Forschungen haben gezeigt, dass der Verzehr von Vitamin E, Beta-Carotin (dem orangeroten Farbstoff in Möhren und anderem starkfarbigem Gemüse), Vitamin C und Selen eine ähnliche Schutzwirkung hat. Ebenso wurde bei einer in der Zeitschrift *Atherosclerosis* veröffentlichten Tierstudie entdeckt, dass Antioxidantien den Kollagengehalt in den Arterien erhöhen.[23]

Eine antientzündliche Ernährung hat noch einen weiteren nicht zu unterschätzenden Vorteil: Sie umfasst eine Vielfalt gesunder Nahrungsmittel, die Vitamin C und viele der anderen Kollagen-Kofaktoren enthalten, von denen ich in Kapitel 3 gesprochen habe – Substanzen, die Ihren Körper in die Lage versetzen, das Kollagen aus Ihrer Nahrung leichter und besser aufzunehmen und zu verwerten. Wenn Sie alles in Ihrer Macht Stehende tun wollen, um Ihr lebenswichtiges Kollagengewebe zu erhalten und positiv zu beeinflussen, dann erreichen Sie das am ehesten, indem Sie Ihre Ernährung mit den für die Kollagenreserven unentbehrlichen Nahrungsmitteln, Kräutern und Gewürzen anreichern, die Ihre Knorpel, Haut, Sehnen und Bänder vor den Verheerungen des Älterwerdens schützen. Zum Glück sind viele entzündungshemmende Lebensmittel gleichzeitig auch Kollagen-Kofaktoren.

Und dies sind die Lebensmittel und Kräuter mit antientzündlicher, antioxidativer Wirkung, die Sie regelmäßig essen sollten, um Ihren Kollagenspiegel aufrechtzuerhalten – und weitestmöglich zu maximieren:

* **Gemüse.** Dunkle Blattgemüse wie Grünkohl, Spinat, Pak Choy, Mangold und Blattkohl sind hervorragende Lieferanten von Vitamin C, E und A sowie anderen Kollagen-Kofaktoren wie Zink, Mangan und Kupfer – die allesamt die Kollagenproduktion fördern. Außerdem enthalten sie Chlorophyll, das den Spiegel von Prokollagen, einem unentbehrlichen Bestandteil der Kollagenproduktion, in der Haut erhöht. Noch dazu sind sie hervorragende Lieferanten von antioxidativen Vitaminen und Mineralstoffen, die entzündungshemmend wirken. Pak Choy allein enthält mehr als siebzig davon. Blattkohl und Spinat enthalten außerdem Glutathion, das Molekül, das auch als Meister-Antioxidans des Körpers bezeichnet wurde, weil es das häufigste und aktivste Antioxidans in unserem biologischen Waffenarsenal ist. Ein weiterer Vorteil: Glutathion wirkt sich auch auf Enzyme aus, die vor Kollagenabbau schützen. (Wenn Sie Mühe haben, ausreichende Mengen von Blattgemüse zu essen, testen Sie unsere schmackhaften Vorschläge für entzündungshemmende Säfte aus Kapitel 11 und 12.)

  Brokkoli, Rosenkohl, Kohl, Sellerie, Rote Bete, Spargel und Blumenkohl sind ebenfalls wertvolle Verbündete beim Schutz unseres Kollagens. Spargel, Brokkoli, Rosenkohl und Kopfkohl zum Beispiel erhöhen den Glutathionspiegel besonders stark. Und wenn Sie diese fabelhaften Nahrungsmittel zu sich nehmen, bildet Ihr Körper Sulforaphan, eine Substanz, die den oxidativen Stress durch freie Radikale verringern und Zellen und Gewebe vor Schäden schützen kann. Neuere pharmakologische Studien haben gezeigt, dass Sellerie und Selleriesamen eine ähnlich entzündungshemmende Wirkung haben. Weitere entzündungshemmende Gemüsesorten sind unter anderem Möhren, Butternusskürbis, Süßkartoffeln, Zwiebeln, Tomaten, Gemüsepaprika und Auberginen.

Und vergessen Sie nicht die Zwiebelgemüse wie Knoblauch, Zwiebeln, Lauch, Schnittlauch und Schalotten. Diese Gemüsesorten sind wahre Geschmacks- und Gesundheitsbomben, denn sie enthalten viele Flavonole und Organoschwefelverbindungen, die sie zu wirksamen Antioxidantien und Entzündungshemmern machen. Und nicht nur das, Schwefel ist auch ein wichtiger Mikronährstoff und lebenswichtiger Wirkstoff für die Kollagenbildung. Verwenden Sie eine Vierteltasse dieser Geschmacksverstärker in möglichst vielen Speisen, von Suppen und Eintöpfen bis zu Omeletts, Pizza und Nudelgerichten.

Von anderen frischen Gemüsen sollten Sie nach Möglichkeit drei bis fünf Portionen essen. Eine Portion ist etwa eine Tasse. Bei stärkehaltigem Gemüse, also Süßkartoffeln und Kürbis, reicht eine halbe Tasse.

* **Obst.** Zu den wirksamsten entzündungshemmenden Polyphenolen (pflanzliche Nährstoffe mit antioxidativer Wirkung) gehören die sogenannten Anthocyane, die Heidelbeeren, Erdbeeren, Himbeeren und Brombeeren

ihre hübsche rote, blaue oder violette Farbe geben. Eine Studie ergab, dass durch den Verzehr von 375 Gramm Heidelbeeren die Werte der Marker für oxidativen Stress im Blut der Probanden gesunken und die der entzündungshemmenden Zytokine angestiegen waren.[24] Ich bin auch ein großer Fan von Holunderbeeren, Cranberrys, Acaibeeren, Maqui-Beeren und Gojibeeren, die allesamt sehr hohe ORAC-Werte *(Oxygen Radical Absorbance Capacity,* deutsch: Sauerstoffradikal-Absorptionskapazität) aufweisen, was bedeutet, dass sie freie Radikale besonders gut absorbieren und zerstören. Nur ein Beispiel: In einer Studie wurde festgestellt, dass sich in der Haut von Mäusen, die 5-prozentigen Gojibeerensaft getrunken hatten, höhere Spiegel von schützenden Antioxidantien – und deutlich weniger entzündungsbedingte Schwellungen – fanden, nachdem man sie der Sonne ausgesetzt hatte.[25]

Auch Kirschen, Weintrauben, Avocados, Oliven, Kiwis, Äpfel, Ananas, Orangen und andere Zitrusfrüchte schwächen Entzündungszustände ab und bekämpfen freie Radikale. So wurde beispielsweise kürzlich in einer im *Journal of Oral and Maxillofacial Surgery* veröffentlichten Literaturstudie festgestellt, dass bei Menschen die in Ananas enthaltene Substanz Bromelain Gesichtsschwellungen (eine Art von lokalisierter Entzündung) nach einer Operation wegen impaktierter Backenzähne verringerte.

Essen Sie täglich eine bis drei Portionen frisches Obst (eine Portion ist ungefähr eine halbe Tasse voll).

* **Fermentierte Lebensmittel.** Eine robuste Population nützlicher Bakterien in Ihrem Darm ist von entscheidender Bedeutung, um Entzündungen in den Griff zu

bekommen. Hier einer der wichtigsten Gründe: Wenn in Ihrem Darm schädliche Bakterien überwiegen, wird Ihre Darmschleimhaut durchlässig, sodass unverdaute Proteinmoleküle und Pathogene in Ihren Blutkreislauf gelangen können. Dies aktiviert Ihr Immunsystem und verursacht chronische Entzündungen. (In meinem Buch *Dreck macht gesund* gehe ich detailliert auf diese Störung ein, die als Leaky-Gut-Syndrom bezeichnet wird.) Aus diesem Grund ist es wichtig, Lebensmittel zu essen, die das Wachstum der gesundheitsfördernden Bakterien unterstützen, wie etwa starkfarbige pflanzliche Nahrungsmittel – sowie fermentierte Lebensmittel, die absoluten Stars unter den Probiotika.

Fermentierung ist ein uraltes Verfahren zur Haltbarmachung von Lebensmitteln. Unsere Vorfahren, die keine Kühlschränke besaßen, waren auf fermentierte Lebensmittel wie Kimchi, Sauerkraut, echte Pickles (hergestellt nach Hausmacherart, im Gegensatz zu den im Laden erhältlichen, die normalerweise nicht fermentiert sind) und fermentierte Sojabohnen wie Miso, Tempeh und Natto als wichtige Bestandteile ihrer Ernährung angewiesen. Was wir inzwischen wissen: Wenn die natürlichen Zucker von Pflanzen fermentieren, steigt ihr Gehalt an probiotischen Milchsäurebakterien sprunghaft an, sodass diese einfachen Lebensmittel in hochwirksame Probiotika umgewandelt werden – und sich damit hervorragend eignen, Entzündungen zu bekämpfen.

Andere fermentierte Lebensmittel, die Sie in Ihre Ernährung aufnehmen sollten: ungesüßter Bio-Joghurt aus Weidemilch, Kefir (aus Kuh-, Ziegen- oder Schafsmilch) und Kombucha (aus schwarzem Tee und Zucker).

Außerdem wird roher Bio-Apfelessig aus fermentierten Äpfeln seit Jahrhunderten in der Heilkunde angewandt und ist gut für die Darmgesundheit; zudem ist er eine hervorragende Quelle von Vitamin C, das die Kollagenbildung wunderbar ankurbelt. Nehmen Sie täglich 1 bis 2 Esslöffel davon zu sich. Wenn Sie noch nicht an fermentierte Gemüse und andere fermentierte Speisen gewöhnt sind, sollten Sie mit einer halben Tasse pro Tag anfangen und allmählich auf eine bis zwei Tassen täglich erhöhen. Das gibt Ihrem Darm Zeit, sich an die neuen Bakterien zu gewöhnen. Und achten Sie auf Abwechslung bei den fermentierten Lebensmitteln, da sie jeweils unterschiedliche nützliche Bakterien enthalten.

* **Protein.** Wie in Kapitel 2 schon erklärt, sollte das Verhältnis der einzelnen Aminosäuren in Ihrem Körper ausgewogen sein. Es ist daher wichtig, dass Sie zusätzlich zu den im Kollagen enthaltenen Aminosäuren auch eine ausreichende Menge weiterer gesunder Aminosäuren aus anderen Arten von Protein zu sich nehmen – darunter viele *essenzielle* Aminosäuren. 25 bis 35 Prozent (oder sogar bis zu 50 Prozent, wenn Sie älter als 55 oder 60 sind) Ihrer Proteinzufuhr sollten aus Kollagen stammen, der Rest aus den nachstehend aufgeführten gesunden organischen Proteinquellen. Wenn möglich, sollten Sie mit jeder Mahlzeit 20 bis 30 Gramm Protein zu sich nehmen. Vegetarier oder Veganer müssen darauf achten, jeden Tag die empfohlene Menge von Samen und Nüssen zu essen, denn das sind gute alternative Proteinquellen.

  Fisch aus Wildfang steht ganz oben auf meiner Liste, denn er enthält die ganze Bandbreite von Aminosäuren und dazu noch viel Schwefel. Außerdem haben wir in fettem Fisch, besonders Wildlachs, eine der besten Quellen für Omega-3-Fettsäuren, und das klassifiziert ihn für die oberste Liga bei der Bekämpfung von Entzündungen. Auch Thunfisch, Sardinen und Makrelen sind hervorragende Quellen für Omega-3-Fettsäuren. Forschungen haben gezeigt, dass Menschen, die regelmäßig diese Omega-3-reichen Fischarten verzehren, weniger zu rheumatoider Arthritis, einer entzündungsbedingten Erkrankung, neigen und dass die Omega-3-Fettsäuren auch dann noch zur Linderung von Gelenkentzündungen und -schmerzen beitragen können, wenn man bereits daran erkrankt ist. Eine 85-Gramm-Portion Fisch liefert 19 bis 26 Gramm Protein. (Dazu eine Warnung: Zuchtfisch ist weniger nährstoffreich als Fisch aus Wildfang, und ich empfehle Ihnen, einen Bogen darum zu machen. Auch Muscheln sind nicht zu empfehlen, weil sie häufig schadstoffbelastet sind.)

Über den breit gefächerten Nutzen von Knochenbrühe habe ich ja bereits berichtet, aber hier ist noch ein Punkt, der für sie spricht: Sie ist ein hochwirksamer Entzündungshemmer. Eine in der Zeitschrift *Chest* veröffentlichte Studie ergab, dass der Verzehr von Hühnerbrühe die Anzahl der weißen Blutkörperchen reduziert, die entzündungsbedingte Symptome verursachen,[26] zum Beispiel eine verstopfte Nase.

Rindfleisch aus Weidehaltung, Lamm, Wild und andere Fleischsorten (von Schweinefleisch oder Muscheln rate ich ab, weil sie häufig mit Schadstoffen belastet sind) sind deswegen wichtig, weil sie komplette Proteine enthalten, das heißt, sie bieten Ihnen das gesamte Spektrum der essenziellen Aminosäuren, ohne die Ihr Körper nicht überleben kann, und zudem noch andere, die nicht zu den essenziellen zählen. Sie gelten auch als wichtiger Bestandteil einer kollagenfördernden Ernährung, weil sie Schwefel enthalten, einen der Bausteine von Kollagen. Jede dieser Fleischsorten liefert pro 85-Gramm-Portion etwa 25 bis 29 Gramm Protein.

Das Aminosäureprofil von Geflügelfleisch aus Weidehaltung, also von Hähnchen- oder Putenfleisch, ähnelt dem in Ihrem Körper. Eine 85-Gramm-Portion liefert 21 bis 24 Gramm Protein. Und Hühnereier aus Freilandhaltung sind reich an verschiedenen Aminosäuren sowie Schwefel. Jedes Ei enthält etwa 6 Gramm Protein.

Rohe und fermentierte Milchprodukte aus biologischer Erzeugung, also Milch, Joghurt, Kefir und Käse, wiederum liefern das volle Spektrum essenzieller Aminosäuren, dazu Kalzium und, im Fall von Joghurt und Kefir, Mikroorganismen, die zur Gesundung des Darms beitragen. So liefert zum Beispiel eine Tasse vollfetter Joghurt etwa 8 bis 9 Gramm Protein. Stark verarbeitete Milchprodukte empfehle ich nicht, weil sie das Verdauungssystem belasten können.

Auch Pflanzen enthalten Protein. Bohnen und andere Hülsenfrüchte, Nüsse, Samen, 100-prozentiges Vollkorngetreide und einige Gemüse, zum Beispiel Blattgemüse und solche aus der Familie der Kreuzblütler, liefern verschiedene Aminosäuren. Dazu muss man allerdings wissen, dass pflanzliche Proteine als unvollständige Proteine gelten, denn ihnen fehlen eine oder mehrere der essenziellen Aminosäuren, die Ihr Körper benötigt. Wenn Sie also Veganer oder Vegetarier sind, müssen Sie darauf achten, sich mit einer breiten Skala pflanzlicher Proteine zu versorgen, um sicherzugehen, dass Sie alle nötigen Aminosäuren bekommen.

Davon einmal abgesehen, hat pflanzliches Protein viele Vorteile. Nüsse und Samen sind hervorragende Entzündungshemmer, denn sie enthalten sehr viel Magnesium, L-Arginin und Vitamin E, die Entzündungen dämpfen. Walnüsse, Leinsamen und Chiasamen enthalten Alpha-Linolensäure, eine Art Omega-3-Fettsäure – und Omega-3-Fettsäuren gehören zu den wirksamsten natürlichen Entzündungshemmern. Walnüsse enthalten außerdem Ellagitannine, eine Art von Polyphenolen, die in Ihrem Darm in eine Substanz umgewandelt werden, welche den Körper vor schwer beherrschbaren Entzündungen schützt. Und eine gesunde Menge Mandeln senkt nachweislich einige Entzündungsmarker, unter anderem C-reaktives Protein (CRP).

Zudem eignen sich Nüsse und Samen als gesunde und sättigende Snacks sowie als knusprige und schmackhafte Ergänzung in Salaten. Eine halbe Tasse gekochtes Getreide, Bohnen oder andere Hülsenfrüchte enthält 5 bis 9 Gramm Protein. Eine Tasse Gemüse liefert etwa 2 bis 3 Gramm.

* **Fette und Öle.** Gesunde Fette wie Kokosöl, Weidebutter, Ghee und Bio-Mayonnaise sollten täglich auf Ihrem Speisezettel stehen. Sie unterstützen die Nährstoffaufnahme, regulieren den Appetit und fördern Hormonproduktion und seelische Gesundheit. Einige andere Fette sind ebenfalls bekannt dafür, dass sie Entzündungen positiv beeinflussen, beispielsweise extra-natives Olivenöl. Neben großen Mengen von einfach ungesättigten Fetten enthält es auch Polyphenole, zum Beispiel Lignane und Oleocanthal, die mit einer Verringerung von Gelenkschäden bei rheumatoider Arthritis assoziiert wer-

den. Walnussöl enthält viel Alpha-Linolensäure, die, wie ich bereits erwähnt habe, den Spiegel von C-reaktivem Protein senken kann, einem wichtigen Entzündungsmarker. Auch Avocadoöl scheint einigen Studien zufolge den CRP-Wert zu senken. Beim Kauf von Fetten und Ölen sollten Sie sich, wann immer möglich, für Bioprodukte entscheiden. Und verwenden Sie Kokosöl oder Butter zum Kochen und extra-natives Olivenöl für Salatdressings, über gekochtem Gemüse oder in Dips und Aufstrichen.

* **Kräuter und Gewürze.** Obwohl Kräuter und Gewürze schon seit Urzeiten ihren Platz in der Heilkunst haben, galten sie in der westlichen Welt vor allem als einfache Mittel, Speisen geschmacklich aufzuwerten – bis jetzt. Jüngere Studien rücken den gesundheitlichen Nutzen vieler der uns bekannten Kräuter und Gewürze ins Zentrum, und diese Forschungen haben gezeigt, dass sie schwerste Entzündungen eindämmen und freie Radikale neutralisieren können. Tatsächlich bietet jedes Gramm dieser schmackhaften Kostbarkeiten mehr Schutz durch Antioxidantien als Gemüse und Obst.

  Folgende Kräuter und Gewürze sollten ihren Platz in Ihrer kollagenfördernden, entzündungshemmenden Diät finden: Kurkuma, Ingwer, Gewürznelken, Zimt, Rosmarin, Petersilie, Thymian, Salbei, Oregano, Cayennepfeffer, schwarzer Pfeffer, Basilikum und Minze. Sie enthalten samt und sonders Flavonoide, die an den antioxidativen Abwehrmechanismen, also der gesunden Entzündungsreaktion, und der Zellerneuerung beteiligt sind. So enthält Kurkuma das Kurkumin, ein gelbes Pigment, das stark antioxidativ und entzündungshemmend wirkt, vermutlich indem es bestimmte, stark entzündungsfördernde Enzyme blockiert. Ingwer enthält verschiedene entzündungshemmende Verbindungen, unter anderem Gingerol, Shogaol, Paradol und Zingeron. Eine im *Journal of Agricultural and Food Chemistry* veröffentlichte Studie zeigte, dass Gewürznelken und Zimt in Stangenform die wirksamsten Antioxidantien unter den 26 untersuchten Kräutern und Gewürzen sind.[27] In Studien mit Rosmarin wurden seine entzündungshemmenden Fähigkeiten mehrfach nachgewiesen. Zudem zeigen Forschungen, die in *Food and Function* publiziert wurden, dass Rosmarin bei Ratten mit Arthritis Entzündungen und oxidativen Stress mildern kann.[28] Gewöhnen Sie sich an, diese Wunder wirkenden Zutaten in der Küche großzügig einzusetzen (sie sind ein fantastischer Ersatz für Zucker und Salz) und in Ihre Knochenbrühe zu geben. Auch bei der Zubereitung von Kräutertees und köstlichen, fein gewürzten Tees können Sie Ihrer Kreativität freien Lauf lassen.

* **Tonische Pflanzen und Pilze.** Bei der Bekämpfung von Entzündungen können Ihnen noch weitere Pflanzen und Pilze helfen. Ein Beispiel ist Ashwagandha. Dies ist eine adaptogene Pflanze, was bedeutet, dass ihre Anwendung Ungleichgewichte im Körper korrigieren, die hormonelle Reaktion auf Stress steuern und die Auswirkungen von Radikalschäden verringern kann. Eine im *Journal of Complementary and Integrative Medicine* veröffentlichte Studie ergab, dass Ashwagandha antioxidative Eigenschaften besitzt und Entzündungen bei Ratten mit Arthritis verringern kann – Wirkungen, die mit denen des häufig verschriebenen Pharmazeutikums Methotrexat vergleichbar sind.[29]

Weitere adaptogene Pflanzen, die in alten Heiltraditionen wie Ayurveda und der Traditionellen Chinesischen Medizin angewendet werden, sind der Asiatische und der Amerikanische Ginseng, Astragalus und Rhodiola. Auch verschiedene Pilze besitzen antioxidative Eigenschaften, und Studien zeigen, dass sie möglicherweise Schutz vor Kollagenabbau bieten und die Kollagensynthese fördern, besonders bei der Wundheilung. So verbesserte *Sparassis crispa*, die Echte Krause Glucke, bei diabetischen Ratten die Wundheilung, indem sie die Synthese von Kollagen Typ I förderte.[30] Weitere Pilze, die als Radikalfänger wirken, sind unter anderem der extrem häufige Zweisporige Egerling oder Zucht-Champignon *Agaricus bisporus* (im voll ausgereiften Stadium wird er auch als *Portobello* bezeichnet), Reishi, der weiße Austernpilz und der Riesenkrempentrichterling, dessen weißer Hut bis zu 40 Zentimeter groß werden kann.

* **Getränke.** Schon lange ist in der Medizin bekannt, dass grüner Tee mit seinem hohen Antioxidantiengehalt vor Herzproblemen und Krebs schützt. Jüngere Studien zeigen, dass er außerdem eine entzündungshemmende Wirkung besitzt.

  Ich bin ein Fan von Matcha, einem hochwertigen, fein gemahlenen, konzentrierten Grüntee. Da die Blätter gemahlen werden, wirft man sie – anders als bei konventionellem Tee – nicht weg, wenn der Tee gezogen hat, sondern nimmt die Blätter selbst in löslicher Form zu sich. Infolgedessen hat man bei Matcha eine stärkere Mischung von Nährstoffen und den als Polyphenole bezeichneten Antioxidantien, die entzündungshemmend wirken. Ich trinke jeden Tag ein bis zwei Tassen.

Ein weiteres Getränk mit entzündungshemmenden Eigenschaften ist Rotwein. Er enthält Resveratrol, ein pflanzliches Polyphenolmolekül, das nachweislich das Knorpelgewebe schützt. Eine Studie im *Journal of Medicinal Food* stellte fest, dass hohe Dosen eines Resveratrolsupplements bei Patienten mit Arthrose des Kniegelenks Schmerzen linderten und Entzündungsmarker senkten.[31]

* **Dunkle Schokolade und Kakao-Nibs.** Gibt es Leute, die keine Schokolade mögen? Die gute Nachricht ist, dass dunkle Schokolade und Kakao in mäßigen Mengen Bestandteil einer gesunden, entzündungshemmenden Ernährung sein können. Dunkle Schokolade enthält Flavonoide und Polyphenole, die beide freie Radikale bekämpfen. Tatsächlich enthält der Kakao in dunkler Schokolade eine größere Menge dieser Substanzen als Tee oder Rotwein. Halten Sie Ausschau nach Schokolade mit einem Kakaogehalt von 70 Prozent oder mehr. Diese Sorten enthalten mehr Antioxidantien und weniger Zucker. Dunkle Schokolade enthält zudem Kollagen-Kofaktoren wie Zink und Mangan. Kakao (aus dem dunkle Schokolade hergestellt wird), wird aus den Samen der Früchte des Kakaobaums gewonnen und ist schon für sich genommen ein Superfood, denn er enthält eine ganze Reihe von einzigartigen kollagenfreundlichen Nährstoffen, unter anderem Schwefel und Magnesium in großen Mengen. Kakao-Nibs besitzen eine stärkere antioxidative Wirkung als Tee, Wein, Heidelbeeren und sogar Gojibeeren. Essen Sie jeden Tag ein paar kleine Stückchen.

Diese Kollagenkiller müssen Sie meiden!

Ebenso wie es Nahrungsmittel gibt, die das Kollagen in Ihrem Körper schützen und vermehren können, gibt es auch solche, die das Gegenteil bewirken. Um dieses kostbare Gewebe zu erhalten, sollten Sie die folgenden Nahrungsmittel meiden, denn sie sind für Kollagen schädlich:

* **Raffinierte Kohlenhydrate.** Cracker, Kekse, Cerealien, Pasta, Brot und Backwaren enthalten Zucker und chemische Stoffe, die die Kollagenmoleküle schädigen und so nicht nur die Qualität der Gewebe negativ beeinflussen, sondern auch die Menge an Kollagen in Ihrem Körper senken.
* **Frittiertes.** In Fett ausgebackene Speisen wie Pommes frites wirken entzündungsfördernd und schaffen so ein Milieu, das eine Gefahr für das Kollagen darstellt.
* **Mit Zucker versetzte Getränke wie Limonaden und industriell hergestellte Säfte.** Zucker ist der Tod des Kollagens. Er verursacht Insulinspitzen, und diese wiederum verursachen Entzündungen. Und wie ich bereits erwähnt habe, führt er zur Bildung von *Advanced Glycation Endproducts,* auch Glykotoxine genannt, die Radikalschäden und Entzündungen schüren.
* **Verarbeitete Fleischwaren.** Hotdogs, Salami und Frühstücksfleisch enthalten jede Menge Nitrate und sonstige chemische Substanzen, die Entzündungen verursachen können. Meiden Sie sie, wenn irgend möglich.

Zu wissen, was Sie essen sollten (und was nicht), erweitert Ihre Fähigkeiten, denn so können Sie bei der Wahl Ihrer Lebensmittel künftig auf Ihre Sachkenntnis vertrauen. Und das Beste: Eine Ernährung, die für Kollagen gut ist, ist auch für Ihren gesamten Körper sehr gesund. Wenn Sie Entzündungszustände reduzieren, unterstützt Sie das bei der Abwehr nahezu aller anderen schweren Krankheiten, die uns heutzutage heimsuchen, von Herzkrankheit bis Krebs. Mit Ihrer Umstellung auf eine kollagenfreundliche Ernährung setzen Sie also auf eine Ernährung, die Ihr Wohlbefinden fördert – eine Ernährung, bei der Sie sich bestens fühlen und bestens aussehen. Auf ein Mehr an Kollagen – und auf Ihr Leben!

Kapitel

5 Sechs Gewohnheiten, die das Kollagen auf Hochtouren bringen (oder sabotieren)

Wie Sie Ihren Lebensstil optimieren, um Ihre Gelenke, Ihre Haut und mehr zu schützen

Wir wissen alle, dass unsere Lebensgewohnheiten Folgen für unsere Gesundheit haben. Dennoch verliert man in der Hektik des Alltags langfristige Gesundheitsziele leicht aus den Augen. Ich bin da nicht besser als jeder andere. Wenn ich Stress bei der Arbeit habe, schlafe ich zu wenig, lasse den Sport ausfallen und achte weniger auf meine Ernährung. Unser Körper besitzt eine natürliche Widerstandskraft, sodass er solche Herausforderungen eine gewisse Zeit lang verkraftet. Werden die schlechten Angewohnheiten allerdings zur Norm – wenn Schlaf- oder Bewegungsmangel chronisch wird oder Sie sich nur noch von Fast Food ernähren –, so werden alle Systeme und Gewebe des Körpers in Mitleidenschaft gezogen, auch das Kollagen.

In den vorangegangenen Kapiteln haben wir gesehen, wie die moderne westliche Ernährung zu einem Kollagenmangel führt und wie die Umstellung auf eine entzündungshemmende Ernährung mit vollwertigen Lebensmitteln aus biologischer Erzeugung – einschließlich großer Mengen antioxidantienreicher, kollagenfreundlicher Gemüse und Nahrungsmittel mit hohem Kollagengehalt wie Knochenbrühe und Innereien – Ihnen helfen kann, Ihre Reserven dieser lebenswichtigen, gesunden Substanz aufzustocken. Aber nicht nur eine mangelhafte Ernährung fordert ihren Tribut von Kollagen; auch unser Lebensstil mit seinem hohen Stressniveau stellt ein großes Problem dar. Um in unserer leistungsbetonten Kultur mithalten zu können, in der ein Abschalten kaum möglich ist, treffen viele von uns Tag für Tag Entscheidungen, die dieses gefährdete Gewebe übermäßig unter Druck und Stress setzen. Daher geht es bei meinem Kollagendiätprogramm nicht einfach nur um die Optimierung Ihrer Ernährungsgewohnheiten im Alltag. Es geht darum, Ihren gesamten Lebensstil einer Prüfung zu unterziehen und kleine Korrekturen daran vorzunehmen, die im Zusammenwirken mit Ihren Ernährungsmaßnahmen überraschend starke Auswirkungen auf Ihr Kollagen haben. Wenn Sie mit Ernährung und Lebensstil in dieselbe Richtung zielen, können Sie dieses Jungbrunnengewebe unterstützen und stärken und damit sicherstellen, dass Sie sich noch viele Jahre jung fühlen und auch so aussehen.

Im Folgenden sind die sechs gesunden Lebensgewohnheiten aufgeführt, die Kollagen schützen und anregen – und Ihnen helfen, den größtmöglichen Nutzen aus der Kollagendiät zu ziehen. (Zusatzbonus: Sie verbessern Ihre Gesundheit *und* Ihre Gemütsverfassung.)

* **Weniger sitzen, mehr Bewegung.** Als das American College of Sports Medicine und die American Medical Association im Jahr 2007 mit ihrer Initiative »Exercise Is Medicine« die vielfältigen gesundheitlichen Vorteile

von körperlicher Bewegung offiziell bestätigten, nahmen sie einen Gedanken auf, für den Ärzte schon vor Hippokrates geworben haben. Aus alten Schriften geht hervor, dass der indische Arzt Susruta schon im Jahr 600 v. Chr. als Erster seinen Patienten körperliche Bewegung empfahl. »Krankheiten meiden die Gegenwart eines Menschen, der sich regelmäßig körperlich betätigt«, heißt es bei Susruta.

Zweifelsohne hatte er damit recht, und heute ist es wichtiger denn je, nach dieser alten Weisheit zu leben. Wenn auch der Prozentsatz der erwachsenen US-Amerikaner, die das empfohlene wöchentliche Pensum körperlicher Bewegung (pro Woche 150 Minuten mäßige Bewegung oder 75 Minuten intensive Bewegung im aeroben Bereich) absolvieren, seit 2007 von etwa 42 auf 53 Prozent angestiegen ist, gibt es immer noch Millionen von Menschen, die sich besorgniserregend wenig bewegen. Und was das Kollagen betrifft, kann Bewegungsmangel verheerende Folgen haben. Forschungen zeigen, dass bei Menschen, die mehr Zeit im Sitzen verbringen, der Spiegel des wichtigen Entzündungsmarkers CRP (C-reaktives Protein) höher ist. Und wie Sie aus Kapitel 4 wissen, greifen Entzündungen das Kollagen an und beeinträchtigen sowohl dessen Menge als auch dessen Funktionsfähigkeit.

Das kann durchaus gravierende Auswirkungen haben. Neben den wohlbekannten Folgen des Kollagenabbaus, also zum Beispiel Faltenbildung und Gelenkschmerzen, kann der Verlust dieses lebenswichtigen Gewebes das Risiko für Herz-Kreislauf-Erkrankungen erhöhen. Studien zeigen, dass Ihre Arterien allmählich verhärten, wenn das Kollagen in ihren Innenwänden mit zunehmendem

Alter schwindet, und das ist ein gravierender Risikofaktor für Herzerkrankungen und Bluthochdruck.

Aber jetzt die gute Nachricht: Immer wieder haben Studien gezeigt, dass körperliche Bewegung Entzündungen dämpfen kann. So wurde in einer neuen, in der Zeitschrift *Brain, Behavior, and Immunity* veröffentlichten Studie nachgewiesen, dass nur 20 Minuten zügiges Gehen ausreichen, um eine entzündungsdämpfende Reaktion auszulösen.[32] Und eine kürzlich im *European Journal of Clinical Investigation* erschienene Literaturstudie erklärte zumindest teilweise, warum das so ist: Wenn Sie sich in Bewegung setzen, setzen Ihre Muskelzellen Interleukin-6 (IL-6) frei, ein Protein, das die Spiegel der Substanzen senkt, die Entzündungen anheizen.[33]

Gleichzeitig haben Forschungen gezeigt, dass mäßig intensiver Sport zum Aufbau von Kollagen beitragen kann. So ergab eine in der Zeitschrift *Experimental and Therapeutic Medicine* publizierte Tierstudie, dass 8 Wochen mäßig intensives Laufen nicht nur die Kollagensynthese in der Achillessehne steigerte, sondern auch die Gewebequalität verbesserte.[34] Und eine weitere Tierstudie ergab, dass sowohl bei weniger intensivem als auch bei mäßig intensivem Laufen die Dicke des Knorpelgewebes im Knie deutlich zunahm.[35]

Wenn Sie bereits Sport treiben: Großartig, machen Sie weiter! Wenn nicht, ist jetzt die Zeit, damit anzufangen. Ein mögliches Problem dabei: Schon der Start in eine neue Fitnessroutine kann schwierig sein; noch schwieriger ist es, auf Dauer dabeizubleiben. Aber dagegen könnten Sie Folgendes versuchen: Da die Motivation ja bekanntlich alles andere als eine verlässliche Angelegenheit ist, sollten Sie sich davon möglichst unabhängig machen. Vereinbaren Sie einen regelmäßigen Walkingtreff mit einem zuverlässigen Freund, damit die Routine für Sie verbindlich wird. Legen Sie sich Ihre Sportkleidung am Vorabend zurecht, damit Sie sie am Morgen gleich als Erstes sehen. Suchen Sie sich ein Fitnessstudio in der Nähe Ihrer Wohnung oder Ihrer Arbeitsstelle, sodass es leicht erreichbar ist. Wenn Sie merken, dass Ihr Bedürfnis, vor die Tür zu gehen, nachlässt, rufen Sie sich all die kostbaren Dinge ins Gedächtnis – Gesundheit (auch gesundes Kollagen!), gesteigerte Vitalität, Reisen unternehmen oder mit Ihren Kindern spielen zu können –, die Sport Ihnen ermöglichen kann.

Lassen Sie sich durch gelegentliche Trainingsunterbrechungen nicht vom Kurs abbringen; wenn Sie einen oder zwei Trainingstage wegen einer Familienfeier oder einer Grippe ausgelassen haben, verbuchen Sie es unter Lebenserfahrung und nehmen Sie Ihre Routine wieder auf. Und glauben Sie an sich! Forschungen zeigen, dass Menschen, die überzeugt sind, unbegrenzte Willenskraft zu besitzen, anscheinend mehr Ausdauer aufbringen, und zwar nicht, weil sie anders gebaut wären als die anderen, sondern einfach, weil sie daran glauben, dass sie es schaffen.

* **Schaffen Sie sich Inseln der Ruhe.** Stress an sich ist nichts Schlechtes. Eigentlich dient er sogar zu unserem *Schutz.* Wenn Sie über die Straße gehen und sehen, dass ein Auto auf Sie zufährt, oder wenn Ihr Kind, das noch nicht schwimmen kann, in den Pool hopst, löst das im Gehirn einen Alarm aus, und der Körper wird mit einer Kaskade von Hormonen geflutet, die Sie darauf vorbereiten, zu kämpfen oder zu fliehen. Ihr Puls beschleunigt sich, Ihre Muskeln spannen sich an, Ihre Sinne schärfen

sich. Seit undenklichen Zeiten schützt uns diese Reaktion vor drohenden Gefahren, sei es nun ein Säbelzahntiger oder ein auf uns zurasender Bus. Wenn allerdings der Stress tagein, tagaus andauert – wenn Sie finanzielle Sorgen haben, eine Scheidung durchmachen, ein chronisches Gesundheitsproblem bewältigen oder Ihre alternden Eltern rund um die Uhr versorgen müssen –, bleibt Ihr Körper in diesem Zustand höchster Anspannung und beginnt, entzündungsfördernde Zytokine freizusetzen. Und mittlerweile verstehen Sie, warum das gefährlich ist: Entzündung kann das Kollagen schädigen.

Es gibt viele Möglichkeiten, Stress in den Griff zu bekommen: Bewegung, Lesen, ein Bad mit Bittersalz (das darin enthaltene Magnesium beruhigt die Nerven), Beten, der Einsatz von ätherischen Ölen wie Jasmin, Sandelholz, Vetiver und Lavendel, ebenso wie die Einnahme von Nahrungsergänzungsmitteln wie Ginseng, Ashwagandha, Rhodiola und Magnesium.

Eine der wirksamsten dauerhaften Lösungen zur Stressbewältigung ist jedoch die Achtsamkeitsmeditation. Sie hilft Ihnen nicht nur zu entspannen, sondern auch, weniger stark auf emotional fordernde Situationen zu reagieren. Das ist deswegen wichtig, weil bei besserer kognitiver Kontrolle die entzündungsfördernde Zytokinreaktion auf Stress weniger stark ausgeprägt ist. In einer kürzlich in der Zeitschrift *Stress* veröffentlichten Studie testeten die Forscher bei den Teilnehmern den Grad ihrer kognitiven Kontrolle bei emotional fordernden Informationen und den Spiegel entzündungsfördernder Zytokine in ihrem Speichel. Dann wurde den Probanden entweder ein emotional forderndes oder ein neutrales Video gezeigt. Als die Forscher danach erneut die

Zytokinspiegel im Speichel der Teilnehmer maßen, entdeckten sie, dass bei denjenigen mit hohen Testwerten für kognitive Kontrolle der Spiegel der entzündungsfördernden chemischen Substanzen nach dem emotionalen Video deutlich niedriger lag.[36] Anscheinend erhöht Achtsamkeit die kognitive Emotionskontrolle, indem sie die mit dieser Fähigkeit assoziierten Gehirnareale, etwa den präfrontalen Cortex, an Größe zunehmen lässt und die Amygdala verkleinert, die mit Furcht und Besorgnis assoziiert ist.

Gleichzeitig dämpft diese Übung per se schon Entzündungsprozesse. In einer neueren Studie rekrutierten Forscher der Carnegie Mellon University 35 Versuchspersonen, die auf Arbeitssuche waren – eine verständlicherweise stark gestresste Gruppe. Die eine Hälfte nahm an einem 3-tägigen Achtsamkeitskurs teil, die andere an einem Entspannungskurs. Die Forscher verglichen die vor und nach den jeweiligen Interventionen durchgeführten Hirnscans und Blutuntersuchungen der Teilnehmer. Sie stellten fest, dass das Achtsamkeitstraining (nicht aber die Entspannung) neue Nervenverbindungen im Gehirn der betreffenden Teilnehmer gebildet und die Konnektivität zwischen zwei Arealen erhöht hatte: dem Default-Mode-Netzwerk, das aktiviert ist, wenn Sie Ihre Gedanken wandern lassen, und dem Executive-Attention-Netzwerk, das bei Aufmerksamkeit und Planung eine Rolle spielt. Die Teilnehmer an dem Achtsamkeitskurs wiesen zudem niedrigere Werte von Interleukin-6 auf, einem wichtigen Entzündungsmarker.[37]

Andere Forschungen zeigten mit einem ähnlich faszinierenden Ergebnis, dass Meditation einen entzündungsbedingten Signalweg blockieren kann, den sogenannten NF-kB, der mit der Gewebealterung einschließlich der Hautalterung assoziiert wird.[38] Mit anderen Worten, er spielt möglicherweise eine Rolle für den Schutz von Kollagen selbst.

Achtsamkeit wird als »bewusste Aufmerksamkeit« beschrieben. Und das ist zwar nicht ganz einfach, die Idee dahinter aber durchaus. Sitzen Sie einfach ganz still, schließen Sie die Augen und richten Sie Ihre Aufmerksamkeit auf Ihren Atem, auf die Geräusche um Sie herum oder auf die Empfindungen in Ihrem Körper. Ihre Gedanken werden wandern, und Sie werden abgelenkt. Das ist völlig normal, lassen Sie sich also nicht davon entmutigen. Wenn es passiert, erkennen Sie einfach wertungsfrei an, dass Ihre Gedanken gewandert sind, und lenken Sie Ihre Aufmerksamkeit zurück auf Ihren Atem (oder die Geräusche oder Empfindungen, auf die Sie achten wollen). Versuchen Sie, diese Übung jeden Tag 5 bis 10 Minuten lang durchzuführen, und steigern Sie sich allmählich auf 20 bis 30 Minuten. Diese kurze Zeit reicht aus, um deutliche Veränderungen in Ihrem Gehirn und Ihrer Fähigkeit zur Bewältigung der Herausforderungen des Alltags zu bewirken.

* **Gönnen Sie sich genug Schlaf.** Verzichten Sie nicht auf Ihren Schönheitsschlaf. Wie oft haben Sie das gehört? Es ist tatsächlich ein guter Rat – und die Wirkung von Schlaf auf die Haut ist nicht zu übersehen. Zum einen erledigt unser Körper, während wir schlafen, die notwendigen Instandsetzungsarbeiten. Studien haben gezeigt, dass bei Menschen, die mehrere Tage unter Schlafentzug leiden, beispielsweise der Knochenumbau zum Stillstand kommt. Dasselbe geschieht mit Ihrer Haut. Während Sie schlafen, schüttet Ihr Körper eine Reihe

chemischer Substanzen aus, die dem Neuaufbau und der Reparatur der Haut dienen – und ein entscheidender Bestandteil des Verjüngungsprozesses besteht in der Bildung von neuem Kollagen. Und natürlich bedeutet Schlafentzug per se schon Stress, was bedeutet, dass er Entzündungsprozesse fördert.

Damit Sie wirklich gut schlafen und so Ihr Kollagen auffüllen können, sollten Sie dafür sorgen, dass es in Ihrem Schlafzimmer dunkel und ruhig ist (benutzen Sie Ohrstöpsel oder ein Gerät, das weißes Rauschen erzeugt, wenn Sie besonders geräuschempfindlich sind). Die Raumtemperatur sollte zwischen 15,5 und 19 °C liegen, das ist der Bereich, der zum Schlafen als optimal gilt. Und planen Sie volle 8 Stunden Schlaf ein, jedenfalls in den meisten Nächten. In unserer rastlosen Kultur kann es schwerfallen, den Fernseher und den Computer auszuschalten und ins Bett zu gehen. Aber wenn Sie sich das Geschenk einer regelmäßigen Nachtruhe machen, können Sie Ihren ganzen Körper vor den Verheerungen des Alters schützen.

* **Achten Sie auf Ihr Gewicht.** Wenn Sie zu viel Gewicht mit sich herumschleppen, können kollagenreiche Gewebe wie das Knorpelgewebe im Knie oder in der Wirbelsäule zusammengepresst werden. Dadurch verschleißen sie unverhältnismäßig schnell. Das ist der praktische Aspekt. Zu viel Fettgewebe ist aber auch deswegen gefährlich, weil es ebenfalls Entzündungen fördern kann, besonders wenn sich Ihr überflüssiges Gewicht als ein sogenannter Rettungsring um Ihren Bauch herum ansammelt.

  Fettzellen schütten Hormone aus, und Forschungen zeigen, dass das Fett im Bauchinnenraum, das die Bauchorgane umgibt und als Viszeralfett bezeichnet wird, in dieser Hinsicht besonders aktiv ist. Die Fettzellen produzieren am laufenden Band entzündungsfördernde Zytokine, und das erklärt zum Teil, warum Menschen mit einer Apfelfigur im Gegensatz zu denen mit einer Birnenfigur eher zu entzündungsbedingten Krankheiten neigen, zum Beispiel Insulinresistenz, Bluthochdruck, Typ-2-Diabetes und Atherosklerose. Wie Sie wissen, können diese Substanzen auch das Kollagen schädigen.

Die beste Art, viszerales Bauchfett loszuwerden, ist eine zuckerarme Low-Carb-Diät. Die entzündungshemmende Diät, die ich in diesem Buch schildere, ist großartig zum Abnehmen. Eine andere Möglichkeit ist die ketogene Diät, die die Kohlenhydratzufuhr radikal einschränkt und durchaus zu erwägen ist, wenn Sie sehr viel überschüssiges Bauchfett haben. (Mein Buch *Keto Diet* bietet ein umfassendes, effektives Programm zur drastischen Beschränkung der Kohlenhydrate und zum Abbau von Bauchfett.) Weitere wissenschaftlich überprüfte Strategien bestehen unter anderem darin, täglich Sport im aeroben Bereich zu treiben, mehr lösliche Ballaststoffe und Proteine (auch Kollagenproteine!) zu sich zu nehmen, die beide für ein längeres Sättigungsgefühl sorgen, und sehr viel zu schlafen.

* **Nehmen Sie Ihre Mundhygiene ernst.** Zahnfleischerkrankungen sind berüchtigt dafür, Entzündungen anzuheizen, und sie sind ein gravierender Risikofaktor für Herz-Kreislauf-Erkrankungen. Aber mit gründlichem Zähneputzen, der Benutzung von Zahnseide und regelmäßigen Besuchen beim Zahnarzt zur professionellen Zahnreinigung und Kontrolle ist schon viel für den Schutz der Gesundheit Ihres Zahnfleischs erreicht –

ebenso mit regelmäßigen Salzwasser-Mundspülungen. Diese können Bakterien abtöten und Speisereste zwischen Ihren Zähnen entfernen. Sie können auch gereiztes Zahnfleisch schneller heilen lassen. Mischen Sie dazu einfach einen halben Teelöffel Salz mit einem Glas warmem Wasser und spülen Sie mit dieser Lösung mehrmals täglich 30 Sekunden lang den Mund. Gute Mundhygiene ist eine häufig übersehene Methode, Ihr Kollagen zu schützen – ebenso wie Ihre Gesundheit insgesamt.

* **Rauchen Sie nicht.** Ein Blick auf die Haut eines langjährigen Rauchers zeigt, was Tabakrauch ihr antut. Aber er schädigt nicht nur das sichtbare Kollagen im Gewebe. In einer Studie, über die in der Zeitschrift *Annals of the Rheumatic Diseases* berichtet wurde, beobachteten die Forscher 30 Monate lang aktive Raucher und Nichtraucher, die alle an Arthrose litten. Bei Studienende stellten sie fest, dass bei den Rauchern die Wahrscheinlichkeit eines gravierenden Verlusts von Knorpelgewebe in den Gelenken mehr als doppelt so hoch war wie bei Nichtrauchern – und die Raucher litten stärker an Knieschmerzen.[39]

  Dafür sind mehrere Erklärungen möglich. Zum einen entstehen durch die Giftstoffe im Zigarettenrauch freie Radikale, demzufolge erhöht Rauchen den oxidativen Stress, der zum Verlust von Knorpelgewebe beiträgt. Zudem wurde in Tierstudien nachgewiesen, dass bei den Chondrozyten – den Zellen, die Kollagen bilden – Störungen auftraten, wenn man die Tiere Zigarettenrauch aussetzte. Wenn Sie also noch einen weiteren Grund brauchen, um einen Bogen um Tabak zu machen, setzen Sie den Schutz Ihrer wertvollen Kollagenreserven mit auf die Liste.

Das Ziel dieses Buches ist es, dass Sie sich bei Ihren ersten Schritten mit dem kollagenfördernden Programm einem kollagenfreundlicheren *Lebensstil* öffnen. Für manche von Ihnen ist der Weg vielleicht noch weit, andere sind womöglich schon fast am Ziel. Aber unabhängig davon, an welchem Punkt Sie sich gerade befinden: Es geht hier nicht um Perfektion. Es geht darum, dass Sie tun, was in Ihrer Macht steht, und sich grundsätzlich um eine gesündere Lebensweise bemühen. Einige dieser Umstellungen sind leichter zu bewerkstelligen als andere, aber sie alle werden sich für Sie auszahlen – und das nicht nur im Hinblick auf Ihren Kollagenstatus. Jede einzelne der Strategien, die ich in diesem Kapitel empfehle, wird Ihre Gesundheit auf Zellebene verbessern. Sie werden Ihnen zu mehr Energie, einem klareren Geist, zu mehr Ausgeglichenheit und mehr Selbstvertrauen verhelfen, sodass im Umgang mit Ihrer Familie, Ihren Freunden, Ihren Kollegen und der Welt Ihre besten Eigenschaften zum Tragen kommen.

Kapitel

6

Knorpel und Haut reparieren und wiederherstellen mit Stammzellen

Neue Wege in der Anti-Aging-Medizin: Kollagen ist der Schlüssel

In den beiden vorigen Kapiteln habe ich Dutzende von Möglichkeiten beschrieben, wie Sie durch Ernährung und Lebensstil das natürliche Kollagen in Ihrem Körper unterstützen können. An dieser Stelle kann ich Ihnen nun von einer aufregenden dritten Strategie zur Regeneration von kollagenreichem Gewebe berichten: Ihre körpereigenen Stammzellen. Wenn Sie sich einen Bänderriss zuziehen, entsteht das neue Gewebe, das sich bei der allmählichen Heilung des Risses bildet, aus den Stammzellen. Dasselbe geschieht in Ihrer Leber. Wenn Sie an Leberzirrhose leiden und auf eine gesündere Lebensweise umstellen, werden die beschädigten Zellen durch neue ersetzt, die ihren Ursprung in den Stammzellen haben.

Genau genommen arbeiten die Stammzellen in Ihrem Knochenmark, Körperfett, Ihrer Haut, Ihren Muskeln, Blutgefäßen und Ihrem Gehirn schon Ihr ganzes Leben lang fleißig im Verborgenen daran, verletzte oder beschädigte Gewebe auszubessern und wieder aufzubauen – darunter auch die Gewebe mit dem höchsten Kollagengehalt, etwa Ihre Haut, Bänder, Sehnen Knorpel, Bandscheiben, Ihren Darm und Ihre Blutgefäße.

Die Stammzellen, die für diesen bemerkenswerten Regenerationsprozess verantwortlich sind, werden als *adulte* Stammzellen bezeichnet. (Das ist etwas anderes als die umstrittenen embryonalen Stammzellen, von denen Sie ohne Zweifel schon gehört haben, aber dazu später mehr.) Im menschlichen Körper gibt es über 200 Arten von Zellen. Sie alle unterscheiden sich in Größe, Form und Leistungsprofil, aufgrund derer sie für ihre jeweilige Funktion im Körper perfekt geeignet sind. Die Ausnahme bilden die Stammzellen. Sie sind *unspezifisch* – mit anderen Worten, ihnen ist keine bestimmte Aufgabe zugewiesen. Dafür besitzen sie eine ganz einzigartige, geradezu magische Fähigkeit: Nur sie können sich in andere Arten von Zellen – Sehnen-, Leber-, Muskel-, Blut- oder Gehirnzellen – verwandeln, um sich nahtlos in das Gewebe der entsprechenden Körperteile einzugliedern, das sie dann revitalisieren und erneuern.

Mit dieser Eigenschaft spielen adulte Stammzellen eine Schlüsselrolle im körpereigenen Heilungssystem. Manchmal nehmen sie Reparaturprozesse auch von sich aus in Angriff. Zum Beispiel wandeln sich adulte Stammzellen in der Skelettmuskulatur, im Darm, Knochenmark und Gehirn ständig in neue spezialisierte Zellen um, um die Zellen zu ersetzen, die durch Verletzungen, Krankheiten oder normalen Verschleiß beschädigt wurden.

In anderen Fällen ruhen adulte Stammzellen jahrelang, das ist häufig in der Bauchspeicheldrüse und im Herzen der Fall. Wenn dann diese Organe beschädigt werden – zum Beispiel aufgrund eines Herzinfarkts –, aktiviert der Körper diese wandlungsfähigen Zellen, und sie rücken aus, um das Organ zu reparieren und die verschlissenen und beschädigten Zellen darin zu ersetzen.

Und dank des medizinischen Fortschritts setzen Ärzte heute immer häufiger die körpereigenen Stammzellen von Patienten ein, um Verletzungen und Krankheiten zu besiegen. Von der Regeneration von Knorpel, Sehnen, Bändern und Haut bis zur Reparatur von geschädigten Herzen, dem Kampf gegen eine Krebserkrankung und der Abwehr der Alzheimer-Krankheit: Die Bedeutung von Stammzellen in der Medizin steigt kontinuierlich. Je mehr Erkenntnisse die Wissenschaft über das Potenzial dieser Zellen gewinnt, desto wichtiger wird zweifellos die Rolle, die sie für die Behandlungsmethoden der Zukunft spielen.

Zwar ist die Idee, Stammzellen zur Behandlung von Krankheiten zu nutzen, neu und aufregend, aber eine ähnliche Vorstellung, die des *jing*, oder der Essenz, existiert in der Traditionellen Chinesischen Medizin schon seit etlichen tausend Jahren. *Jing* gilt als der Ursprung des Lebens. In ähnlicher Weise entstehen aus embryonalen Stammzellen – die sich entwickelt haben, wenn das befruchtete Ei 3–5 Tage alt ist – der ganze Körper und jede einzelne seiner Zellen. Ein Mangel an *jing* entsteht aufgrund von chronischer Krankheit, Stress und Alterung – das sind auch einige der Risiken, die die Stammzellen schädigen und dezimieren. Und wie ich im Folgenden genauer erklären werde, wird immer häufiger nachgewiesen, dass chinesische Heilpflanzen, die das *jing* nähren sollen, die Vermehrung und Differenzierung der Stammzellen fördern.

Die fernöstliche und die westliche Medizin sind sich einig: Eine gesunde Stammzellenpopulation, die bereitsteht, um bei Bedarf einzugreifen, ist von entscheidender Bedeutung dafür, dass wir in Gesundheit alt werden können – und dass unser Kollagen gesund ist. Aber genau wie andere Körperzellen altern auch die Stammzellen, und sie sind anfällig für viele der bereits angeführten schädlichen Faktoren, zum Beispiel mangelhafte Ernährung und Entzündungen. Zum Glück können Sie einiges unternehmen, um dieses segensreiche körpereigene Potenzial zu schützen.

Schauen wir uns einmal an, wie die Stammzellen zu Hilfe eilen, wenn kollagenreiches Gewebe beschädigt wird, und welche einfachen Maßnahmen – einschließlich der Anwendung von chinesischen Heilpflanzen – Sie ergreifen können, um eine florierende Population dieser bemerkenswerten Zellen zu erhalten, die Ihren Körper in die Lage versetzen, Kollagen zu regenerieren und sich selbst zu heilen.

Wie Stammzellen die Heilung fördern

2005 gewann Bartolo Colón, seit Langem Pitcher im Major League Baseball, den American League Cy Young Award, eine Auszeichnung, die dem besten Pitcher der American League verliehen wird. In den darauffolgenden Jahren hatte er mit Verletzungen zu kämpfen und wurde von Team zu Team weitergereicht. Gegen Ende der Spielzeit 2009 setzte ihn eine Ellenbogenverletzung außer Gefecht, und er musste die gesamte Saison 2010 pausieren. Es sah so aus, als sei diese kurze Zeit im Jahr 2005 schon der Höhepunkt seiner in der Folge rasch nachlassenden Karriere gewesen. Aber dann, im Jahr 2011, war er plötzlich wieder da – mit Fastbällen, die eine Geschwindigkeit von 150 Stundenkilometern erreichten. Nach insgesamt 21 Spielzeiten zog er sich im Jahr 2019 aus dem Sport zurück – im Alter von 46 Jahren.

Wie gelang es »Big Sexy«, wie seine Fans ihn nannten, nach Verletzungen, die für viele Karrieren das Ende bedeuten, noch weitere 8 Jahre in der Major League Baseball zu spielen? Im Jahr 2010 entnahmen Ärzte Stammzellen aus Colóns eigenem Körperfett und Knochenmark und injizierten sie in die beschädigten Bänder seines Ellbogens und die gerissene Rotatorenmanschette in seiner Schulter. Die Zellen reparierten die Schäden an seinen Gelenken, indem sie ihren Kollagenhaushalt sanierten und damit ihre Funktionsfähigkeit wiederherstellten.

Colóns erstaunliches Comeback, das durch Stammzellen möglich wurde, war der erste derartige Fall, der es in die Medien schaffte – aber Colón war nicht der erste Leistungssportler, der diese Behandlungsmethode einsetzte, um verletzte Sehnen, Knorpel oder Knochengewebe zu reparieren. Und er war definitiv nicht der letzte.

Mittlerweile sind Hunderte von Profisportlern ebenso wie vielversprechende Juniorsportler in Schulen und Colleges mit der Stammzelltherapie behandelt worden. Vor seinem Rückzug aus dem aktiven Sport ließ Alex Rodríguez, der auf den Positionen Shortstop und dritter Baseman spielte, eine Knieverletzung auf diese Weise behandeln. Tiger Woods unterzog sich mehrfach einer Stammzellenbehandlung, um die Sehnen seiner Knie zu regenerieren. Kobe Bryant nutzte sein eigenes, plättchenreiches Blutplasma, das die Stammzellen unterstützt, um während seines Comebacks in der NBA eine gerissene Achillessehne zu kurieren. Und der Super-Bowl-Gewinner und Quarterback Peyton Manning ließ sich zur Heilung einer Nackenverletzung Stammzellen injizieren.

Von der Stammzelltherapie, dem Eckpfeiler des aufstrebenden neuen Fachgebiets der Regenerativen Medizin, haben Sie vermutlich schon einiges gehört. Was Sie aber wahrscheinlich noch *nicht* wissen: Dieser Ansatz ist eine innovative Methode, Kollagen mit chirurgischen Mitteln zu erneuern, denn sie kann bei alterndem, kollagenhaltigem Gewebe wie Knorpel, Sehnen, Bändern und Knochen die Uhr buchstäblich zurückdrehen.

So war es anscheinend bei Bartolo Colón und Hunderten anderen Sportlern, die nach einer Stammzelltherapie ihren Sport wieder ausüben konnten. Bei Colón setzten die Ärzte sogenannte mesenchymale adulte Stammzellen (MSCs) ein. Diese kommen im Knochenmark, in Fettzellen, im Zahngewebe und in der Haut vor, wo sie verschiedene Arten von Zellen, beispielsweise Knochen-, Muskel- und Fettzellen, bilden können. MSCs können sich aber auch in Knorpelzellen, die sogenannten Chondrozyten, umwandeln. Aus diesen entsteht die kollagenreiche extrazelluläre Matrix; mit anderen Worten, sie sind besonders nützlich für die Regeneration von Kollagen.

Dank ihrer Fähigkeit, Knorpelgewebe zu revitalisieren, haben sich MSCs als hilfreich bei der Heilung von Verletzungen und Erkrankungen der weichen Gewebe erwiesen. So injizierten Forscher im Rahmen einer kleinen, im *International Journal of Rheumatic Diseases* veröffentlichten Studie MSCs in die Gelenke von Patienten mit schwerer Arthrose, die daraufhin berichteten, dass sich nicht nur ihre Schmerzen deutlich verringert hatten, sondern dass sie auch beim Treppensteigen sehr viel mehr Stufen bewältigen konnten; eine Folgestudie mit denselben Probanden 5 Jahre später ergab, dass der Zustand der behandelten Knie sich zwar etwas verschlechtert hatte, aber immer noch besser war als vor der ersten Behandlung.[40] Ebenso zeigte eine Studie in *Transplantation*, dass die Injektion von MSCs in arthritische Gelenke bei den Patienten die Knorpelqualität verbessern kann[41] – und das heißt, dass sie auch die Kollagenqualität verbessert.

Die Forscher sind überzeugt, dass Stammzellen nicht nur direkt, durch die Bildung neuer Zellen, an der Heilung der Gewebe mitwirken, sondern auch ein die Heilung begünstigendes Umfeld schaffen, das die Verjüngung der Zellen fördert. So produzieren mesenchymale Stammzellen beispielsweise entzündungshemmende Zytokine. Darüber hinaus schütten sie Wachstumsfaktoren aus, die die Zellproliferation anregen und die Produktion der mit Kollagen gefüllten extrazellulären Matrix fördern. Gleichzeitig signalisieren sie dem Körper, Nährstoffe und andere für die Zellreparatur erforderliche Substanzen heranzutransportieren.

Stammzellen sind ein faszinierendes neues Instrument, um die Heilung von beschädigtem Bindegewebe zu fördern, aber ihr Heilungspotenzial geht über anatomische Fragestellungen hinaus. Knochenmarktransplantationen, bei denen Patienten Stammzellen übertragen werden, sind bereits seit über 50 Jahren zur Behandlung von Blutkrankheiten wie Leukämie und Lymphom im Einsatz. Zudem laufen derzeit Studien, die klären sollen, ob die Stammzelltherapie eines Tages den Verlauf so verheerender Krankheiten wie Alzheimer, Parkinson, Rückenmarksverletzungen und sogar Herzerkrankungen, Krebs und Typ-1-Diabetes verändern könnte.

Wie ich bereits erwähnt habe, ist die Stammzelltherapie vor allem deswegen häufig umstritten, weil sie mit den embryonalen Stammzellen (ESCs) in Verbindung gebracht wird. Embryonale Stammzellen sind vielseitiger als adulte Stammzellen. Aus ihnen können sich *alle* Arten von Zellen entwickeln, wohingegen die Transformationsmöglichkeiten bei adulten Stammzellen etwas begrenzter sind. Allerdings hat diese Vielseitigkeit auch Nachteile. So können sich ESCs zum Beispiel in eine fehlerhafte Zellenart umwandeln und Tumore sowie andere Probleme verursachen. Und manchmal hält das Immunsystem ESCs für fremde Invasoren und greift das von ihnen neu gebildete Gewebe an.

Problematisch ist auch die Tatsache, dass ESCs aus Embryonen im Frühstadium kurz nach der Befruchtung gewonnen werden. Die Zellen stammen aus Kliniken für In-vitro-Fertilisation, die normalerweise über überschüssige Embryonen verfügen, die von den Patienten nicht genutzt wurden; um diese Embryonen für die Stammzellforschung zu nutzen, sind die Ärzte verpflichtet, eine Einwilligungserklärung der Spender einzuholen. Die

National Institutes of Health haben zudem Richtlinien, die festlegen, wie diese Zellen in wissenschaftlichen Studien eingesetzt werden können. Verständlicherweise sind einige Leute jedoch gegen die Verwendung von Embryonalgewebe zu Forschungszwecken.

Die Regenerative Medizin ist ein neues Fachgebiet, und die Wissenschaft klärt derzeit noch, wie Stammzellen am besten im Labor herangezüchtet werden können, bei welchen Störungen eine Stammzellbehandlung am effektivsten ist und wie die Zellen zur Optimierung von Heilungsprozessen einzusetzen sind. Dennoch glaube ich, Sie sollten wissen, wo wir in der Frage stehen, wie Stammzellen kollagenreiches Gewebe heilen und wiederherstellen können, und welches medizinische Potenzial sie besitzen.

Ich glaube, dass wir mit dieser Behandlungsmethode vielleicht eines Tages die nächste Stufe der Heilverfahren erreichen können – nicht nur für viele Menschen mit Gelenk- oder Knochenverletzungen, sondern auch für diejenigen, die sich bis ins hohe Alter einen möglichst jugendlichen und funktionstüchtigen Körper bewahren wollen.

So unterstützen Sie Ihre Stammzellen (damit diese Ihr Kollagen schützen können!)

Wie ich bereits erwähnt habe, altern auch die Stammzellen, genau wie alle anderen lebenden Organismen. Allerdings kommt nach Ansicht einiger Forscher der Alterung von Stammzellen eine größere Bedeutung zu. Sie haben die sogenannte »Stammzellentheorie des Alterns« formuliert, die davon ausgeht, dass der menschliche Körper altert, weil seine Stammzellen altern. Mit anderen Worten: Wenn die Stammzellen älter werden und ihre Fähigkeit einbüßen, Gewebe und Organe mit so vielen neuen Zellen auszustatten, dass diese ihre Funktion aufrechterhalten können, machen sich auch an unserem Körper selbst zunehmend Verschleißerscheinungen bemerkbar, und es kommt zu Siechtum und Hinfälligkeit.

Bis zu einem gewissen Grad ist diese Theorie einleuchtend. Immerhin sind die Stammzellen mehr als jede andere Art von Zellen für die Verjüngung unserer Gewebe verantwortlich. Und unabhängig davon, ob die Stammzellen nun selbst der Auslöser für das Altern oder nur aktiv an diesem Prozess beteiligt sind, wissen wir, dass diese bemerkenswerten Zellen, zusammen mit dem von ihnen gebildeten Kollagen, dazu beitragen können, unseren Körper jugendlicher zu erhalten. Es liegt also auf der Hand, dass wir unser Möglichstes tun sollten, um dieses ausgefeilte, uns angeborene biologische Reparatursystem zu schützen.

Wie Kollagen – und so ziemlich jedes andere Gewebe in Ihrem Körper – gedeihen die Stammzellen am besten in einem gesunden, entzündungsarmen Milieu. Die in Kapitel 4 dargelegten Ernährungsprinzipien können wesentlich zur Schaffung eines Körpermilieus beitragen, das die Replikation und Differenzierung von Stammzellen begünstigt. Aber es gibt noch sechs weitere Möglichkeiten, dafür zu sorgen, dass es Ihren Stammzellen gut geht:

* Fahren Sie Ihren **Zuckerkonsum** herunter. Das heißt: Keine Süßigkeiten *und* nur wenig einfache Kohlenhydrate, denn die lösen einen fast so steilen Blutzuckeranstieg aus wie der Verzehr eines Schokoriegels. Ihnen fehlt die Motivation? In einer Studie über die Funktion der Stammzellen im adipösen Gewebe von Diabetikern und Nicht-Diabetikern fanden Forscher am Tulane Uni-

versity Health Science Center heraus, dass ein erhöhter Blutzucker in beiden Gruppen (aber besonders bei den Diabetikern) die Fähigkeit der Stammzellen verringerte, sich zu vermehren und in Knorpel- oder Knochenzellen umzuwandeln – und die Stammzellen sogar absterben lassen konnte.[42] Die Einschränkung der Zuckerzufuhr dagegen verbessert die Funktion von adulten Stammzellen und verlängert zudem die Lebensdauer der Zellen.[43]

* Versuchen Sie es mit **Kurzfasten**. Schon lange gibt es Studien, die nachweisen, dass Fasten dem Körper guttun kann. Jetzt haben Forschungen gezeigt, dass es auch die Stammzellen in Schwung bringen kann. So berichteten beispielsweise Biologen des Massachusetts Institute of Technology kürzlich, dass ein 24-stündiges Fasten bei Mäusen den altersbedingten Verlust von Stammzellen im Darm rückgängig machen kann[44] – eine lebenswichtige Entdeckung, denn die Stammzellen des Darms haben die Aufgabe, die Darmschleimhaut zu erhalten, die sich alle 5 Tage erneuert, und infektions- oder verletzungsbedingte Schäden zu reparieren. Je älter Sie werden, desto mehr schrumpft die Stammzellenpopulation in Ihrem Darm, sodass Sie sich weniger leicht von Magen-Darm-Infektionen erholen. Den Wissenschaftlern ist nicht klar, worauf genau hier die wohltuende Wirkung des Fastens beruht, aber was wir bereits wissen, ist Folgendes: Wenn Mäuse einen ganzen Tag kein Futter bekommen, wird in ihrem Stoffwechsel ein Schalter umgelegt, der die Stammzellen im Darm anregt, anstelle von Glukose Fettsäuren zu verbrennen, und aus bisher nicht völlig geklärten Gründen belebt der Wechsel von Glukose zu Fett die Regenerationsfähigkeit der Stammzellen und optimiert und intensiviert ihre Funktion.

Außerdem ergab eine andere, in der Zeitschrift *Cell* publizierte Studie an Mäusen, dass bereits wenige Stunden ohne Nahrung die Aktivität der Muskelstammzellen steigern können – und die Methode war sowohl bei jungen als auch bei älteren Nagetieren erfolgreich.[45]

* **Halten Sie sich fit – und aktiv.** Zahlreiche Forschungen zeigen, dass Bewegung den Stammzellen guttut – und gesunde Stammzellen sind entscheidend für die Fähigkeit des Körpers, Muskelgewebe, ebenso wie Knorpelmasse, Sehnen, Bänder und Knochen zu reparieren. Studienergebnisse zeigen, dass Bewegung im aeroben Bereich die Gesamtzahl der im Knochenmark gebildeten mesenchymalen Stammzellen erhöht und den Muskelstammzellen ihre Fähigkeit zurückgibt, sich zu mobilisieren und zu regenerieren.

  In einer Studie ließen polnische Forscher Mäuse 5 Wochen lang immer wieder in einem Laufrad trainieren, dessen Geschwindigkeit allmählich gesteigert wurde. Am Ende des Trainings verglichen die Forscher die Zahl der mesenchymalen Stammzellen in deren Knochenmark mit der von untrainierten Mäusen. Sie stellten fest, dass die Zahl der Stammzellen bei den fitten Mäusen wesentlich höher war als bei der untrainierten Gruppe und dass diese Stammzellen speziell darauf ausgerichtet waren, neue spezialisierte Knochenzellen zu bilden. Die Forscher folgerten daraus, dass Bewegung eine neue, nicht pharmakologische Strategie zur Verzögerung des altersbedingten Nachlassens von Muskelfunktionen darstellen könnte.[46] (Andere Studien erbrachten ähnliche Ergebnisse für Muskelzellen.) *Und* Studien über Stammzellentransplantationen zeigen, dass Bewegung Ihre

Chondrozyten anregt, neue kollagenreiche Knorpelmasse zu bilden.

Die Art und Intensität der Bewegung ist möglicherweise weniger entscheidend als die Tatsache der Bewegung an sich, denn anscheinend ist alles hilfreich in dieser Hinsicht, von Krafttraining bis Yoga, und erwiesenermaßen bringt sowohl leichte als auch relativ anstrengende Bewegung Erfolge. Wenn Sie Schwierigkeiten haben, sich zu einer Runde im Fitnessstudio oder Fahrradfahren oder Laufen zu motivieren, denken Sie an Ihre Stammzellen und Ihr Kollagen – und tun Sie es für sie.

* **Schlafen Sie genug.** Sie wissen ja bereits, wie wichtig Schlaf ist, aber die Gesundheit Ihrer Stammzellen ist noch ein weiterer Grund, dafür zu sorgen, dass Sie genügend schlafen. Forscher von Stanford fanden heraus, dass die blutbildenden Stammzellen (die Art, die bei Stammzelltransplantationen gegen eine Reihe maligner und nicht maligner Erkrankungen eingesetzt wird) bei Mäusen, die man unter Schlafentzug gesetzt hatte, eine alarmierende Aktivitätsminderung aufwiesen. Tatsächlich fiel bei einem Schlafdefizit von lediglich 4 Stunden die Fähigkeit der Stammzellen zur Umwandlung in spezialisierte Blut- und Knochenmarkszellen um 50 Prozent.[47] Und es ist gut möglich, dass dieselben Kräfte, die den einen Stammzellentyp schädigen, auch von anderen ihren Tribut fordern, beispielsweise auch von denen, die das Kollagen gesund erhalten. Wollen Sie das wirklich in Kauf nehmen, nur weil Sie unbedingt noch die nächste Folge Ihrer Lieblingsserie anschauen müssen?

* **Bauen Sie Stress ab.** Weiter vorn in diesem Kapitel habe ich von dem Konzept des *jing* in der Traditionellen Chinesischen Medizin gesprochen und wie stark es der modernen Stammzelltherapie gleicht. Es gibt noch eine weitere Korrelation: Stress, der das *jing* erheblich schädigt, ist auch ein Fluch für die Stammzellen. Hier ein interessantes Beispiel dafür, was Stress in den Stammzellen anrichten kann: In einer in der Zeitschrift *Cell Death Discovery* publizierten Studie banden die Forscher Mäuse mit Leberverletzungen fest, um so psychischen Stress zu induzieren. Die Mäuse reagierten mit der Ausschüttung von Corticosteron, einem Stresshormon, das die Fähigkeit der mesenchymalen Stammzellen der Nagetiere beeinträchtigte, sich in die Art Zellen zu differenzieren, die für die Reparatur des geschädigten Lebergewebes nötig war.[48]
* **Ergänzen Sie Ihre Ernährung** mit den im Folgenden aufgeführten Nahrungsmitteln:

  Zusätzlich zu den entzündungshemmenden Nahrungsmitteln, die ich in Kapitel 4 vorgeschlagen habe – vor allem **Knochenbrühe**, weil das darin enthaltene Knochenmark eine reichhaltige Quelle von mesenchymalen Stammzellen ist –, sollten Sie für große Mengen der folgenden stammzellenstärkenden Schätzchen in Ihrer Nahrung sorgen: **Vitamin D_3** zum Beispiel, das die Alterung der Stammzellen verlangsamen und ihre Fähigkeit, sich zu anderen Zellarten zu differenzieren, steigern kann, und **Vitamin C**, das die Stammzellenproduktion auf Touren bringen kann.

  Ebenso fanden Forscher am Medical College of Georgia heraus, dass **Epigallocatechin-3-Gallat** (EGCG), ein Polyphenol mit Radikalfängereigenschaften **in grünem Tee**, die Differenzierung von Stammzellen in der menschlichen Haut beschleunigt und sogar ältere Hautzellen, die normalerweise absterben würden, robuster machen und ihre Lebensdauer verlängern kann.[49] (Matcha-Grüntee ist mein Favorit, weil er aus den gemahlenen Blättern der Pflanze *Camellia sinensis* hergestellt wird. Anders als bei den meisten Teesorten werden die Blätter hier nicht getrocknet, weswegen Matcha mehr Antioxidantien und Chlorophyll enthält. Letzteres wirkt stark entgiftend und kann Ihren Körper bei der Eliminierung von chemischen Schadstoffen und Schwermetallen unterstützen.) Und in mehreren Studien wurde nachgewiesen, dass **Gojibeeren-Extrakt** einen positiven Einfluss auf die mesenchymalen Stammzellen hat; wegen seiner stammzellenstärkenden Eigenschaften verwenden einige Unternehmen ihn sogar in ihren Hautpflegeprodukten zur Verjüngung alternder Haut.

Auch **Spirulina**, eine Wasserpflanze, die in den alkalischen Seen Afrikas und Mittel- und Südamerikas vorkommt, kann von Nutzen sein. Eine Studie an Mäusen ergab, dass die Gabe von Spirulina über 28 Tage zur Bildung von neuen neuralen Stammzellen führte und vorhandene Stammzellen vor den gefährlichen Auswirkungen von Entzündungen geschützt wurden[50] – eine Wirkung, die Spirulina vermutlich auf jede Art von Stammzellen hat.

Außerdem bin ich ein großer Fan von **Zink**. Es ist ein für die Teilung, Migration und Proliferation der Stammzellen unentbehrliches Element und regt sie nachweislich auch zur Proliferation und Transformation in andere spezialisierte Zellarten an. Nahrungsmittel mit hohem Zinkgehalt sind Lamm und Rindfleisch aus Weidehaltung, Kichererbsen, Cashewkerne, Kürbiskerne, Vollfett-Naturjoghurt, Hähnchen, Pute, Eier, Pilze und Lachs.

* Und vergessen Sie nicht die folgenden **Heilpflanzen und Lebensmittel aus der TCM**, mit denen Sie das *jing* aufbauen und bewahren und die Stammzellen schützen können. Schisandrabeeren helfen, das Gleichgewicht zwischen dem *jing* und den beiden anderen Kostbarkeiten des Körpers, dem *shen* – unserem Geist oder Bewusstsein – und dem *qi*, unserer Lebens- oder körperlichen Energie, herzustellen.

  1. **Eier und Fischrogen** werden häufig eingesetzt, um das *jing* aufzubauen und wieder aufzufüllen. Eier sind in der Tat wahre Nährstoffkraftwerke, voll von Vitamin B_{12}, Folat und Vitamin D, und Fischrogen besitzt dank der Konzentration an Protein und Omega-3-Fettsäuren ein hohes antioxidatives und Anti-Aging-Potenzial.
  2. **Reishi** wird in der TCM als König der Pilze bezeichnet. Die traditionellen Heiler trocknen den Pilz, schneiden ihn in Scheiben und kochen ihn in heißem Wasser, um daraus eine heilkräftige Suppe beziehungsweise Tee zu machen, die beide das Herz nähren, die Leber gesund erhalten, die Gelassenheit fördern, die Alterung verlangsamen und Vitalität, Kraft und Ausdauer erhöhen.
  3. **Der Asiatische Ginseng** *(Panax ginseng)* dient in der TCM unter anderem zur Verlängerung des Lebens, und Studien zeigen, dass er die Proliferation und Differenzierung der neuralen Stammzellen fördert.
  4. **Die Fo-Ti-Wurzel** ist ein chinesisches Pflanzenheilmittel, das aus der Pflanze *Polygonum multiflorum* gewonnen wird. In der Welt der TCM genießt es wegen seiner Wirksamkeit gegen Alterserscheinungen sehr

hohes Ansehen – es wird häufig gegen vorzeitiges Ergrauen der Haare verschrieben –, und seine heilsame Wirkung ist auf seinen extrem hohen Antioxidantiengehalt zurückzuführen. Tatsächlich ergaben Forschungen, dass die entzündungshemmende Wirkung von Fo-Ti genauso stark ist wie die von verschreibungspflichtigen Entzündungshemmern. Das Hauptprinzip von Fo-Ti ist *jing*.

5. **Astragalus** gehört zur Pflanzenfamilie der Leguminosen oder Hülsenfrüchtler, und Studien haben gezeigt, dass er auf verschiedene Weise auf die Stammzellen wirkt. Eine in der Zeitschrift *Medical Science Monitor* veröffentlichte Studie hat beispielsweise gezeigt, dass er Entzündungen der mesenchymalen Stammzellen regulieren kann;[51] und einem Artikel in *Biomedicine & Pharmacotherapy* zufolge fördert Astragalus die Proliferation und Differenzierung der mesenchymalen Stammzellen im Knochenmark, unter anderem, indem er einen intrazellulären Signalweg aktiviert, der bei der Regulierung des Zellzyklus einschließlich der Proliferation eine Rolle spielt.[52]
6. **Rehmannia**, eine mehrjährige Blütenpflanze, gilt sowohl in der TCM als auch in der japanischen Medizin als »allgemeines Tonikum«, das heißt, sie kann bei einem breiten Spektrum von Symptomen und gesundheitlichen Problemen helfen. Eine in *Genetics and Molecular Research* publizierte Studie ergab, dass nach 4-wöchiger Behandlung mit Rehmannia die mesenchymalen Stammzellen im Knochenmark von Ratten angeregt wurden, sich in Herzmuskelzellen zu differenzieren.[53] Mehr noch, Laboruntersuchungen, über die in *Life Sciences* berichtet wurde, zeigten,

> dass Rehmannia die Lebens- und Proliferationsfähigkeit von mesenchymalen Stammzellen aus Körperfett steigern konnte – und dieses Ergebnis beruhte auf der Ausschüttung von zwei Wachstumsfaktoren. Zudem verhinderte Rehmannia das Absterben zahlreicher Zellen, nachdem die Forscher den Versuch unternommen hatten, sie mit Wasserstoffperoxid abzutöten.[54]

Ich weiß, dass Ihnen Durchbrüche auf dem Gebiet der Anti-Aging-Forschung ebenso wichtig sind wie mir, deswegen freue ich mich sehr, diese Erkenntnisse über die Bedeutung der Stammzellen an Sie weiterzugeben. Sie haben einen wesentlichen – und weitgehend unbeachteten – Anteil daran, dass Ihr Kollagen sowohl gesund als auch in reichlicher Menge vorhanden ist. Wenn wir unser Bindegewebe, unsere Gelenke, unseren Darm, unsere Organe und unsere Haut vor den Verheerungen des Alters bewahren wollen, muss der Schutz unserer Stammzellen Teil der Strategie sein.

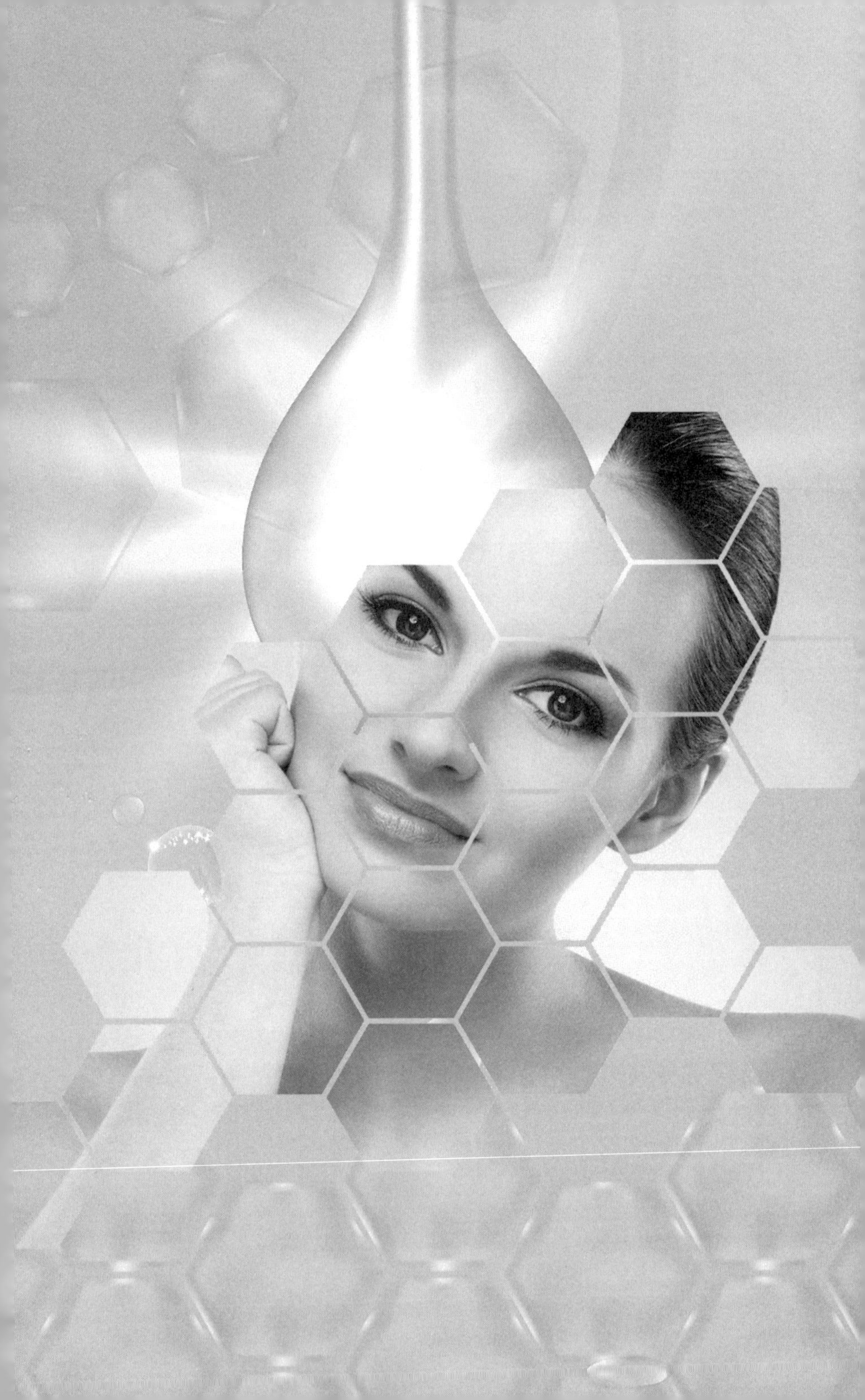

Teil 2

Was Kollagen für Sie tun kann

Kapitel

7

Kollagen lässt Haut, Haar und Nägel strahlen

Altbewährte Heilpflanzen, Superfoods und ätherische Öle zur Unterstützung Ihrer Schönheitspflege

Eines Tages betrachten Sie sich vielleicht genauer im Spiegel und entdecken erste Krähenfüße in Ihren Augenwinkeln und feine Fältchen um Ihren Mund. Ihre Haut strahlt nicht mehr so wie früher und fühlt sich weniger elastisch an. Kommt Ihnen das bekannt vor? Wenn ja, ist es gut, dass Sie jetzt hier sind. Diese Alterungserscheinungen sind zwar völlig normal (wenngleich sie durch schlechte Lebensgewohnheiten wie zu viel Sonnenbestrahlung, Zuckerkonsum, Stress und Rauchen verschlimmert werden), aber sie sind in der Regel die ersten und am deutlichsten sichtbaren Signale unseres Körpers, dass der körpereigene Kollagenspiegel allmählich absinkt. Und diese Anzeichen einer alternden Haut zeigen sich mit den Jahren immer deutlicher, denn – Sie erinnern sich – es ist belegt, dass ältere Erwachsene bis zu 75 Prozent weniger Kollagen bilden als Menschen unter dreißig.

Forschungen belegen, dass das deutlichste und am besten reproduzierbare biologische Merkmal alternder Haut der Schwund der extrazellulären Matrix ist, der von der zahlenmäßigen Verringerung der Fibroblasten (der das Kollagen bildenden Zellen) und dem Rückgang der Menge und Qualität des Kollagens und des Elastins hervorgerufen wird. Diese Veränderungen werden in erster Linie durch Entzündungszustände und Radikalschäden verursacht – weswegen ich in Kapitel 4 die Bedeutung einer entzündungshemmenden, antioxidativen Ernährung hervorgehoben habe.

Aber es gibt gute Neuigkeiten: Ganz egal, wie alt Sie sind, Sie können die typischen Auswirkungen des Älterwerdens auf Ihre Haut, Ihr Haar und Ihre Nägel in den Griff bekommen, indem Sie sich kollagenreicher ernähren. (Kollagen in Hautpflegeprodukten ist zwar auch nützlich, aber wesentlich effektiver ist es, Kollagen mit der Nahrung aufzunehmen.) Tatsächlich wurde die Fähigkeit von Kollagen, die Haut und – in nicht ganz so hohem Maße – Haare und Nägel zu erneuern und zu vitalisieren, öfter untersucht als irgendeine andere seiner Anwendungsmöglichkeiten. Inzwischen wurde die Wirksamkeit in zahllosen Artikeln bestätigt.

* Eine ganze Reihe von Studien, darunter auch solche, die in den Zeitschriften *Skin Pharmacology and Physiology,*[55] *Nutrients*[56] und dem *Journal of the Science of Food and Agriculture*[57] veröffentlicht wurden, zeigten, dass Feuchtigkeitsversorgung, Elastizität und Faltenbildung positiv beeinflusst werden, wenn man über einen Zeitraum von 4 bis 12 Wochen ein Kollagensupplement einnimmt – und dies sind schließlich die besonders hervorstechenden und am meisten gefürchteten Anzeichen der Hautalterung. Mehr noch, die Versuche ergaben, dass ältere

Menschen genauso stark auf diese Nahrungsergänzungsmittel ansprachen wie jüngere Probanden – manchmal sogar stärker. Diese Artikel zeigen, dass Kollagen Krähenfüße und andere Falten mindern kann, weil es Prokollagen 1 stimuliert, eine Vorstufe von Kollagen, ebenso wie andere Komponenten der kollagenproduzierenden Mechanismen des Körpers. So führt der Verzehr von Kollagen zu einer Steigerung der kollagenbildenden Fibroblasten in der Haut, kurbelt also den Motor an, der für die Bildung von Kollagen zuständig ist, aber auch von Elastin, der Substanz, mit deren Hilfe die Haut wieder ihre ursprüngliche Form annimmt, nachdem sie eingedrückt, gezwickt oder gedehnt wurde. Das Ergebnis ist ein Verjüngungsschub auf mehreren Ebenen.

* In einer randomisierten, placebo-kontrollierten Doppelblindstudie, die in *Nutrition Research* veröffentlicht wurde, nahmen sechzig Teilnehmer ein Ergänzungsmittel mit hydrolysiertem Fischkollagen ein, das außerdem Vitamine, Antioxidantien, Chondroitin und Glukosamin enthielt, während sechzig andere ein wirkstofffreies Produkt bekamen. Nach 90 Tagen war die Haut derjenigen Teilnehmer, die das kollagenbasierte Ergänzungsmittel einnahmen, deutlich elastischer als die der Kontrollgruppe, und Gewebeproben zeigten eine bessere Organisation der Kollagenfasern in ihrer Haut. Das ist deswegen wichtig, weil eines der Alarmzeichen des Alterns die Fragmentierung des Kollagennetzes in der Haut ist.[58] Ebenso wurde in der Studie im *Journal of Cosmetic Dermatology*, die ich in Kapitel 3 erwähnt habe, bei Kollagensupplementierung eine weniger ausgeprägte Kollagenfragmentierung beobachtet. Das deutet darauf hin, dass einer der wichtigsten Effekte von oral verabreichtem Kollagen

darin besteht, dass es die *Qualität* des Kollagens in Ihrer Haut verbessern kann und dadurch eher in der Lage ist, das Gewebe straff, geschmeidig und elastisch zu halten.

* Für eine randomisierte, kontrollierte Studie, die im *Journal of Medicinal Food* publiziert wurde, rekrutierten die Forscher 105 Frauen mit mäßig stark ausgeprägter Cellulite. Einige der Teilnehmerinnen erhielten täglich 2,5 Gramm eines Kollagensupplements, die anderen ein Placebo. Nach 6 Monaten hatte sich bei denjenigen, die das Kollagensupplement eingenommen hatten, im Vergleich zu denen, die das wirkstofffreie Präparat erhalten hatten, das Erscheinungsbild ihrer Cellulite deutlich verbessert. Bei normalgewichtigen Frauen war der Effekt stärker ausgeprägt als bei übergewichtigen, aber bei beiden Gruppen zeigte sich eine Verbesserung, sodass die Forscher ihre Ergebnisse wie folgt zusammenfassten: »Die hier erhobenen Daten erlauben die Schlussfolgerung, dass eine Langzeittherapie mit oral verabreichten bioaktiven Kollagenpeptiden zur Verbesserung von Cellulite führt und sich positiv auf die Gesundheit der Haut auswirkt.«[59]
* Und eine kleine randomisierte, placebo-kontrollierte Doppelblindstudie, die in der Zeitschrift *Marine Drugs* veröffentlicht wurde, untersuchte Personen, die ein Nahrungsergänzungsmittel aus Fischkollagen in Kombination mit Ornithin tranken. Ornithin ist eine nichtproteinogene Aminosäure, und einige Studien hatten bereits zuvor gezeigt, dass es den Spiegel einiger Hormone erhöht, die eine positive Wirkung auf die Haut haben. Am Ende des 8-wöchigen Versuchs war die Haut der Teilnehmerinnen in der supplementierten Gruppe deutlich elastischer und besser mit Feuchtigkeit versorgt;

> ebenso wiesen sie höhere Plasmaspiegel des insulinähnlichen Wachstumsfaktors 1 auf, einer Substanz, die bei der Entwicklung und Erhaltung der Haut eine Rolle spielt und mit dem Wachstumshormon korreliert – einem Schlüssel zur Anregung des Wachstums, der Proliferation und der Regeneration der Hautzellen. Mit anderen Worten, die Ergänzung der Ernährung durch Kollagen und Ornithin aktivierte die Vorgänge, die jugendlichem Zellaustausch und strahlender Haut zugrunde liegen.[60]

Angesichts dieser Studienergebnisse lässt sich mit Sicherheit sagen, dass Kollagen sich mit den wirksamsten Hautpflegeprodukten auf dem Markt messen kann. Und zusätzlich zu der eindrucksvollen – und zunehmenden – Anzahl wissenschaftlicher Forschungen, die die Wirksamkeit von Kollagen bestätigen, schwärmen Anwender davon, wie das Kollagen auf ihre Haut wirkt. Obwohl Erfahrungsberichte wissenschaftliche Untersuchungen nicht ersetzen können, haben sie doch ihren eigenen Wert; ebenso wie die Nutzerbewertungen auf Amazon oder Rotten Tomatoes geben sie einen ungeschönten Einblick in die Meinungen und Erfahrungen von Menschen aus in der realen Welt.

Vor diesem Hintergrund folgen hier einige Rückmeldungen von Teilnehmern an meinem Programm »Multi Collagen Makeover«:

Jeanelle schrieb: »Meine Haut strahlt viel mehr, nachdem ich die letzten drei Wochen lang täglich Kollagen eingenommen habe. Die Ergebnisse sind unverkennbar. Und dass ich es in jedes Getränk mischen kann ohne bitteren Nachgeschmack, ist einfach toll.«

Betty schrieb: »Bevor ich Kollagen eingenommen habe, fielen mir die Haare aus. Jetzt wachsen sie voll und kräftig nach. Ich bin sehr zufrieden und möchte Ihnen danken!«

Eine Frau, die ihren Namen nicht nannte, schrieb: »Ende des Jahres werde ich 60. Ich war auf der Suche nach einem Mittel gegen die Probleme mit meiner Haut und meinen Haaren. Seit Kurzem unangenehm starker Haarausfall. Gesichtshaut verlor an Elastizität. Deutliche Falten und welke Haut am Hals. Schon eine Woche, nachdem ich mit der Einnahme von Kollagen begonnen hatte, fielen mir die ersten Veränderungen auf. Inzwischen ist die welke Haut am Hals verschwunden. Gesicht und Hals werden glatter und straffer. Bei mir wirkt dieses Produkt Wunder.«

Keine dieser Rückmeldungen sollte überraschen – besonders, wenn man weiß, wie Kollagen in der Haut wirkt. Bis zu 80 Prozent des Proteins in der Haut ist Kollagen – und Protein ist der Stoff, der als stützendes Netz für die Dermis fungiert, die Hautschicht, die dem Gewebe Spannkraft gibt und es geschmeidig hält. Dieses unentbehrliche Stützgerüst ist ausschlaggebend bei der Vorbeugung gegen Falten und trockene, matte Haut.

Auch Ihr Haar und Ihre Nägel brauchen Kollagen. Das Haar besteht hauptsächlich aus dem Protein Keratin, und die Bildung von Keratin ist von Prolin abhängig, einer der wichtigsten Aminosäuren in Kollagen. Nicht nur das, Forschungen haben auch gezeigt, dass dünnes Haar und Haarausfall, die mit zunehmendem Alter oft zum Problem werden, zum Teil auf das Schrumpfen der Haarfollikel zurückzuführen sind, was wiederum durch Radikalschäden verursacht werden kann; und wie Sie bereits wissen, ist Kollagen, besonders Fischkollagen, ein hochwirksames Antioxidans. Noch faszinierender sind die Ergebnisse einer Studie in *Science*, bei der ein Zusammenhang der Gesundheit der Haarfollikel mit Kollagen Typ XVII festgestellt wurde.[61]

Obwohl der Zusammenhang zwischen Kollagen und dem Zustand der Haare im Allgemeinen bisher kaum wissenschaftlich erforscht ist, habe ich schon sehr viele Berichte von Frauen gehört, die Kollagen eingenommen haben und von seiner Wirkung auf ihr Haar total begeistert sind. Und eine im *Journal of Drugs in Dermatology* veröffentlichte Studie über eine rechtlich geschützte Substanz, die Kollagen und andere entzündungshemmende und antioxidative Wirkstoffe enthält, zeigte eine deutliche Verbesserung von Haarwachstum, Haarvolumen und Haardicke bei Frauen mit dünner werdendem Haar, die das Nahrungsergänzungsmittel 6 Monate lang eingenommen hatten – und die makrofotografische Analyse zeigte eine statistisch signifikante Zunahme der Zahl neuer, noch nicht ausgereifter Haarfasern nach nur 3 Monaten.[62]

Auch Untersuchungen über Nägel gibt es nicht sehr viele, aber eine in der Zeitschrift *Journal of Cosmetic Dermatology* veröffentlichte Studie ergab, dass bei Teilnehmern, die 24 Wochen lang einmal täglich 2,5 Gramm eines Kollagensupplements einnahmen, die Wuchsgeschwindigkeit der Nägel um 12 Prozent zu- und die Häufigkeit abgebrochener Nägel, einem Zeichen für Sprödigkeit, um 42 Prozent abnahm.[63] Am Ende des Versuchs gaben 80 Prozent der Teilnehmer an, mit den Resultaten zufrieden zu sein – ein Ergebnis, das sich mit den Berichten deckt, die ich von meinen Patienten, Freunden und Familienangehörigen, unter anderem meiner Schwester, erhalten habe, die im Laufe der Jahre Kollagen eingenommen haben.

Ohne Zweifel kann Kollagen etwas für Ihr Aussehen tun. Aber der Haken ist: Es agiert nicht im luftleeren Raum. Tatsächlich wirkt es am besten, wenn man es in Verbindung mit anderen Strategien anwendet, die seine Produktion unterstützen und fördern. Auf den nächsten Seiten werde ich einen kurzen Überblick über Microneedling und Rotlichttherapie geben, die den Kollagengehalt der Haut erhöhen können, und dann weitere Möglichkeiten zur Unterstützung des Hautkollagens schildern.

Von Heilpflanzen über ätherische Öle bis zu Superfoods – es gibt Dutzende kollagenaufbauende Substanzen, die *auch* sehr gut für Ihre Haut, Ihr Haar und Ihre Nägel sind.

Die drei Schönheitskuren, die das Kollagen in Ihrer Haut vermehren können

Es gibt Dutzende von Schönheitsbehandlungen auf dem Markt, und häufig können sie das Erscheinungsbild unserer Haut verbessern. Weil ich aber weiß, welche Bedeutung Kollagen hat, um den Alterungsprozess der Haut rückgängig zu machen, sind die folgenden drei Methoden meine Favoriten – und lohnen einen Versuch.

* **Rotlichttherapie.** Lichttherapie ist eigentlich eine alte Heiltradition, die ihren Ursprung in den traditionellen Gesundheitslehren Ägyptens, Griechenlands, Chinas und Indiens hat. In dieser modernen Version wird die Haut mit schwachen Rotlichtwellen bestrahlt. Die Haut kann Rotlicht bis in eine Tiefe von 8 bis 10 Millimetern absorbieren, es kann also bis in die Dermis vordringen, die Hautschicht, in denen der größte Teil Ihres Kollagens zu finden ist. Studien haben gezeigt, dass Licht im Spektralbereich von 600 bis 1300 Nanometer – rotes Licht hat 620 bis 700 Nanometer – sich positiv auf Wundheilung, Gewebereparatur und Verjüngung der Haut auswirkt. (Übrigens ist rotes Licht frei von den schädlicheren UVA- oder UVB-Strahlen, die mit Hautkrebs und vorzeitiger Hautalterung in Zusammenhang gebracht werden.) Es vollbringt dieses Kunststück, indem es die Zellproliferation anregt. Ganz besonders

regeneriert Rotlichttherapie die Fibroblasten, die Zellen, die das Kollagen bilden.

Eine in *Photomedicine and Laser Surgery* veröffentlichte Studie zeigte, dass sich bei mit Rotlicht behandelten Probanden Runzeln und kleine Falten zurückbildeten, dazu hatte sich ihr Hauttonus verbessert, und Ultraschallmessungen bestätigten eine höhere Kollagendichte.[64] Ebenso wurde nachgewiesen, dass die Therapie eine moderate Wirkung bei Haarausfall und Follikelwachstum zeigte. Forscher des Massachusetts General Hospital und der Harvard Medical School prüften die Literatur zu dieser Technik (die auch als Low-Level-Lasertherapie oder LLLT bezeichnet wird), und kamen zu dem Schluss, dass sie bei Männern und bei Frauen das Haarwachstum anregen kann. Diese Wirkung könnte darauf beruhen, dass sie die epidermalen Stammzellen der Haarfollikel veranlasst, die Produktion aufzunehmen.[65]

* **Microneedling.** Das auch als Kollageninduktionstherapie bezeichnete Microneedling ist eine minimalinvasive Behandlung der Haut, bei der ein Gerät mit winzigen Nadeln über die Hautoberfläche bewegt wird und kleinste Stiche in die oberste Hautschicht setzt. Sie können die Behandlung zu Hause durchführen, wenn Sie das entsprechende Gerät haben, aber am sichersten ist es, die Behandlung von erfahrenen Dermatologen oder Kosmetikerinnen durchführen zu lassen. Die winzig kleinen Verletzungen versetzen die Haut in den Reparaturmodus und veranlassen den Körper, die Kollagen- und Fibroblastenproduktion hochzufahren.

  Eine in der Zeitschrift *Plastic and Reconstructive Surgery* veröffentlichte Studie zeigte, dass bei Patienten nach ein- bis viermaliger Behandlung eine bemerkenswert positive Entwicklung hinsichtlich Falten, Narbenbildung und Schwangerschaftsstreifen festzustellen war – und 6 Monate nach der Behandlung waren ihre Kollagen- und Elastinwerte deutlich gestiegen.[66] Eine im *Journal of Cutaneous and Aesthetic Surgery* publizierte Studie untersuchte außerdem, wie gut die Behandlung bei Patienten mit tiefen Aknenarben anschlug; nach Studienende wies die Mehrzahl der Teilnehmer einen messbaren Rückgang bei den Vernarbungen auf, und mehr als 80 Prozent bewerteten ihre Behandlung auf einer Zehn-Punkte-Skala als ausgezeichnet.[67]

Microneedling verstärkt möglicherweise auch das Haarwachstum. Forschungen an Mäusen haben bei Tieren, die einem Microneedling unterzogen wurden, eine verstärkte Expression von haaraffinen Genen sowie eine Stimulation des Haarwachstums nachgewiesen. Eine Humanstudie zeigt, dass eine kombinierte Behandlung mit Microneedling und Minoxidil, einem verschreibungspflichtigen Präparat gegen Haarausfall, wirksamer war als Minoxidil allein.[68]

* **Bewegung.** Okay, dies ist keine Schönheitsbehandlung im klassischen Sinne, aber trotzdem muss ich Sport an dieser Stelle erwähnen, denn schweißtreibende Aktivitäten, ob es sich nun um aerobes Training oder Krafttraining handelt, bringen die Bildung von Wachstumshormonen auf Touren. Und wie schon erwähnt, regen Wachstumshormone Ihre Fibroblasten an, am laufenden Band Kollagen zu produzieren. Zwar scheinen so ziemlich alle Arten von Training den Ausstoß von Wachstumshormonen auszulösen, aber die neuesten Forschungen deuten darauf hin, dass Krafttraining und Intervalltraining (das auch Burst Training genannt wird und

in etwa dem HIIT entspricht) am effektivsten sind. Und am stärksten ist anscheinend die Wirkung, wenn man beides macht.

Für eine in *PLOS One* veröffentlichte Studie rekrutierten die Forscher gesunde Freiwillige, sowohl junge als auch solche mittleren Alters, für die Teilnahme an einem 13-wöchigen Trainingsprogramm, bei dem zwischen zwei verschiedenen Trainingsarten abgewechselt wurde. Während der einen Trainingseinheit machten die Teilnehmer Intervalltraining – mit drei bis fünf Runden Laufen oder Radfahren mit maximaler Geschwindigkeit, gefolgt von einer passiven Erholungsphase von 2 bis 3 Minuten. 2 Tage später stand Krafttraining auf dem Programm. Hierbei verwendeten die Teilnehmer zunehmend schwerere Gewichte und absolvierten fünf bis sechs Übungen, die auf alle wichtigen Muskelgruppen abzielten. Im Vergleich zu einer Kontrollgruppe, die nicht an dem Programm teilnahm, wiesen die Teilnehmer der Trainingsgruppe sowohl in Ruhe als auch nach einer Sprinteinheit einen signifikant höheren Wachstumshormonspiegel auf. Ebenso faszinierend war, dass die jüngeren Teilnehmer vor dem Trainingsprogramm einen höheren Wachstumshormonspiegel hatten, dieser Unterschied zwischen den Altersgruppen jedoch nach dem 13-wöchigen Programm verschwunden war.[69] Das lässt darauf schließen, dass ein kombiniertes Trainingsprogramm bei Menschen mittleren Alters zu ähnlich hohen Werten derjenigen Hormone führen kann, die die Kollagenproduktion ankurbeln, wie sie bei den Jüngeren vorkommen.

Und vergessen Sie stressabbauende Trainingsarten wie Yoga nicht. Sie können ebenfalls sehr nützlich sein, um

Ihre Haut jugendlich und frisch zu erhalten, denn Stress ist ein Kollagenkiller, und die Stellungen, bei denen man sich zur Seite beziehungsweise nach unten beugt, sorgen dafür, dass Ihr Körper und auch Ihre Haut intensiv und heilsam von Blut und Sauerstoff durchströmt werden. Außerdem ist bei den Menschen, die regelmäßig Yoga machen, der Wert von Glutathion, also des hochwirksamen Antioxidans, von dem ich in Kapitel 4 gesprochen habe, höher und der Wert der Stresshormone niedriger,[70] was das Milieu im Inneren Ihres Körpers kollagenfreundlicher macht. Ich schwöre auf die stressreduzierende, heilsame Wirkung von Yoga, und meine Frau Chelsea ebenfalls. Wenn Sie bisher kein Yoga praktizieren, schlage ich vor, dass Sie es zumindest an einem Tag in der Woche in Ihre Fitnessroutine einbauen.

Heilpflanzen und ätherische Öle, die Kollagen einen Extraschub geben

Das wahre Geheimnis gesunder Haut liegt nicht in dem, was wir auf unsere Haut geben, sondern in dem, was wir unserem Körper geben. Und Kollagen ist ohne jeden Zweifel die wirksamste Form von essbarer Hautpflege. Sie wirkt allerdings viel besser, wenn man sich noch einiges andere zur Gewohnheit macht. Dazu gehört die entzündungshemmende Ernährung aus Kapitel 4, die Ihren Bemühungen, mehr Kollagen zu sich zu nehmen, ganz erhebliche Durchschlagskraft verleihen wird. Hinzu kommt, dass viele altbewährte Heil- und Gewürzpflanzen in getrockneter oder frischer Form sowie ätherische Öle (von denen Sie manche auf die Haut auftragen) und Superfoods antioxidative und entzündungshemmende Wirkungen besitzen, die den Abbau beziehungsweise die Degeneration von Kollagen verhindern können und Ihnen eine strahlende Haut verleihen. Einige davon habe ich schon in Kapitel 4 angesprochen. Aber eine Reihe von Substanzen, die wahre Kraftwerke sind, müssen an dieser Stelle noch erwähnt werden. Wenn Sie verstehen, wie und warum sie wirken, werden Sie einsehen, warum ich der Meinung bin, dass Sie diese in Ihre tägliche Ernährung aufnehmen sollten.

Pflanzenextrakte und Heilpflanzen werden schon seit undenklichen Zeiten verwendet, um das Aussehen zu verbessern, und in medizinischen und anderen Texten aus dem alten China und Ägypten erwähnt. Die Heilkundigen jener Zeiten kannten die Wirkmechanismen der Pflanzen nicht im Einzelnen, entdeckten aber durch Versuch und Irrtum sowie wiederholte Anwendung die einzigartige Wirkung jedes Busches, jedes Blattes und jeder Blüte. Allmählich kann nun auch die Wissenschaft das, was die Menschen vor so langer Zeit intuitiv herausgefunden hatten, bestätigen und erklären. Die Wirkmechanismen der Pflanzen sind zwar unterschiedlich, aber anscheinend schützen sie die Haut auf der Zellebene und regen in vielen Fällen die kollagenbildenden Fibroblasten an, aktiv zu werden.

Mit den traditionellen Superfoods verhält es sich ähnlich. Sie wurden zu allen Zeiten in der Medizin genutzt, und mithilfe moderner wissenschaftlicher Methoden lernen wir jetzt zu schätzen, wie und warum sie so segensreich für eine gesunde Haut sind. Dasselbe gilt für ätherische Öle. Sie werden aus Pflanzen gewonnen und enthalten konzentrierte Mengen aktiver Wirkstoffe, die auf natürliche Weise eine gesunde Entzündungsreaktion fördern, einer der vielen Mechanismen, mit denen sie die Gesundheit der Haut stärken. Wir wollen uns jetzt mit einigen dieser Substanzen befassen – und mit der Frage, warum und wie sie das Kollagen in Ihrer Haut schützen können.

Hier meine drei Favoriten unter den Heilpflanzen und Gewürzen für vollkommene Haut:

* **Kurkuma.** Wie Sie bereits wissen, gehören Schäden durch freie Radikale zu den Hauptverursachern der Hautalterung, und im Kampf gegen reaktive Sauerstoffspezies ist Kurkuma ein ganz großer Star. Das heißt, es tut aller Wahrscheinlichkeit nach Ihrer Haut sehr viel Gutes, zum Beispiel beugt es Feuchtigkeitsverlust vor und schützt vor Falten. Gleichzeitig wirkt sich Kurkumin, der aktive Wirkstoff in Kurkuma, positiv auf die Wundheilung aus, möglicherweise, weil es die Entzündungsphase dieses Prozesses verkürzt. Außerdem scheint es laut einem im *International Journal of Molecular Sciences* veröffentlichten Artikel die Kollagensynthese und die Migration und Replikation der Fibroblasten zu begünstigen.[71]
* **Zimt.** Gibt es Menschen, die keinen Zimt mögen? Und es hat sich herausgestellt, dass der aktive Bestandteil dieses köstlichen Gewürzes, das Zimtaldehyd, tatsächlich die Synthese von Kollagen Typ I in den Fibroblasten der Haut fördert. Das zeigten Forschungen, über die im *Journal of Agricultural and Food Chemistry* berichtet wurde.[72] Nach Ansicht der Forscher beruht seine Wirkung darauf, dass es die Signalkaskade des insulinähnlichen Wachstumsfaktors 1 auslöst, der die Bildung von Wachstumshormon anregt.
* **Ingwer.** Ebenso wie Kurkuma ist Ingwer ein hochwirksames Antioxidans, das durch die Eliminierung der freien Radikale die Hautalterung bereits am Ort des Geschehens verhindert. Die eindrucksvolle antioxidative

Wirkung von Ingwer kann auch Kollagen schützen, wie Forschungen gezeigt haben. Eine in der Zeitschrift *Wound Repair and Regeneration* publizierte Studie ergab, dass Ingwer in Kombination mit Kurkuma die Wundheilung – und die Kollagenproduktion[73] – fördern kann; Sie sollten also beides so oft wie möglich beim Kochen verwenden.

Die vier besten traditionellen Superfoods für die Haut:

* **Amlabeere.** Forschungsartikeln im *Journal of Ethnopharmacology* zufolge steigert Amlabeeren-Extrakt die Aktivität der Mitochondrien in den Fibroblasten der Haut (Mitochondrien sind die energieerzeugenden Strukturen im Inneren der Zelle) und fördert die Produktion der Kollagenvorstufe Prokollagen.[74]
* **Ginseng.** Dieses hochwirksame, Entzündungen dämpfende Antioxidans kann auch Ihrer Haut nützen. Ein Extrakt aus der Wurzel von *Panax ginseng* kann die Bildung von Kollagen Typ I aktivieren, möglicherweise durch die Aktivierung eines Proteins, das bei der Bildung von Prokollagen eine wichtige Rolle spielt. Das ergaben Forschungen, über die im *Journal of Ethnopharmacology* berichtet wurde.[75]
* **Dong Quai.** Diese auch als Frauen-Ginseng bezeichnete traditionelle chinesische Heilpflanze hat eine überaus positive Wirkung auf die Haut. Studien zeigen, dass sie Entzündungen lindert – und inzwischen wissen Sie, wie verheerend Entzündungen für Kollagen sind – und den Blutzucker senkt, was ebenfalls entzündungshemmend wirkt.

* **Astragalus.** Die Astragaluswurzel ist eine beliebte chinesische Heilpflanze und seit Langem für ihre hautschützende Wirkung bekannt. Jetzt liefert die Forschung auch erste Erklärungen für ihre Wirksamkeit: Im *Journal of Ethnopharmacology* veröffentlichte Forschungen zeigen, dass Astragalus die Produktion von Hyaluronsäure in den Fibroblasten der Haut anregt,[76] und Hyaluronsäure in der Haut bindet Wasser, um die Hautfeuchtigkeit zu erhalten und das Kollagen zu schützen.

Die wichtigsten sechs ätherischen Öle und Glanzstücke der Schönheitspflege:

* **Weihrauch.** Forschungen haben gezeigt, dass dieses seit dem Altertum bekannte Öl das Erscheinungsbild von Narben und Schwangerschaftsstreifen verbessern kann, und es scheint die gleiche Wirkung gegen Falten und Fältchen zu haben, so ein Artikel in der Zeitschrift *Dermatologic Therapy*. In dieser Studie wiesen die Forscher die Probanden an, 30 Tage lang Weihrauchöl auf eine Seite ihres Gesichts aufzutragen. Auf der behandelten Seite wurden deutliche Verbesserungen hinsichtlich Sonnenschäden, Hautbild und Fältchen sowie eine höhere Hautelastizität beobachtet.[77] Das Geheimnis der Wirkung von Weihrauchöl liegt höchstwahrscheinlich darin begründet, dass es Entzündungen lindern kann. Mischen Sie 2–3 Tropfen des Öls mit der gleichen Menge Kokos- oder Jojobaöl und tragen Sie die Mischung auf die Haut auf.
* **Granatapfelkerne.** Forschungen haben gezeigt, dass das Öl von Granatapfelkernen höchst effektiven Schutz

gegen Sonnenschäden bietet und sogar die verheerenden UVB-bedingten Schäden verhindert, wodurch es das Kollagen schützt.[78] Tragen Sie vor und nach dem Sonnenbad einige Tropfen auf die Haut auf.

* **Lavendel.** Forschungen zeigen, dass ätherisches Lavendelöl die Produktion von drei der wirksamsten körpereigenen Antioxidantien auslöst: Glutathion (auch als das Meister-Antioxidans des Körpers bezeichnet), Katalase und Superoxiddismutase. Wenn die Zellen einschließlich der Fibroblasten unter Stress stehen, ist Glutathion der Retter. Lavendelöl hilft auch bei der Wundheilung, weil es die Synthese von Proteinen einschließlich Kollagen aktiviert. Tragen Sie vor dem Zubettgehen einige Tropfen Lavendelöl auf die Haut auf; es fördert auch den Schlaf und wirkt angstlindernd.
* **Myrrhe.** Als hochwirksamer Entzündungshemmer enthält Myrrhenöl Terpenoide und Sesquiterpene, die Entzündungen eindämmen und auch freie Radikale bekämpfen. Myrrhenöl gehört zu meiner (und Chelseas) täglichen Hautpflege, weil es auch gegen die schädliche UV-Strahlung der Sonne schützt und für jugendliche, strahlende Haut sorgt. Tragen Sie vor dem Zubettgehen einige Tropfen auf die Haut auf. (Es wirkt auch entspannend!)
* **Jojoba.** Streng genommen ist dies eigentlich kein ätherisches Öl, aber ich führe es hier ebenfalls auf, denn es ist ein wunderbarer Feuchtigkeitsspender, vermutlich weil es eine Reihe nützlicher Substanzen wie Vitamin E, Vitamin-B-Komplex, Silizium, Chrom, Kupfer und Zink enthält. Zudem kann es dem Kollagen förderlich sein, laut einer im *Journal of Ethnopharmacology* veröffentlichten Studie, in der nachgewiesen wurde, dass das öl-

ähnliche flüssige Jojobawachs in Wunden die Fibroblastensynthese von Kollagen Typ I anregte.[79] Tragen Sie 2–3 Tropfen auf das Gesicht auf.

* **Hagebutte.** Dieses Öl (das eigentlich auch nicht zu den ätherischen Ölen gehört) hat sich mit gutem Grund in der Bekämpfung von Falten einen Namen gemacht: Es steckt voller Vitamin C, das, wie Sie bereits wissen, eine entscheidende Rolle bei der Kollagenproduktion spielt. Nicht nur das, es ist außerdem eine reiche Quelle von essenziellen Fettsäuren, darunter Olein-, Palmitin-, Linol- und Gamma-Linolsäure. Außerdem stärkt es die Nägel. Tragen Sie einige Tropfen auf alle Partien auf, die Sie stärken und kräftigen möchten.

Beim Schutz Ihrer Haut geht es um mehr als Oberflächenkosmetik. Dieses lebenswichtige Gewebe ist die erste Verteidigungslinie gegen eindringende Krankheitserreger und gleichzeitig das größte Organ Ihres Körpers. Und Ihre Haut jung und strukturell gesund zu erhalten, hat Auswirkungen auf Ihre Gesundheit insgesamt – und das Kollagen gut zu behandeln, ist die beste Einzelmaßnahme zum Schutz und Erhalt Ihrer Haut. Dennoch möchte ich den Wert der kosmetischen Wirkung von Kollagen nicht kleinreden. Wenn Sie beim Blick in den Spiegel jemanden mit glänzendem Haar und strahlender Haut sehen – die übrigens mit ein paar Falten und Lachfältchen auch (und manchmal sogar noch intensiver!) strahlen kann –, werden Sie sich wohler in Ihrer Haut fühlen, und das trägt zu Ihrer Zufriedenheit und Ihrem Wohlbefinden bei. Das wiederum kann dazu führen, dass Sie Ihren Aufgaben als Vater oder Mutter, Partner oder Partnerin, Freund oder Freundin und Kollege oder Kollegin viel besser gerecht werden. Und daran ist nun wirklich nichts Oberflächliches!

Kapitel

8

Wie Kollagen und andere Mittel Ihren Darm heilen können

Die wirksamsten Lebensmittel und Nahrungsergänzungen, die den Gesundheitszustand Ihres Verdauungstraktes von Grund auf verbessern

Von Hippokrates, dem Vater der modernen Medizin, stammt der Satz: »Alle Krankheiten beginnen im Darm.« Und tatsächlich glaubten die Ärzte in der Antike, dass eine ganze Reihe gesundheitlicher Beschwerden von einem Ungleichgewicht im Verdauungssystem herrührten, denn ohne unsere moderne Technik war es noch nicht möglich, Bakterien, Viren oder Krebszellen als die Schuldigen zahlreicher Krankheiten zu identifizieren. Damals bezeichnete man mit dem Begriff Hypochondrie (das Wort setzt sich zusammen aus: »hypo« = unterhalb und »chondria« = Brustkasten) keine eingebildeten Krankheiten, sondern echte körperliche Gebrechen, die man auf Fehlfunktionen im Verdauungstrakt zurückführte.

Im Zuge des technischen Fortschritts distanzierte sich die moderne Medizin von der alten Auffassung, dass im Darm wichtige Ursachen für die verschiedensten gesundheitlichen Störungen zu suchen seien. Heute wird uns nach und nach wieder klar, dass diese Ärzte des Altertums, deren Arbeitsweise weitgehend auf Beobachtung und instinktivem Wissen fußte, durchaus richtig lagen. Tatsächlich nehmen die wissenschaftlichen Erkenntnisse über den Zusammenhang zwischen der Gesundheit des Verdauungstrakts, insbesondere des Dünndarms, und Ihrem allgemeinen körperlichen Wohlbefinden jeden Tag exponentiell zu.

Heute wissen wir zum Beispiel, dass der Verdauungstrakt tatsächlich eine wichtige Barriere des Immunsystems ist, die Sie vor Krankheiten und Ansteckung schützt. Für die Immunabwehr hat die Schleimhaut in Ihrem Dünndarm einige besonders schwierige und folgenreiche Aufgaben. Sie muss die körperfremden Darminhalte von körpereigenem Gewebe unterscheiden, die Nährstoffaufnahme steuern und den heiklen Balanceakt zwischen lokaler Immunreaktion und den Billionen (ganz richtig, Billionen!) Mikroben bewältigen, die die natürliche Besiedlung des Darms darstellen. Insgesamt spielen sich gewaltige 70 Prozent Ihrer Immunreaktion in Ihrer Darmschleimhaut ab.

Solange sie gesund und robust ist, macht die Darmschleimhaut einen bemerkenswerten Job. Wenn aber die Abwehrmechanismen Ihres Körpers von externen Faktoren – die schädlichsten unter ihnen sind Stress, Schlafmangel, Giftstoffe, Infektionen durch Viren oder Bakterien oder eine ballaststoffarme, zuckerreiche Ernährung – beeinträchtigt sind, wird die Darmschleimhaut angreifbar, und das macht es den schädlichen Bakterien leichter, sich auszubreiten und festzusetzen. Und dann – das lässt sich ganz ohne Übertreibung sagen – ist die Hölle los.

Wenn Schadbakterien die nützlichen überwältigen, können sie Risse und Löcher in der Darmschleimhaut verursachen. Damit stören sie den fein gesteuerten Prozess der Nährstoffaufnahme und bewirken, dass unvollständig verdaute Nahrung, Giftstoffe und Krankheitserreger die Darmwand passieren können. Wenn dieser Zustand anhält, kommt es zu dem sogenannten Leaky-Gut-Syndrom oder erhöhter Darmdurchlässigkeit – eine Erkrankung, von der vermutlich Millionen Menschen in den Vereinigten Staaten betroffen sind. Noch schlimmer ist, dass viele der Betroffenen dies nicht einmal wissen.

Das Leaky-Gut-Syndrom kann Nahrungsmittelallergien, Energiemangel, Gelenkschmerzen, Erkrankungen der Schilddrüse, Autoimmunerkrankungen und einen trägen Stoffwechsel verursachen. Es beeinträchtigt die Nährstoffaufnahme. Es kann zu Verdauungsstörungen führen. Und es wurde mit einer Vielzahl von Krankheiten, von Alzheimer und Angststörungen bis zu rheumatoider Arthritis und Typ-2-Diabetes in Verbindung gebracht. (In meinem Buch *Dreck macht gesund* erkläre ich, warum das Leaky-Gut-Syndrom eine ganze Reihe von gesundheitlichen Problemen verursachen kann – und wie es geheilt werden kann.)

Dazu kommt, dass diese gefährliche Durchlässigkeit Ihres Darms für Sie das Risiko erhöht, sich eine der verbreiteten Erkrankungen des Verdauungstrakts, etwa Reizdarmsyndrom (IBS), entzündliche Darmerkrankung (IBD), Morbus Crohn oder chronische Verstopfung zuzuziehen, von denen bis zu 70 Millionen Menschen in den Vereinigten Staaten betroffen sind. Ebenso spielt sie eine Rolle bei Zöliakie. Dabei handelt es sich um eine Autoimmunerkrankung des Verdauungstrakts, bei der der Körper eine Immunreaktion auf Gluten in Gang setzt, ein natürlicherweise in Weizen, Gerste, und Roggen vorkommendes Protein. Und diese Erkrankungen des Verdauungstrakts können im übrigen Körper wahre Verheerungen anrichten, unter anderem können sie Migräne, psychische Probleme, Erschöpfungszustände, Gelenkschmerzen und Hautkrankheiten hervorrufen.

Die Gesundheit Ihres Darms ist ein weiterer Grund, warum Sie unbedingt mit dem Verzehr von Kollagen beginnen sollten. Das Bindegewebe in Ihrer Darmschleimhaut besteht fast vollständig aus Kollagen, und darauf beruht seine entscheidende Bedeutung für die Gesundheit Ihres Darms. Sie können daher ein Leaky-Gut-Syndrom an der Wurzel packen, wenn Sie Ihrem Speiseplan diese lange unbeachtete Substanz hinzufügen.

Wenn Sie eine Tasse nährstoffreiche Knochenbrühe trinken oder einen Löffel Kollagen-Hydrolysat in Ihren grünen Smoothie geben, spaltet Ihr Verdauungstrakt diese Substanz in ihre Aminosäurebestandteile auf – unter anderem Glycin, Prolin und Arginin (drei der wichtigsten Aminosäuren in Kollagen), die für die Reparatur und Wiederherstellung der Integrität der Darmschleimhaut von entscheidender Bedeutung sind. Tatsächlich versiegelt und heilt Kollagen dieses lebenswichtige Gewebe sogar, und dabei schafft es ein Milieu, in dem eine Reihe weiterer Erkrankungen, die mit der Durchlässigkeit des Darms zusammenhängen, ausheilen können.

Wie ich in der Einleitung schon erwähnte, lernte ich die heilsame Wirkung von Kollagen auf den Darm schon als junger Arzt kennen. Ich hatte Patienten den Verzehr von Knochenbrühe empfohlen, und diese war einer der Eckpfeiler der Diät gewesen, die ich für meine Mutter entwickelt hatte, als sie ihre zweite Krebserkrankung durchmachte. Allerdings war ich damals sehr beschäftigt und gestresst, und die Brühe war noch kein selbstverständlicher Bestandteil meiner eigenen Ernährung.

Dann bekam ich selbst gesundheitliche Probleme. Normalerweise bin ich ein ziemliches Energiebündel, aber damals begann ich, mich so ausgelaugt und erschöpft zu fühlen, als hätte ich kaum die Kraft, es durch den Tag zu schaffen. Ich ging müde zu Bett und wachte müde wieder auf. Es war grauenhaft. Gleichzeitig bekam ich es mit Verdauungsproblemen zu tun, mit Verstopfung an einem Tag und Durchfällen am nächsten – was völlig ungewöhnlich für mich war.

Ich ging zu einem Akupunkteur, denn ich wusste, dass diese uralte Heilmethode bei Erschöpfung und einem ihr zugrunde liegenden Ungleichgewicht im Körper helfen konnte. Er erzählte mir, dass in der Traditionellen Chinesischen Medizin zur Verbesserung der Verdauungsgesundheit viel mit hochwirksamen Nahrungsmittelkombinationen gearbeitet wird, unter anderem mit »Eintopf«-Rezepten, bei denen man beispielsweise Heilpflanzen in Fleisch- oder Gemüsebrühe köcheln lässt. Ich nahm mir vor, diese heilsamen kollagenreichen Speisen zu einem festen Bestandteil meiner Ernährung zu machen, und daraufhin verschwanden meine Verdauungsbeschwerden allmählich, und ich gewann meine Energie zurück.

Als ich dann anfing, mich genauer zu informieren, stieß ich auf Dutzende von Fallstudien aus Asien und dem Nahen Osten, die überzeugende Belege dafür lieferten, wie der Verzehr von kollagenreichen Brühen, Pflanzen und Gewürzen von Grund auf heilsam auf den Darm wirken kann. Sofort begann ich, diese seit Langem bewährten Behandlungsmethoden in die Behandlungskonzepte für meine Patienten aufzunehmen, und bekam dadurch Gelegenheit, Zeuge zahlloser Beispiele zu werden, wie diese das Verdauungssystem wieder gesunden lassen konnten.

Die Forschungsliteratur zu den Wirkungen von Kollagen auf den Darm wächst erst nach und nach, aber das Interesse an der Rolle dieses Gewebes bei Erkrankungen des Verdauungstrakts und damit der Gesundheit insgesamt ist so groß wie nie. Auf den nächsten Seiten finden Sie eine kurze Einführung, wie und warum es zu Problemen in Ihrer Darmschleimhaut kommen kann, eine Übersicht über einige der interessantesten Forschungsergebnisse, die zeigen, wie Kollagen dazu beitragen kann, Ihre Darmschleimhaut gesund und symptomfrei zu erhalten, und einen Leitfaden zu den Lebensmitteln, die das Kollagen und die Gesundheit des Verdauungstrakts unterstützen können. Wenn Sie geeignete Maßnahmen ergreifen, um die Stabilität Ihrer Darmschleimhaut wiederherzustellen, werden Sie eine Linderung zahlreicher gesundheitlicher Störungen beobachten – und dieses wichtige Gewebe in die Lage versetzen, seiner Bestimmung als heldenhafter Verteidiger unserer Gesundheit gerecht zu werden.

Lernen Sie Ihre Darmschleimhaut kennen – und erfahren Sie, warum sie so wichtig ist

Die meisten Menschen verschwenden keinen Gedanken an die Schleimhaut in ihrem Darm. Dabei ist dieser verkannte Torhüter tief innen in Ihrem Körper ein biologisches Wunderwerk. Im Inneren seiner gewundenen Schlingen wird Nahrung in ihre Bestandteile aufgespalten und von Ihrem Blut aufgenommen, sodass Ihr Körper die Nährstoffe für die Energieproduktion und die Erhaltung alltäglicher Funktionen verwerten kann.

Dieses schwer arbeitende Gewebe, das mit dem Fachbegriff Mukosa oder Schleimhaut bezeichnet wird, besteht aus mehreren Schichten:

* der Lamina propria, einer Schicht aus lockerem Bindegewebe, das die Fibroblasten enthält, die die kollagenreiche extrazelluläre Matrix bilden, sowie mesenchymale Stammzellen, Plasmazellen und verschiedene Arten von Immunzellen
* der Basalmembran (zu diesem Gewebe später mehr)
* dem Epithel, oder der äußeren Schicht, dem der Torwächter zwischen dem Inneren Ihres Darms und Ihrer Blutbahn

Alle drei Schichten der Darmschleimhaut interagieren miteinander und erfüllen wichtige Funktionen für die Gesundheit des Verdauungstrakts. Allerdings ist das Epithel, das aus einer dünnen, nur eine einzige Zelle starken Zellschicht besteht, der tragende Pfeiler der Darmbarriere. Dies ist das Gewebe, das darüber entscheidet, ob Ihr Darm durchlässig ist oder nicht.

Die Epithelzellen in dieser nur eine Zelle starken Schicht sind fest miteinander verbunden durch die sogenannten »Tight-Junction«-Proteine – die fast wie zahlreiche, unendlich kleine Saugnäpfe jede Zelle an ihre Nachbarzellen heften. Diese Tight Junctions sind die Zugangspunkte, über die Substanzen aus Ihrem Dünndarm in die Blutbahn übergehen können. Sie lassen gesunde Nährstoffe passieren, sodass sie Ihren übrigen Körper heilen und wiederherstellen können. Wenn sich die Tight Junctions allerdings lockern, wie das bei Menschen mit Leaky Gut der Fall ist, lassen sie größere Nahrungsmoleküle und Mikroben durchschlüpfen und in die Blutbahn eindringen. Da das Immunsystem diese größeren Moleküle für fremde Eindringlinge hält, bildet es Antikörper gegen diese Partikel, was nicht nur zu Lebensmittelallergien und -unverträglichkeiten führen, sondern auch chronische Entzündungszustände auslösen kann – die, wie ich schon erwähnt habe, die Wurzel Dutzender der Krankheiten unserer Zeit sind.

Ihr Arzt kann Sie mit verschiedenen Methoden auf Leaky Gut testen, unter anderem mit Blut- und Stuhltests, aber es gibt einige besondere Anzeichen, aufgrund derer Sie ein Leaky-Gut-Syndrom als Ursache Ihrer gesundheitlichen Probleme in Betracht ziehen sollten. Einige dieser Symptome, etwa aufgetriebener Bauch, Müdigkeit, Gelenkschmerzen, Kopfschmerzen und Verdauungsbeschwerden sind so alltäglich, dass sie die Alarmglocken vielleicht nicht schrillen lassen. Wenn einige dieser Symptome bei Ihnen ein chronisches Stadium erreicht haben, sollten

Sie sich überlegen, einen Arzt zu konsultieren, der sich mit Leaky Gut auskennt. (Die meisten Spezialisten für Funktionelle Medizin sind hier eine gute Wahl.) Zudem kann die Erkrankung einige markante Symptome verursachen, die Sie wahrscheinlich hellhörig werden lassen. Die häufigsten sieben Probleme und deutliche Anzeichen dafür, dass mit Ihrer Darmschleimhaut etwas nicht in Ordnung ist, sind:

* **Lebensmittelempfindlichkeiten.** Lebensmittelallergien gehören zu den häufigsten Symptomen von Leaky Gut. Wenn Nahrungspartikel und Giftstoffe durch die Darmbarriere in die Blutbahn einsickern, kommt es, wie ich oben schon erwähnt habe, zu einer überschießenden Reaktion Ihres Immunsystems und zur Massenproduktion verschiedener Antikörper, aufgrund derer Sie möglicherweise auf Allergene wie Gluten und Milchprodukte reagieren. In Tier- und Humanstudien wurde ein Zusammenhang zwischen einem Leaky Gut und Lebensmittelallergien beobachtet. So stellten beispielsweise Forscher am Center for Celiac Research and Treatment am Massachusetts General Hospital fest, dass für die Entstehung einer Zöliakie drei Faktoren vorliegen müssen: der Verzehr von Gluten, eine genetische Veranlagung für Zöliakie und eine erhöhte Durchlässigkeit des Darms.[80]
* **Entzündliche Darmerkrankung.** Bereits 1988 äußerten Wissenschaftler die Vermutung, dass bei Menschen mit Leaky Gut das Risiko für Morbus Crohn erhöht sein könnte. Ebenso entdeckten Forscher, dass bei Patienten mit Morbus Crohn und Colitis ulcerosa die Durchlässigkeit der Kolonwand häufig erhöht ist.
* **Autoimmunerkrankungen.** Der Schlüssel zum Verständnis der Mechanismen, durch die ein Leaky Gut eine

Autoimmunerkrankung auslösen kann, liegt in den Forschungen zu einem Protein namens Zonulin, das die Tight Junctions zwischen den Zellen der Epithelschicht durchlässiger macht. Ebenso wie Schadbakterien im Darm kann auch Gliadin, ein Glutenbestandteil, den Zonulinspiegel erhöhen. Wenn der Zonulinsignalweg verrücktspielt, können bei Menschen mit der entsprechenden genetischen Veranlagung Autoimmun- und entzündliche Erkrankungen auftreten. Tatsächlich haben Studien nachgewiesen, dass dem Auftreten von Typ-1-Diabetes, einer Autoimmunerkrankung, eine Beeinträchtigung der Funktion des Darmepithels vorausgeht.[81] Und Tierstudien ergaben, dass durch Zonulinhemmung Typ-1-Diabetes gelindert werden kann.[82] Ebenso kann es, wenn bei Menschen mit Leaky Gut eine bestimmte Bakterienart durch die Tight Junctions hindurchschlüpft, zu Lupus kommen, einer Autoimmunerkrankung mit schweren, anhaltenden Entzündungszuständen, die zu Gewebeschäden in zahlreichen Organen führen können.[83]

* **Schilddrüsenprobleme.** Es gibt Belege für einen Zusammenhang zwischen Leaky Gut und der Hashimoto-Thyreoiditis, einer Autoimmunerkrankung der Schilddrüse. Diese auch als chronische Thyreoiditis bezeichnete Unterfunktion der Schilddrüse verursacht Erschöpfung, Gewichtszunahme, Depressionen und eine Vielzahl weiterer Probleme. Laut einem Review in der Zeitschrift *Endocrine Connections* wurden bei bis zu 40 Prozent der Hashimoto-Patienten erweiterte Tight Junctions in der Darmschleimhaut beobachtet.[84] Und wenn diese Torhüter in ihrer Funktion nachlassen, sodass eine Flut unerwünschter Krankheitserreger in Ihre Blutbahn eindringen kann, übersteuert Ihr Immunsystem und be-

ginnt, gesundes Gewebe einschließlich Ihrer Schilddrüse zu attackieren.

* **Gestörte Nährstoffaufnahme.** Da der Dünndarm der Ort ist, in dem Nährstoffe aufgenommen werden, arbeitet er weniger effektiv, wenn die Schleimhaut in ihrer Funktion nachlässt und sich entzündet. Bei meinen eigenen Patienten mit dem Leaky-Gut-Syndrom beobachtete ich einen Mangel an verschiedenen Nährstoffen, unter anderem Vitamin B_{12}, Magnesium und Verdauungsenzymen. Eine gestörte Nährstoffaufnahme verursacht Symptome wie Gewichtsverlust, Verlust von Muskelmasse, Schwäche, Konzentrationsschwierigkeiten und Beeinträchtigung des Denkvermögens sowie Stuhlveränderungen. Da diese Symptome häufig nicht stark ausgeprägt sind, ist ein Stuhltest die beste Methode, das Problem zu diagnostizieren.
* **Hautentzündungen.** Die vor mehr als 70 Jahren erstmals formulierte Theorie über einen Zusammenhang zwischen Darm und Haut besagt, dass eine Durchlässigkeit des Darms häufig vorkommende Hautbeschwerden verursachen kann, unter anderem Akne und Psoriasis. Obwohl der genaue Mechanismus bisher nicht geklärt ist, ist anzunehmen, dass die durch den Leaky Gut verursachte Entzündung auch negative Auswirkungen auf die Haut hat.
* **Psychische Probleme und Störungen der Entwicklung des Nervensystems.** Von der Darm-Hirn-Achse haben Sie vermutlich schon gehört, der wechselseitigen Kommunikation, die zwischen Darm und Hirn besteht. Allerdings sprechen Darm und Hirn nicht nur miteinander. Sie beeinflussen sich gegenseitig; wenn eines der beiden Organe nicht gesund ist und nicht richtig arbei-

tet, wird auch das andere in Mitleidenschaft gezogen. Daher können die Giftstoffe und Entzündungszustände im Zusammenhang mit einem Leaky Gut Ihre Gemütsverfassung, Stimmung und Ihre kognitiven Fähigkeiten beeinträchtigen. Die für eine übermäßige Durchlässigkeit des Darms typische Entzündungsreaktion löst die Freisetzung entzündungsfördernder Zytokine und anderer chemischer Substanzen aus, von denen man annimmt, dass sie beispielsweise Depressionen verursachen. Und einige Fachleute haben die Theorie geäußert, dass Autismus im Zusammenhang mit Problemen im Mikrobiom des Darms besonders im ersten Lebensjahr steht.[85]

Wissenschaftliche Erkenntnisse über Kollagen und Darm

In welcher Hinsicht und warum die Epithelschicht im Dünndarm so wichtig ist, habe ich erklärt. Aber unmittelbar unterhalb dieser dünnen Zellschicht liegt eine dichte netzartige Schicht aus einer spezialisierten extrazellulären Matrix, die als Basalmembran bezeichnet wird – und ich wette, Sie können sich schon denken, was sie enthält. Richtig, *Kollagen.* In diesem Falle Kollagen Typ IV, der große Mengen der Aminosäuren Glycin, Prolin und Hydroxyprolin sowie Ketten diverser anderer Aminosäuren enthält – ein untypisches Muster, mit dem dieser spezielle Kollagentyp als Membran fungieren kann, indem er eine gitterartige Struktur bildet.

Viele Jahre lang waren die Wissenschaftler überzeugt, dass die Basalmembranen kaum andere Aufgaben hätten, als für strukturelle Stabilität zu sorgen. Inzwischen wissen wir, dass diese

Membranen Wachstumsfaktoren enthalten, die in den Geweben, in denen sie vorkommen, in Wirklichkeit eine spektakuläre Rolle spielen. Sie regen die Zellentwicklung an und verjüngen benachbarte Zellen, und sie sind unabdingbar für die Bildung und das effektive Funktionieren der Tight Junctions zwischen den Epithelzellen. Mit anderen Worten, sie sind unentbehrlich, um die Darmschleimhaut gesund zu erhalten und um nach Beschädigungen ihre Unversehrtheit wiederherzustellen. Die kollagenreiche Lamina propria ihrerseits liefert dem Epithel Unterstützung und Nährstoffe, bewirkt Immunreaktionen zum Schutz des Gewebes und unterstützt dank ihrer Stammzellenpopulation die Wundheilung und Geweberegeneration.

Neueste Forschungen zeigen, dass Erkrankungen des Verdauungstrakts dem Kollagen und seinen Aminosäuren übel mitspielen können. Bei der Analyse des Urins von Menschen mit IBS, der in den Industrieländern am häufigsten diagnostizierten Erkrankung des Verdauungstrakts, fanden kanadische Forscher Stoffwechselprodukte, die einen Kollagenabbau belegten – ein Ergebnis, das sie auf die von der Krankheit verursachte chronische unterschwellige Entzündung zurückführten.[86] Ebenso weisen IBD-Patienten im Verdauungstrakt einen niedrigeren Spiegel von Arginin auf, einer Aminosäure in Kollagen.

Kollagen und seine Aminosäuren können allerdings auch im Kampf gegen Probleme des Verdauungstrakts hilfreich sein. Eine erhöhte Argininzufuhr scheint beispielsweise dazu beizutragen, die normalen physiologischen Abläufe im Verdauungstrakt aufrechtzuerhalten und bei Darmschäden aufgrund einer IBD-bedingten Entzündung die Heilung der Darmschleimhaut zu ermöglichen.[87] Bei Mäusen mit Colitis, einer Form von IBD, half eine Argininbehandlung sogar, die Durchlässigkeit der Darmschleimhaut zu reduzieren, und so ihre Funktionsfähigkeit wiederherzustellen.[88] Und wenn Arginin mit Glutamin kombiniert wurde, entfalteten die beiden Aminosäuren eine synergetische Wirkung und bewirkten eine drastische Reduzierung der entzündungsfördernden Zytokine bei aktivem Morbus Crohn, einer weiteren Art von IBD.[89]

Forschungen zu einer Reihe von Darmerkrankungen schaffen Klarheit über die vielfältigen positiven Wirkungen von Kollagen und den darin enthaltenen Aminosäuren bei Menschen mit Erkrankungen des Verdauungstrakts. Hier ein kurzer Blick auf einige der relevanten Studien:

- *Kollagen kann die Tight Junctions in der Darmschleimhaut kräftigen.* In einer Laborstudie induzierten Forscher der Tufts University Funktionsstörungen in Gewebeproben aus Darmschleimhaut und stellten fest, dass durch die Gabe von marinem Kollagen die Funktionsstörungen deutlich gelindert werden konnten, da dieses die Tight Junctions vor Schäden schützt.[90]
- *Glycin kann Schäden an der Darmschleimhaut lindern – und schützt anscheinend vor IBD.* Eine im *International Journal of Molecular Sciences* veröffentlichte Studie ergab, dass Supplementierung mit Glycin, der am häufigsten im Körper vorkommenden Aminosäure, bei Ferkeln einige durch *E.-coli*-Infektion verursachte Schäden an der Darmschleimhaut heilen konnte.[91] Zudem zeigten in der Zeitschrift *Gastroenterology* publizierte Forschungen, dass bei Tieren mit induzierter IBD die Gabe von Glycin Durchfälle, Gewichtsverlust, Ulzerationen und entzündliche Veränderungen im Kolon abmilderte und verhinderte, dass die Krankheit sich festsetzen konnte.[92] Eine von Forschern der University of North Carolina erstellte Übersichtsstudie über die Wirkungen von Glycin formulierte die plausibelste Erklärung für dessen

darmschützende Wirkung: Es hemmt Entzündungen, es moduliert die lokale Immunreaktion und es schützt die Zellen vor schädlichen Substanzen.[93]

- *Andere Aminosäuren in Kollagen können IBD-bedingte Schäden vermindern.* Eine in der Zeitschrift *Molecular Nutrition & Food Research* veröffentlichte Studie untersuchte an IBD erkrankte Ratten. Als die Forscher den Tieren ein Ergänzungsmittel mit der Aminosäure Hydroxyprolin (eine der Aminosäuren im Kollagen der Basalmembran des Verdauungstrakts) verabreichten, wirkte dies heilsam auf die krankheitsbedingten Gewebeschäden.[94] Es gibt Belege, dass Glycin und Prolyl-Hydroxyprolin bei Tieren mit Colitis ähnliche Resultate erzielen können.
- *L-Glutamin regt das Wachstum der Darmschleimhaut an.* Diese Aminosäure wird von der Glutaminsäure gebildet, eine manchmal in Kollagen vorkommende Aminosäure. Sie ist auch in Knochenbrühe enthalten und wirkt synergetisch mit den wichtigsten Kollagen-Aminosäuren zusammen. Tatsächlich sind einige Forscher der Meinung, dass Glutamin von allen Nährstoffen das Epidermalwachstum am stärksten anregt. Eine im *Journal of Parenteral and Enteral Nutrition* veröffentlichte Studie ergab, dass Glutamin ein Protein wiederherstellt, das bei Patienten mit Reizdarmsyndrom die Funktion der Tight Junctions verbessert.[95] Andere Studien kamen zu dem Ergebnis, dass bei Glutaminmangel die Tight Junctions durchlässig werden können.[96] Und Glutamin erhält bei Infektionen und anderen Verletzungen der Darmschleimhaut nachweislich die Funktion der Tight Junctions aufrecht.[97]
- *Kollagen kann auch Ihren Magen schützen.* Eine in der Zeitschrift *Research Communications in Molecular*

Pathology and Pharmacology veröffentlichte Studie ergab, dass Glycin die Magensaftsekretion hemmen und die Schleimhaut vor Magengeschwüren schützen kann.[98]

* *Und schließlich fördert Kollagen die Verdauung.* Bei der Passage durch den Verdauungstrakt nimmt Kollagen Wasser und Säuremoleküle auf. Wenn es den Darm erreicht hat, enthält es große Mengen an Flüssigkeit, unterstützt also die Aufspaltung von anderen Proteinen und Kohlenhydraten und sorgt dafür, dass die Nahrung das Verdauungssystem leichter passieren kann.

Nahrungsmittel, Heilpflanzen und Ergänzungsmittel, die Kollagen stärken und Ihren Darm heilen

Stressabbau und regelmäßige Bewegung sind wichtig für die Gesundheit unseres Darms. Tatsächlich liegen mittlerweile die Ergebnisse aus 40 Jahren Forschung vor, die zeigen, dass Stress sich ungünstig auf die mikrobielle Besiedlung Ihres Darms auswirkt. Sie zeigen darüber hinaus, dass Stress die Epithelzellen durchlässiger werden lässt und dass die Schleimschicht dadurch ganz allgemein dünner wird und in schlechterem Zustand ist. Ebenso haben eine Reihe von Human- und Tierstudien ergeben, dass regelmäßige Bewegung Ihren Darm schützen kann. So kann beispielsweise Sport das Wachstum nützlicher Bakterien im Darm anregen und die Menge des bakteriellen Stoffwechselprodukts Butyrat ansteigen lassen, das die Vermehrung von Epithelzellen fördert und die Integrität der Darmbarriere schützt.

Allerdings kann es kaum überraschen, dass vor allem die Ernährung eine gewaltige Rolle für das Wohlbefinden Ihres Verdauungssystems spielt. Zwar ist Kollagen an sich schon gut für

Ihren Darm – besonders, wenn Sie es im Rahmen einer entzündungshemmenden Ernährung zu sich nehmen –, aber hier folgt noch eine Liste von Lebens- und Ergänzungsmitteln, die ebenfalls nachgewiesenermaßen besonders nützlich für Ihre Darmschleimhaut und Ihre Darmflora sind (sowie einige, die das keineswegs sind).

Lebensmittel, die Sie essen sollten:

* **Knochenbrühe.** Diese heilsame Brühe enthält eine beachtliche Dosis der Aminosäuren Prolin und Glycin und zudem L-Glutamin, die alle zur Heilung Ihrer geschädigten Darmwände beitragen können. Wie ich oben bereits erwähnte, haben Dutzende von Studien gezeigt, dass Glutamin eine sehr wirksame Waffe zum Schutz und zur Verbesserung der Darmgesundheit ist. Es hilft nicht nur, die Struktur und Funktion der Darmbarriere zu verbessern, sondern es kann auch die Anzahl der darmfreundlichen Bakterien erhöhen und gleichzeitig gefährliche Mikroben dezimieren. (Außer in Knochenbrühe kommt Glutamin in Rindfleisch aus Weidehaltung, Spirulina, Chinakohl, Hüttenkäse, Spargel, Stängelkohl oder Wilder Brokkoli, Kabeljau und Lachs aus Wildfang, Wild und Putenfleisch vor. Sie brauchen täglich mindestens drei Portionen glutaminreicher Lebensmittel.)
* **Fermentierte Lebensmittel.** Mit ihrem hohen Gehalt an Probiotika und organischen Säuren helfen diese Superfoods, eine optimale Darmflora aufzubauen, was die Nährstoffaufnahme und die Darmgesundheit insgesamt verbessert. Hervorragende Quellen sind Sauerkraut, Kimchi, Kwass, Joghurt und Kefir.

* **Produkte auf Kokosbasis.** Die mittelkettigen Fettsäuren in der Kokosnuss sind leichter verdaulich als andere Fette und daher gut für Menschen mit Leaky-Gut-Syndrom. Caprinsäure, Caprylsäure und Laurinsäure, die Fette der Kokosnuss, wirken außerdem antimikrobiell. Kokoskefir ist einer meiner besonderen Favoriten unter den Superfoods, denn er liefert sowohl gesunde Fette als auch Probiotika, die grundlegende Veränderungen in Ihrem Verdauungstrakt bewirken können.
* **Gegartes Gemüse.** Auch wenn es Sie vielleicht überrascht: Menschen, die mit Darm- und Verdauungskrankheiten zu kämpfen haben, sollten Gemüse besser gegart als roh verzehren. Der Grund: Gegartes Gemüse, besonders gedämpftes, gedünstetes und gebackenes Gemüse, ist leichter verdaulich – und ist mit seiner dennoch unglaublich hohen Nährstoffdichte noch immer gesund. Die Traditionelle Chinesische Medizin lehrt, dass der Verzehr von Spargel, Blumenkohl, Kürbis und bitteren Gemüsesorten wie Löwenzahnblättern, Rettich und Mangold ebenfalls die Gesundheit des Verdauungstrakts fördern kann, weil das nicht nur Feuchtigkeit in Schach hält, sondern auch Candidabefall (eine Hefepilzart) austrocknet, der den Darm schädigt.
* **Gesunde Fette.** Eigelb, Avocados, Kokosöl, Ghee und tierische Fette strapazieren den Darm nicht und fördern die Heilung.
* **Omega-3-Fettsäuren.** Entzündungshemmende Lebensmittel wie Lachs, Thunfisch, Makrele, Heilbutt, Kohlenfisch, Sardinen und anderer Fisch aus Wildfang können einem geschädigten Darm guttun.
* **Ballaststoffe.** Forschungen haben gezeigt, dass eine ballaststoffarme Ernährung im Darm die Verbreitung von

Bakterien begünstigt, die die Schleimschicht angreifen. Wird sie dünner, werden Sie anfälliger für bestimmte Krankheitskeime, die Colitis verursachen. Aus diesem Grund ist eine ballaststoffreiche Ernährung mit gekeimten Chiasamen, Leinsamen, Hanfsamen, Artischocken, Brokkoli, Blumenkohl, Spinat, Grünkohl, Heidelbeeren und Himbeeren für die Darmgesundheit unentbehrlich. Wenn Sie keinen überempfindlichen Darm haben, sollten Sie versuchen, täglich 30 bis 40 Gramm Ballaststoffe zu sich zu nehmen.

Ergänzungsmittel zur Unterstützung Ihres Darms:

* **Probiotika.** Wenn Sie zusätzlich zu Kollagen nur ein einziges weiteres Ergänzungsmittel zur Unterstützung Ihrer Darmgesundheit einnehmen wollen, dann muss es dieses sein. Probiotika helfen, die nützlichen Bakterien im Darm zu vermehren und schädliche zu verdrängen. Halten Sie Ausschau nach Stämmen wie *Bacillus clausii, Bacillus subtilis, Saccharomyces boulardii* und *Bacillus coagulans.* 50 bis 100 Milliarden Einheiten täglich sollten es sein.
* **L-Glutamin.** Glutaminpulver wirkt entzündungshemmend und ist für Wachstum und Reparatur Ihrer Darmschleimhaut erforderlich. Ich empfehle Ihnen, L-Alanyl-Glutamin zu kaufen, weil Ihr Körper die Substanz in dieser Form besser aufnehmen kann. Für die meisten Menschen sind 2000 bis 5000 Milligramm täglich ideal.
* **Verdauungsenzyme.** Diese Substanzen sorgen dafür, dass Sie Ihre Nahrung vollständig verdauen, und damit sinkt die Wahrscheinlichkeit, dass kleine Nahrungs-

partikel durch eine löchrige Darmwand entweichen können. Nehmen Sie zu Beginn jeder Mahlzeit ein bis zwei Kapseln.

* **Heilpflanzen und Gewürze.** Heilmittel auf pflanzlicher Basis können Ihre Darmgesundheit erheblich beeinflussen. Ich empfehle Pflanzen, die entzündungshemmend und wärmend wirken, eine Vorstellung aus der Traditionellen Chinesischen Medizin. Zu den Pflanzen, die die Darmgesundheit stärken und in diese Kategorie fallen, gehören Ingwer, Kurkuma und Galgant. Ebenfalls heilsam: Pflanzen, die Feuchtigkeit und Candida austrocknen, unter anderem Pau d'arco, Petersilie, Jasmin, grüner Tee, Salbei und Thymian. Sie können Heilpflanzen in Ihre Speisen geben, in Kapselform einnehmen oder sie in heißem Wasser ziehen lassen und als schmackhaften Kräutertee trinken.
* **Süßholzwurzel.** Diese adaptogene Pflanze sorgt für einen ausgeglichenen Spiegel des Stresshormons Cortisol und verbessert die Magensäureproduktion. Gleichzeitig hilft sie, die Darmschleimhaut zu erhalten. Nehmen Sie ein- oder zweimal täglich etwa 500 Milligramm.
* **Heilpilze:** Igel-Stachelbart und Reishi. Diese adaptogenen Pilze haben eine positive Wirkung auf Ihren Darm – und Ihren Körper. Der Igel-Stachelbart entfaltet seine heilsame Wirkung auf der Darm-Hirn-Achse. Studien haben gezeigt, dass er Darmentzündungen und Magengeschwüre reduziert und bei der Regeneration von Hirn- und Nervengewebe mitwirkt. Reishi hat schon seit Langem den Beinamen »Pilz der Unsterblichkeit«, und das mit gutem Grund: Er unterstützt das Immunsystem, den Darm und die Nebennieren, die eine ganze Reihe

unterschiedlicher Hormone ausschütten, die sich auf den Darm auswirken können. Halten Sie sich für die Dosierung an die Packungsanweisungen.

* **Eibischwurzel.** Dieses natürliche Antihistaminikum besitzt auch eine heilsame antioxidative Wirkung. Zusammen mit Ingwer eingenommen hilft es, Ihren Magen vor Geschwüren zu schützen, und unterstützt ganz allgemein die Magen-Darm-Gesundheit. Nehmen Sie ein- oder zweimal täglich 500 Milligramm.
* **CBD-Öl.** Dieses immer beliebtere Ergänzungsmittel enthält Cannabinoide aus der Hanfpflanze, unter anderem Cannabidiol (CBD), Cannabinol (CBN) und Cannabigerol (CBG), die beruhigend auf das sympathische Nervensystem wirken – und die Entspannung des Nervensystems kann zur Heilung des Darms beitragen, Ängste abbauen und zu besserem Schlaf verhelfen (der ebenfalls gut für die Gesundheit des Verdauungstrakts ist). Für Menschen mit stressbedingten Magen-Darm-Problemen ist CBD-Öl ein wirksames Ergänzungsmittel. Nehmen Sie täglich 20 bis 40 Milligramm.

Substanzen, die Sie meiden (oder nur in mäßigen Mengen konsumieren) sollten:

* **Lebensmittel, von denen sich die schädlichen Bakterien im Darm ernähren.** Zugesetzter Zucker, raffinierte Öle, gentechnisch modifizierte Lebensmittel, synthetische Lebensmittelzusätze und Milchprodukte aus konventioneller Erzeugung gehören samt und sonders in diese Kategorie, denn sie alle können zu einer rasanten

Vermehrung schädlicher Mikrobenpopulationen führen, die die schützenden Bakterien überwältigen – ein Zustand, der irgendwann im Leaky-Gut-Syndrom endet.

* **Gebräuchliche Substanzen, die Gift für den Darm sind.** Alles von Antibiotika über frei erhältliche nichtsteroidale Antirheumatika bis hin zu Pestiziden kann sich auf die Durchlässigkeit Ihres Darms auswirken. Antibiotika zum Beispiel töten nützliche Bakterien ab und ermöglichen destruktiven Mikroben, sich auszubreiten. Eine in der Zeitschrift *Gut* veröffentlichte Studie ergab, dass bei Patienten, die 3 bis 6 Monate lang nichtsteroidale Antirheumatika eingenommen hatten, die Darmwand zunehmend durchlässiger wurde.[99] Und Pestizide in Lebensmitteln können Entzündungen hervorrufen und in Ihrem Hormonhaushalt verheerende Schäden anrichten. Kaufen Sie, wenn irgend möglich, Bioware.
* **Alkohol.** Sowohl Human- als auch Tierstudien kamen zu dem Schluss, dass starker Alkoholkonsum über einen längeren Zeitraum zu Funktionsstörungen der Darmbarriere führen und die Qualität und Zahl der Darmbakterien verändern kann. Die genauen Mechanismen sind nicht völlig geklärt, aber die Studien haben gezeigt, dass der Genuss von Alkohol das Probiotikum *Lactobacillus* deutlich verringert. Außerdem wird Alkohol in Ihrem Körper in Glukose umgewandelt, und Zucker schädigt die Epithelschicht. Wenn Sie Alkohol trinken, sollten Sie am besten Weine aus zertifizierter biologischer oder biodynamischer Erzeugung und bewässerungsfreiem Anbau kaufen, die frei von Mykotoxinen, also durch Schimmel gebildete Substanzen, sind und weniger Zucker enthalten, sodass sie im Körper weniger Glukose bilden. Ein bisschen Alkohol schadet Ihnen nicht.

Aber versuchen Sie, nicht jeden Tag Alkohol zu trinken, und trinken Sie jeweils nicht mehr als ein bis zwei Gläser.

Bei Durchfall, aufgetriebenem Bauch und Blähungen schieben wir die Schuld gern auf verdorbene Lebensmittel oder einen Infekt. Aber es gibt gute Gründe, genau auf die Gesundheit Ihres Darms zu achten und darauf, wie Sie sich nach dem Verzehr von bestimmten Nahrungsmitteln fühlen. Die Auswirkungen einer leichten Zöliakie beispielsweise können durchaus unauffällig sein, die Konsequenzen dagegen verheerend, wenn das zugrunde liegende Darmproblem unerkannt bleibt. Unbehandelt untergraben diese Krankheiten des Verdauungssystems allmählich Ihre Gesundheit, beeinträchtigen alles von Ihrer Stimmungslage bis zu Ihren Energiereserven und hindern Sie daran, ein aktives und glückliches Leben zu führen.

Ich hoffe, dass dieses Kapitel ein Weckruf ist. Sie wissen jetzt nicht nur, wie wichtig die Vorgänge im Inneren Ihres Bauches sind, sondern auch, wie entscheidend Kollagen für Ihren Weg zu besserer Gesundheit ist. Damit sind Sie jetzt offiziell in der Lage, die Kontrolle über Ihre Magen-Darm-Probleme zu übernehmen und Ihr Allgemeinbefinden zu verbessern.

Kapitel

9

Das Geheimnis von Kollagen gegen Schmerzen und Entzündungen

Die wirksamste Strategie zum Schutz Ihrer Gelenke und zur Verbesserung Ihrer sportlichen Leistungen

Erinnern Sie sich, dass ich in Kapitel 6 berichtet habe, wie bekannte Profisportler wie Alex Rodríguez, Kobe Bryant und Peyton Manning mithilfe von Stammzellen das Kollagen in dem Bindegewebe um ihre Gelenke verjüngten? Das ist nur ein faszinierender Teil einer viel größeren – und rasch wachsenden – Geschichte der Möglichkeiten, wie Kollagen zu *dem* entscheidenden Faktor für die Gesunderhaltung Ihrer Gelenke werden kann.

Die Gesundheit der Gelenke ist nicht nur für Profisportler von Bedeutung. Sie betrifft jeden und ist für uns alle wichtig – für die Jungen, die sich ihre elastischen, kräftigen und funktionstüchtigen Sehnen, Knorpel und Bänder erhalten wollen, für Freizeitsportler jeden Alters, die auch in Zukunft und so lange wie irgend möglich ihren geliebten Sport betreiben wollen, ebenso wie für die immer größer werdende Gruppe der Älteren und Alten, von denen viele ein erschreckend bewegungsarmes Leben führen, weil sie wegen des Verlustes von gesundem Bindegewebe von Schmerzen und Behinderungen geplagt werden.

Nach Informationen der Centers for Disease Control and Prevention stieg von 2002 bis 2014 die Anzahl der Menschen, die angaben, mit schweren Gelenkschmerzen kämpfen zu müssen (bewertet mit sieben oder höher auf einer Skala von eins bis zehn), sprunghaft von 10,5 Millionen auf 14,6 Millionen an[100] – und man geht sicher nicht fehl in der Annahme, dass diese Zahlen seitdem weiter gestiegen sind. Vorsichtigen Schätzungen zufolge wurde bei etwa 54 Millionen Erwachsenen offiziell die Diagnose Arthritis gestellt, die die häufigste Ursache von Gelenkschmerzen ist, aber es steht zu erwarten, dass bis 2040 etwa 78 *Millionen* Erwachsene in den Vereinigten Staaten – also ein Viertel der Bevölkerung! – mit dieser Krankheit zu kämpfen haben werden.[101]

Zum Glück kann Kollagen auch in sehr schweren Fällen die dringend benötigte Linderung verschaffen. Und für diejenigen, die jeden Tag an heftigen Schmerzen leiden, kann es der geheime Wirkstoff sein, der ihnen hilft, ihre Beweglichkeit und damit die Fähigkeit zu einem selbstständigen und aktiven Leben in einem funktionsfähigen Körper wiederzuerlangen.

Als die 55-jährige Lora Stone aus Oregon sich vor nicht allzu langer Zeit an mich wandte, berichtete sie mir, dass sie genau das erlebt hatte. Als junges Mädchen war sie Extremsportlerin und Draufgängerin. »Während meiner gesamten Middle- und High-School-Zeit fuhr ich Rennen mit dem Geländemotorrad und war in drei verschiedenen Sportarten aktiv«, sagte sie. »Ich habe nie gelernt, mit Konditionsfragen entspannt oder cool umzugehen.« Im Laufe der Jahre erlitt sie zwanzig Knochenbrüche, darunter auch mehrere Wirbelbrüche. Und dann, als sie älter wurde, fingen die Schmerzen an. »Ich habe Arthritis in den Händen, in den Füßen und im Rücken – und es gibt Zeiten, in denen mich das ernsthaft behindert«, sagte sie. »Es wurde so schlimm, dass ich gar nicht mehr richtig trainieren konnte – und mit Medikamenten komme ich nicht gut klar, also bedeutete das für mich die meiste Zeit einfach, die Schmerzen auszuhalten.«

Das änderte sich allmählich, als ihr im Juni 2017 ein Freund empfahl, es mit Kollagensupplementen zu probieren. »Nachdem ich 3 Monate lang täglich mehrere Löffel Multi-Kollagen-Protein eingenommen hatte, hatte ich weniger Schmerzen im Rücken und in den Gelenken, und die machten auch nicht mehr das grässliche knirschende Geräusch wie vorher«, sagte sie. »Nach einem Jahr mit Kollagen hatten meine Schmerzen erheblich nachgelassen, und ich hatte seit Langem nicht mehr so viel mehr Energie und Ausdauer gehabt. Auch meine Fingernägel und Haare erholten sich, und meine Darmbeschwerden sind verschwunden. Joggen kann ich immer noch nicht, aber ich kann ohne Schmerzen herumlaufen – und ich kann Ihnen gar nicht sagen, was das für mein Leben bedeutet. Kollagen hat es von Grund auf verändert. Ich habe es allen meinen Freunden empfohlen. Ich werde nie aufhören, es einzunehmen.«

Ähnlich wie Loras Geschichte klingen auch Rückmeldungen, die ich von Hunderten von Patienten, von Freunden und von meiner Familie im Laufe der Jahre erhielt. Die Rolle von Kollagen für die Gesunderhaltung von Knorpel- und Bindegewebe wird immer noch zu wenig gewürdigt – obwohl seine heilsame Wirkung von Tag zu Tag mehr Anerkennung findet. Auf den folgenden Seiten werde ich genauer auf die wissenschaftlichen Veröffentlichungen eingehen, die in beeindruckender Zahl vorliegen und jetzt allmählich erklären, wie und warum Kollagen Menschen wie Lora Linderung bringen kann – und wie es all denen helfen kann, für die Fitness zum Leben gehört und auch auf Dauer gehören soll.

Darf ich vorstellen: das kollagene Gewebe, das Ihre Gelenke schützt und abfedert

Die meisten Menschen haben eine ungefähre Vorstellung davon, was Bindegewebe ist, aber sie würden sich schwertun, es zu definieren. Hier eine kurze Erklärung: Das ist der Stoff, der Gewebe oder Organe verbindet, stützt oder voneinander trennt – und dazu gehören wie zu erwarten Ihre Knorpel, Sehnen und Bänder ebenso wie einige Gewebe, von denen Sie das vielleicht nicht vermutet hätten, zum Beispiel Knochen, Fett, Lymphe und Blut. Knochenmaterial beispielsweise ist eine dichte Bindegewebsart, Blut, Lymphe und Fett dagegen sind flüssiger oder visköser. Aber sie alle haben denselben embryologischen Ursprung wie andere Arten von Bindegewebe – und ähnliche Funktionen, nämlich die einzelnen Teile des Körpers miteinander zu verbinden.

Im Gegensatz zu Ihrer Haut, die aus eng und ohne viel »extrazellulären« Zwischenraum miteinander verknüpften Zellen besteht, sind die Bindegewebszellen in einer zähflüssigen Matrix verteilt. Diese visköse Substanz besteht aus Kollagen, Elastin und Fibroblasten (den Zellen, die Kollagen produzieren) sowie aus Molekülen, die als Glykosaminoglykane (GAGs) und Proteoglykane bezeichnet werden, wobei es sich bei Letzteren um GAGs handelt, die an Proteine gebunden sind.

Die Hauptaufgabe der GAGs besteht darin, Kollagen und Elastin zu unterstützen, zu erhalten und diese faserigen Substanzen in die Lage zu versetzen, Feuchtigkeit zu speichern. GAGs sind die idealen Moleküle, um das Gewebe um Ihre Gelenke zu schmieren, denn sie sind gelatinös, aber nicht stark komprimierbar. Mit anderen Worten, sie ermöglichen Beweglichkeit und Flexibilität, bieten aber gleichzeitig ein festes Polster, das die vielfältigen Belastungen unserer Gelenke bei Beuge- und Drehbewegungen oder bei der Ausübung von Druck abfängt, wie sie etwa beim Laufen, Springen, Heben, Schieben und Ziehen entstehen. GAGs enthalten Glukosamin, einen in Ergänzungsmitteln zur Pflege der Gelenke gerne verwendeten Wirkstoff. Zudem gibt es einige spezialisierte Arten von GAGs, die ebenfalls gut für die Gelenke sind. Von den folgenden zwei Arten, die in Ihrem Bindegewebe vorkommen und für seine Gesundheit unentbehrlich sind, haben Sie wahrscheinlich schon gehört:

* **Hyaluronsäure** (HA, vom englischen *hyaluronic acid*) ist ein GAG-Typ, der Ihnen vermutlich in gängigen Hautpflegeprodukten schon begegnet ist. Sie ist derzeit sehr angesagt, denn sie sorgt für eine bessere Feuchtigkeitsspeicherung, die, wie Sie wissen, für die Haut von fundamentaler Bedeutung ist. Aber HA-Moleküle sind auch für die Gelenke unverzichtbar. Sie sind extrem groß für Moleküle, und das macht sie zu hervorragenden Schmiermitteln und Stoßdämpfern in dem Bindegewebe, das Ihre Gelenke abpuffert.
* **Chondroitin** ist ein weiterer GAG-Typ, der im Knorpelgewebe und in den Sehnen vorkommt. Höchstwahrscheinlich ist er Ihnen zusammen mit Glukosamin in Ergänzungsmitteln zur Unterstützung der Gelenke schon begegnet. Dieser Typ ist ein unerlässlicher Bestandteil des Bindegewebes, denn er verstärkt die stoßdämpfende Wirkung von Kollagen und blockiert Enzyme, die Knorpel abbauen.

Nachdem Sie jetzt ein bisschen über Bindegewebe im Allgemeinen erfahren haben, wollen wir einen kurzen Blick auf die Bindegewebstypen werfen, die für gesunde Gelenke am wichtigsten sind. Knorpel ist das häufigste Bindegewebe in unserem Körper.

Er besteht aus ganz eng beieinanderliegenden Kollagenfasern in einer gummiartigen, gelatinösen Substanz namens Chondrin. Knorpel ist an strategischen Punkten über den ganzen Körper verteilt – in der Nase, der Luftröhre und den Ohren zum Beispiel –, aber das Gewebe, das für die Mobilität und für reibungslose Bewegungen entscheidend ist, findet sich in den Gelenken.

Eine 2 bis 3 Millimeter starke Knorpelschicht überzieht die Knochen, die jeweils das Gelenk bilden, sei es das Schulter-, Knie-, Hüft-, Fuß-, Sprung-, Ellbogen- oder Handgelenk, und dient als polsterartiger Stoßdämpfer und Schmiermittel, mit dessen Hilfe die Knochen leicht aneinander entlanggleiten können, wenn wir uns bewegen. Seine einzigartige Kombination von Bestandteilen – eine gelartige, mit Kollagen gefüllte Matrix, die bis zu 80 Prozent aus Wasser besteht (wenn dieser Prozentsatz auch mit dem Alter abnimmt) – bewirkt, dass Knorpel sehr wenig Reibung verursacht, und macht ihn so zum idealen Material zum Schutz der Gelenke. Das Knie enthält noch einen weiteren Knorpel, den Meniskus, der nicht mit den Knochen verbunden ist, sondern zwischen ihnen liegt und so für zusätzliche Stabilität und Stoßdämpfung sorgt.

Die Bandscheiben zwischen unseren Wirbeln bestehen ebenfalls aus Knorpel. Sie setzen sich zusammen aus einer relativ robusten runden Schicht aus dünnen, konzentrischen Platten von Kollagenfasern und einem zähflüssigen inneren Kern, dem *Nucleus pulposus*. Dieser enthält ein kompressionsresistentes, hydriertes Gel, bestehend aus Kollagen, Wasser und Proteoglykanen. In ihrer Position zwischen den Wirbelknochen haben die Bandscheiben drei wichtige Aufgaben: Sie halten die Wirbelsäule zusammen, machen sie beweglich und absorbieren die Belastungen, denen unsere Wirbelsäule im Alltag ausgesetzt ist.

Knorpel ist insofern problematisch, als er keine Blutgefäße enthält. Ohne Blutversorgung kann das Gewebe sich nur schwer erneuern – und wenn Knorpel im Laufe der Zeit verschleißt, sei es aufgrund von Verletzungen, fortgeschrittenem Alter, Übergewicht oder einer Fehlstellung, die das Gewebe ungleichmäßig belastet, kann dies irgendwann zu steifen, schmerzhaften Gelenken führen, der Visitenkarte der Arthrose.

Wenn Sie jedoch Ihre Ernährung mit Kollagen ergänzen, können selbst komplizierte Knorpelverletzungen ausheilen. Mein Freund und Kollege Jordan Rubin, Naturheilkundler und Verfasser des Buches *Des Schöpfers Kost*, erfuhr, wie heilsam Kollagen sein kann, als er 2015 heftige Schmerzen in der Kniescheibe bekam. Die Diagnose lautete auf Chondromalacia patellae oder »Läuferknie«, das durch den Abbau des Knorpels an der Unterseite der Kniescheibe, oder Patella, verursacht wird, sodass Knie und Femur (der lange Oberschenkelknochen) aneinanderreiben.

Über diese Zeit erzählte er mir: »Mein Knie war so empfindlich und entzündet, dass ich nicht mehr auftreten konnte ohne stechende Schmerzen im Knie und das Bein nicht mehr strecken konnte. Es war so schlimm, dass ich mich nur mit Krücken fortbewegen konnte. Ich wusste schon über Knochenbrühe Bescheid, da ich sie schon mal zur Heilung meines Morbus Crohn angewendet hatte, als ich in meinen Zwanzigern war. Zu der Zeit, als ich diese Schmerzen im Knie bekam, war ich allerdings mittlerweile sechsfacher Vater und hatte die zeitraubende Gewohnheit des Brühekochens aufgegeben. Weil aber Knochenbrühe reichlich Kollagen enthält, einen der Hauptbestandteile von Knorpelgewebe, trank ich wieder jeden Tag sechs Tassen.«

Innerhalb weniger Wochen, sagte Jordan, hatte sich sein Zustand so weit verbessert, dass er keine Krücken mehr brauchte. Und dann passierte das, was ich an Knochenbrühe so großartig finde im Gegensatz zu Pharmazeutika oder Entzündungshemmern: Es ging seinem Knie immer besser. Jordan nennt das den

Crescendo-Effekt. »Knochenbrühe heilt gesundheitliche Probleme nicht nur. Es geht einem sogar besser als vorher«, sagte er. »Inzwischen bin ich 43, und zu meinem regelmäßigen Workout gehören Kniebeugen mit meinem Sohn.«

Die beiden anderen, im Zusammenhang mit den Gelenken wichtigsten Bindegewebsarten, Sehnen und Bänder, sind leicht zu verwechseln – und weisen auffallende Ähnlichkeiten auf. Sie bestehen beide aus Kollagen und werden beide nicht übermäßig mit Blut versorgt, sodass eine Heilung viel Zeit in Anspruch nehmen kann. Beide neigen bei der Heilung zur Bildung von dichtem Narbengewebe anstatt jugendlichem, elastischem Gewebe. Neue Forschungen, auf die ich weiter unten näher eingehen werde, zeigen allerdings, wie man das vermeiden kann.

In wichtigen Aspekten unterscheiden sich Bänder und Sehnen allerdings. Bänder sind über Kreuz angeordnete Knorpelstreifen, die Knochen mit Knochen verbinden und die Gelenke stabilisieren. Sie ermöglichen die Bewegung, setzen ihr aber gleichzeitig auch Grenzen, ähnlich wie eine Leitplanke, damit Ihr Gelenk nur innerhalb eines sicheren Bereiches beweglich ist. Zum Beispiel verbindet das vordere Kreuzband den Femur unseres Oberschenkels mit dem Schienbein in unserem Unterschenkel; es stabilisiert das Kniegelenk und ermöglicht gleichzeitig all die vielen Bewegungen, die das Gelenk im Laufe des Tages ausführt. Wenn sie zu stark gedehnt werden, können Bänder natürlich reißen; Kreuzbandrisse zum Beispiel sind häufige Verletzungen bei Sportlern wie Basketballspielern und Skifahrern.

Sehnen dagegen verbinden Muskeln mit anderen Körperstrukturen, für gewöhnlich mit Knochen. Von allen Weichgeweben haben sie die höchste Reißfestigkeit – eine unschätzbare Eigenschaft angesichts der Belastungen, denen sie ausgesetzt sind, wenn wir unsere Muskeln anspannen. Allerdings neigen sie bei zu starker Beanspruchung auch zu Verletzungen. Die häufig diagnostizierte schmerzhafte Sehnenscheidenentzündung ist das Resultat einer Entzündung oder Reizung des Gewebes. Bei älteren Menschen besteht das Risiko einer Sehnenscheidenentzündung, weil die Sehnen mit zunehmendem Alter an Elastizität verlieren, aber das Leiden kann Menschen aller Altersgruppen treffen, junge Tänzer ebenso wie Computerspieler, Büroarbeiter, die den ganzen Tag tippen, oder leidenschaftliche Tennisspieler. Andere häufige Erkrankungen der Sehnen sind Zerrungen und Risse.

Wenn Sie bedenken, was wir an einem normalen Tag alles tun – uns nach einem Tablett auf einem hohen Regal strecken etwa oder 8 Kilometer joggen oder viele Male in die Hocke gehen, um ein Kleinkind hochzuheben, oder Treppen hinauf- und hinabsteigen –, merken Sie, dass wir von unseren Gelenken und von dem Bindegewebe, das sie auspolstert, schmiert und schützt, eine ganze Menge verlangen. Kein Wunder, dass da auch manchmal etwas schiefgehen kann, besonders, wenn die Gewebe altern und Kollagen und Wasser verlieren, die Schlüssel zu ihrer Kraft und Flexibilität. Aber es gibt die berechtigte Hoffnung – und Belege dafür –, dass Kollagen in der Nahrung dazu beitragen kann, Ihr Bindegewebe gesund zu erhalten – und zu heilen, wenn mal irgendetwas schiefgegangen ist.

Wissenschaftliche Erkenntnisse über die Rolle von Kollagen für die Gesundheit der Gelenke

1993 führten Forscher der Harvard Medical School eine randomisierte, placebo-kontrollierte Studie über Kollagen Typ II bei Patienten mit rheumatoider Arthritis durch, einer Autoimmunerkrankung, bei der das körpereigene Immunsystem die

Gelenkinnenhaut angreift und Knorpel und Knochen schädigt. Vor Beginn der Studie wurden bei allen Patienten die Immunsuppressiva abgesetzt, die sie bis dahin eingenommen hatten. Dann erhielten die Teilnehmer der Wirkstoffgruppe der Studie 3 Monate lang Kollagen Typ II, den in Knorpel zu größten Mengen enthaltenen Kollagentyp, und die Placebogruppe ein wirkstofffreies Ergänzungsmittel.

Am Ende der Studie hatten bei den meisten Patienten in der Kollagengruppe sowohl die Anzahl geschwollener und schmerzender Gelenke als auch der Grad der Schwellung und die Schmerzen deutlich abgenommen. Bei den meisten Teilnehmern in der Kontrollgruppe dagegen hatten sich die Symptome verschlimmert. Auch nahm die Kollagengruppe durchschnittlich weniger Schmerzmittel ein, und die morgendliche Steifheit nahm ab, während die Griffstärke zunahm. Bei vier von ihnen heilte die Krankheit vollständig aus.[102]

Obwohl diese und immer mehr ähnliche Studien schon seit den 1990er-Jahren nachweisen, dass Kollagen bei Gelenkerkrankungen hilfreich sein kann, waren die Wissenschaftler wenig geneigt, sich von diesem Ansatz überzeugen zu lassen, weil sie nicht glaubten, dass bei der Einnahme von Kollagen die darin enthaltenen Aminosäuren an die Stellen im Körper gelangen würden, wo sie gebraucht wurden. Wie ich in einem früheren Kapitel geschildert habe, erkannten die Forscher erst in der Folgezeit allmählich die Zusammenhänge und trugen das Beweismaterial dafür zusammen, dass der Körper von dem Verzehr von Kollagen tatsächlich profitiert.

Als Erste entdeckten japanische Forscher im Blut von Menschen, die ein Ergänzungsmittel mit Kollagen-Hydrolysat eingenommen hatten, hohe Mengen eines Peptids, das die wichtige Kollagenaminosäure Hydroxyprolin enthält. Diese Studie aus dem Jahr 2005 zeigte, dass die Kollagenpeptidspiegel dosisabhängig anstiegen, was den Ergebnissen größere Glaubwürdigkeit verlieh.[103]

In der Folgezeit wurde in Tierversuchen nachgewiesen, dass Kollagenpeptid sich in der Haut ablagert, wenn es die Blutbahn verlassen hat.[104] Zur gleichen Zeit zeigten Laborstudien, dass Kollagenpeptide das Wachstum der Fibroblasten (kollagenproduzierende Zellen) in einem Kollagengel anstoßen.

Und weitere Forschungen ergaben, dass die Peptide die Produktion von Hyaluronsäure in den Fibroblasten und von Glykosaminoglykan in den Chondrozyten steigern – womit sich herausstellte, dass auch sie Einfluss auf das Gelenkgewebe nehmen.[105]

In ihrer Gesamtheit sind diese Erkenntnisse ein deutlicher Hinweis darauf, dass die Einnahme von Kollagen den Gelenken nützen kann. Dank der überzeugenden Forschungsergebnisse findet in der konventionellen Einschätzung, was die Wirksamkeit dieser Methode angeht, zurzeit ein tiefgreifendes Umdenken statt, und seitens der Forscher wächst das Interesse an sicheren Wegen zur Behandlung weitverbreiteter – und in manchen Fällen zu Invalidität führender – Erkrankungen, an denen unnötig viele Menschen leiden.

Hier ein Blick auf einige der vielversprechenden Ergebnisse:

* Eine randomisierte, placebo-kontrollierte Doppelblindstudie, die in der Zeitschrift *Complementary Therapies in Medicine* veröffentlicht wurde, untersuchte 200 Personen, die mindestens 50 Jahre alt waren und an Gelenkschmerzen in der Lendenwirbelsäule, den oberen oder den unteren Gliedmaßen litten. Bei mehr als der Hälfte der Mitglieder der Therapiegruppe, die 6 Monate lang täglich 1200 Milligramm Kollagen-Hydrolysat einnahmen, gingen die Schmerzen signifikant zurück.[106]

* In einer Studie mit 250 Patienten, bei denen eine Arthrose im Knie diagnostiziert worden war, verabreichten spanische Forscher der einen Hälfte der Gruppe 6 Monate lang täglich 10 Gramm Kollagen-Hydrolysat. Im Vergleich zu den Teilnehmern, die ein Placebo erhalten hatten, wurde bei denen in der Kollagengruppe ein deutliches Abklingen der Schmerzen beobachtet, die mit zwei häufig eingesetzten Messskalen für Gelenkschmerzen gemessen wurden – und diejenigen, bei denen der Gelenkabbau am weitesten fortgeschritten war, profitierten sogar am meisten.[107]
* Britische Forscher berichteten 2018 über die Ergebnisse einer interessanten randomisierten, placebo-kontrollierten Doppelblindstudie. Sie verabreichten ein Ergänzungsmittel, das hydrolysiertes Fischkollagen, Glukosamin, Chondroitin, L-Carnitin, Vitamine und Mineralstoffe enthielt, an die Hälfte ihrer 120 Probanden, die alle zwischen 21 und 70 Jahre alt waren; die Teilnehmer nahmen das Mittel 90 Tage lang ein. In erster Linie wollten die Forscher herausfinden, ob sich bei den Teilnehmern die Hautelastizität veränderte (ja), aber sie untersuchten bei einer Untergruppe mit einem Alter von 31 bis 70 Jahren auch die Gelenkschmerzen. Sie stellten fest: Die Beschwerden der Kollagenanwender gingen durchschnittlich um 43 Prozent zurück, und die Beweglichkeit der Gelenke nahm um 39 Prozent zu. Daraus schlussfolgerten sie, dass das Ergänzungsmittel »eine effektive Lösung zur Verzögerung typischer Alterserscheinungen« sein könnte.[108]
* Eine Übersichtsstudie zur Kollagenbehandlung von Arthrosesymptomen aus dem Jahr 2018 kam zu dem Schluss, dass die Forschung überzeugend darlegt, dass

Kollagen ein effektives Mittel ist, um versteifte Gelenke wieder beweglicher zu machen, und zudem die Intensität der Schmerzen senkt, wie die Patienten selbst berichteten.[109]

* Und ein Artikel in *PLOS One* könnte die Erklärung dafür liefern, warum die Substanz Arthrosepatienten hilft. Um zu klären, welche Voraussetzungen auf Gewebs- und Zellebene für die positiven Wirkungen von Kollagen verantwortlich sind, untersuchten Forscher der University of Rochester Mäuse, bei denen sich auf eine Meniskus- und Bänderverletzung hin Arthrose entwickelt hatte. Zunächst reicherte man das normale Futter der Tiere mit Kollagen an. Dann entnahm man ihnen zu unterschiedlichen Zeiten Blutproben und stellte erhöhte Hydroxyprolinspiegel fest – ein Beweis dafür, dass die im Kollagen enthaltene Aminosäure in ihrer Blutbahn zirkulierte. Zum Schluss entnahmen die Forscher die Gelenke der Tiere für eine Gewebeanalyse und entdeckten Folgendes: 3 beziehungsweise 12 Wochen, nachdem man den Tieren die Verletzungen beigefügt hatte, stellt man bei ihnen eine dosisabhängige Zunahme des Knorpelgewebes, der Chondrozytenzahl und der Proteoglykanmatrix fest, was die Forscher zu der Schlussfolgerung veranlasste, dass Kollagen »krankheitsverändernd« wirkt.[110] Es schützt nicht nur das Knorpelgewebe und verhindert das Absterben von Knorpelzellen, sondern wirkt anscheinend im verletzten Gewebe auch entzündungshemmend.
* Inzwischen haben eine Reihe von Studien zu rheumatoider Arthritis (RA) positive Resultate geliefert, darunter auch eine, die in der Zeitschrift *Arthritis Research and*

Therapy veröffentlicht wurde. In dieser Doppelblindstudie mit 454 Teilnehmern verglichen die Forscher die Wirkung von Kollagen mit der von Methotrexat, einem häufig gegen RA verschriebenen Präparat, das in geringen Dosen relativ unbedenklich ist, in zu hohen Mengen jedoch tödlich wirken kann. Sie stellten fest, dass Kollagen zwar nicht ganz so wirksam war wie Methotrexat, sich aber bei den Patienten dennoch auf die Schmerzen, die morgendliche Steifheit, Schmerzempfindlichkeit und Schwellungen positiv auswirkte.[111] Der Vorteil: Kollagen ist unbedenklich und frei von Nebenwirkungen.

Außerdem gibt es immer vielversprechendere Forschungsergebnisse zur Anwendung von Kollagen bei Leistungssportlern mit Bindegewebs- und Gelenkschmerzen. Diese Studien sind sogar so überzeugend, dass das Internationale Olympische Komitee in seiner Stellungnahme zu Nahrungsergänzungsmitteln im Jahr 2018 grünes Licht für den Einsatz von Nahrungsergänzungsmitteln gab, die Gelatine oder Kollagen-Hydrolysat enthalten und der Steigerung der Kollagenproduktion, der Schmerzlinderung und einer schnelleren Erholung der Sportler von Verletzungen dienen.[112]

Hier eine Kostprobe von Studien über Leistungssportler mit Bindegewebsverletzungen:

* Bei einer Beobachtungsstudie deutscher Forscher zur Wirkung von 10 Gramm Kollagen-Hydrolysat bei hundert Sportlern mit Gelenkschmerzen, die nicht an Arthrose litten, gaben 78 Prozent der Teilnehmer am Ende der 12-wöchigen Studie an, dass ihre Schmerzen nachgelassen hatten. Ähnlich waren die Prozentzahlen

bei den Teilnehmern, die von geringeren Schmerzen beim Treppensteigen oder beim Tragen von Gegenständen berichteten.[113]

* In einer strengeren Folgestudie zu der obigen Fragestellung untersuchten Forscher an der Penn State University in einer randomisierten, placebo-kontrollierten Doppelblindstudie die Wirkung von Kollagensupplementen bei 79 Leistungssportlern, die an bewegungsbedingten Gelenkschmerzen litten, aber keine Anzeichen einer Gelenkerkrankung aufwiesen. Die Ergebnisse zeigten bei Teilnehmern, die 24 Wochen lang täglich 10 Gramm Kollagen einnahmen, Verbesserungen bei folgenden fünf Parametern: Gelenkschmerzen in Ruhe, beim Gehen, beim Stehen, beim Tragen von Gegenständen und beim Aufstehen.[114]
* Forscher am Australian Institute of Sport veröffentlichten 2019 einen Artikel in der Zeitschrift *Nutrients* über Läufer mit Achillessehnenreizung, die nur schwer zu behandeln ist. Sie verursacht Schmerzen, Schwellung und Steifheit in der Achillessehne, die den Fersenknochen mit dem Wadenmuskel verbindet. Bei ihrer kleinen, placebo-kontrollierten klinischen Doppelblindstudie verabreichten die Forscher der Hälfte der Teilnehmer 3 Monate lang ein Kollagensupplement und den anderen ein Placebo; 3 weitere Monate lang kehrten sie das Verfahren um, sodass nun die Placebogruppe das Kollagen erhielt und die andere nicht. Die gesamten 6 Monate lang nahmen beide Gruppen zweimal täglich an einem Programm zur Wadenkräftigung teil, der traditionellen Behandlungsmethode bei Achillessehnenreizung. Die Ergebnisse zeigten, dass sich bei beiden Gruppen die Beschwerden unter Kollagensupplementierung deutlich

verbesserten – so sehr, dass zwölf der achtzehn Studienteilnehmer das Lauftraining wieder aufnehmen konnten –, sodass die Forscher zu dem Schluss kamen, dass das Kollagensupplement die positive Wirkung des Wadenkräftigungsprogramms beschleunigen kann.[115]

* Ein im *American Journal of Clinical Nutrition* veröffentlichter Artikel könnte erklären, warum Kollagen gegen sportbedingte Bindegewebsbeschwerden hilft. In einer kleinen, randomisierten Doppelblindstudie teilten die Forscher die Probanden in drei Gruppen ein: Die eine erhielt 5 Gramm mit Vitamin C angereicherte Gelatine (eine Form von Kollagen), die zweite erhielt 15 Gramm des Gelatinesupplements und die dritte ein Placebo. Jeweils eine Stunde, nachdem die Gruppen die Flüssigkeit zu sich genommen hatten, mussten sie 6 Minuten lang seilspringen. 3 Tage lang wiederholten die Teilnehmer jeweils dreimal den Ablauf von Supplementation und Seilspringen, während die Forscher Veränderungen in ihrem Blut genau überwachten. Bei Studienende zeigten die erhobenen Daten, dass sich schon durch 6-minütiges Seilspringen dreimal am Tag die Geschwindigkeit der Kollagensynthese verdoppelte. Und wenn die Teilnehmer 15 Gramm des Kollagensupplements einnahmen, verdoppelte sie sich noch einmal. Mit anderen Worten, die Ergänzung eines kurzen Intervalltrainingsprogramms durch Gelatinegaben verbessert die Kollagensynthese und »könnte eine positive Rolle bei der Verletzungsvorbeugung und Gewebsreparatur spielen«, wie die Forscher schrieben.[116]

Im vorigen Teil habe ich erwähnt, dass bei Sehnen- und Bänderverletzungen während des Heilungsprozesses eine Neigung zur Bildung von Narben anstelle von geschmeidigem neuem Gewebe besteht. Forschungen zeigen jedoch, dass sich dieses Problem umgehen lässt, und zwar, indem man parallel zur Gabe von Kollagen gezielt das Gewebe trainiert, das gekräftigt beziehungsweise geheilt werden soll. Folglich ist es sinnvoll, sich an eine/n Krankengymnasten/in zu wenden, um herauszufinden, welches Trainingsprogramm für den eigenen Zustand das richtige ist. Anscheinend sind kurze Trainingseinheiten am günstigsten für den Bindegewebsaufbau, das legen jedenfalls die Forschungsergebnisse nahe. Nehmen Sie einfach eine Stunde vor dem Training Kollagen oder Gelatine ein, zusammen mit 200 Milligramm Vitamin C, damit die Kollagensynthese angeregt wird.

Ist es angesichts der Studienergebnisse bei Sportlern und Menschen mit Gelenkerkrankungen noch verwunderlich, dass immer mehr Menschen Kollagen als das neueste Superfood bezeichnen?

Lebensmittel für gesundes Bindegewebe

Es gibt Lebensmittel, die die Selbstheilungskräfte im ganzen Körper aktivieren können, auch bei Verletzungen und Erkrankungen des Bindegewebes. Mit den richtigen Entscheidungen in Bezug auf Ihre Ernährung können Sie auch dafür sorgen, dass Ihre Knorpel, Sehnen und Bänder stark und gesund bleiben – was Ihnen helfen wird, sich gegen die weitverbreiteten Gelenkerkrankungen zu schützen. Hier sind die absoluten Stars für den Schutz Ihrer Gelenke.

Die fünf Nahrungsmittel (und Nahrungsmittelkategorien), ohne die Sie nicht leben können:

* **Knochenbrühe.** Ich weiß, dass ich dazu schon viel geschrieben habe, aber kein Kapitel über Bindegewebe wäre vollständig ohne die Erwähnung dieser kollagenreichen Brühe. Das Tolle ist nämlich: Knochenbrühe enthält auch jede Menge anderer Bestandteile, die gesund für die Gelenke sind, zum Beispiel Glukosamin und Chondroitin ebenso wie Kalzium, Magnesium, Phosphor, Silizium und Schwefel.
* **Schwefelhaltige Gemüsesorten.** Ich habe sie bereits in Kapitel 4 erwähnt, aber nochmal zur Wiederholung: Lebensmittel wie Brokkoli, Blumenkohl, Knoblauch, Kohl und Zwiebeln enthalten Sulfat, das zusammen mit Chondroitin Knorpel bildet. Auch für den Prozess der Sulfatierung, bei dem Glukosaminsulfat und Chondroitinsulfat gebildet werden, die beide die Produktion und die Reparatur von Knorpelgewebe begünstigen, ist Sulfat erforderlich.
* **Bioflavonoide.** Heidelbeeren, Brombeeren, Kirschen, Zimt, Acai, Rotkohl und Zwiebeln enthalten Anthocyanidine, die das Bindegewebe stärken, indem sie spezielle Verbindungen zwischen den Kollagenfasern bilden. Und Acai, Aprikosen, Nektarinen, Kirschen und Rohkakao enthalten Catechine, die den Kollagenabbau verhindern.
* **Zinkhaltige Lebensmittel.** Lamm, Rindfleisch aus Weidehaltung, Austern, Sesam und Kürbiskerne enthalten alle viel Zink, das für die Bildung von Bindegewebe nötig ist.

* **Kupferhaltige Lebensmittel.** Avocado, Kakao, Sesam, Sonnenblumenkerne und Cashewkerne enthalten Kupfer, das für die Kollagenreifung erforderlich ist.

Die sieben Nahrungsergänzungsmittel, die Sie zu Ihrer Ernährung hinzufügen sollten:

* **Vitamin C.** Diese Substanz steigert nicht nur die Kollagensynthese, sondern beschleunigt auch den Heilungsprozess nach Knochenbrüchen und verringert oxidativen Stress. Und sie senkt bei Menschen mit Arthrose das Risiko für Knorpelabbau und das Fortschreiten der Krankheit. Vergewissern Sie sich beim Kauf eines Vitamin-C-Supplements, dass es sich um ein Präparat auf Lebensmittelbasis handelt, das Superfoods wie Camu Camu, Amlabeere oder Acerolakirsche enthält. Nehmen Sie bis zu 1000 Milligramm Vitamin C täglich.
* **Kurkuma.** Diesen hochwirksamen Entzündungshemmer habe ich schon ein paarmal erwähnt, aber er kann auch das Bindegewebe schützen. Tatsächlich haben eine Reihe von Tier- und Laborstudien gezeigt, dass er gegen rheumatoide Arthritis hilft, und zwar aus folgendem Grund: Kurkuma enthält zwei gelenkschützende Substanzen – Kurkumin, das Entzündungen dämpft, und Tumeron, das das Wachstum der Stammzellen fördert. Gemeinsam ernähren und verjüngen sie das Gewebe in Ihren Gelenken. Verwenden Sie beim Kochen reichlich Kurkuma, oder nehmen Sie ein Ergänzungsmittel nach Anweisung ein.
* **Omega-3-Fettsäuren.** Die Arthritis Foundation empfiehlt Omega-3-Fettsäuren und die Fische, in denen sie enthalten sind, wie Lachs, Thunfisch, Sardinen und Sar-

dellen, als Teil einer entzündungshemmenden Ernährung zur Bekämpfung von Arthritis. Und einiges deutet darauf hin, dass dieser auf vielen Gebieten erprobte Entzündungshemmer auch ein wirksames Mittel gegen Schmerzen sein kann. Nehmen Sie täglich 1000 bis 2000 Milligramm eines Omega-3-Supplements.

* **Hyaluronsäure.** In hohen Dosen besitzt diese Substanz bei der Behandlung von Arthrose eine so starke Wirkung, dass die Food and Drug Administration ihr für diesen Zweck die Zulassung erteilte. Die von der FDA zugelassene Variante der HA muss von einer Gesundheitsfachkraft injiziert werden – aber es gibt Hinweise, dass sie in geringeren Dosen, wie sie etwa in Ergänzungsmitteln enthalten ist, versteifte Gelenke und chronische Schmerzen lindern kann. Nehmen Sie ein Ergänzungsmittel nach Anweisung ein.
* **Glukosamin.** Glukosamin ist für die Bildung von GAGs unentbehrlich, aber ebenso für die Ausbildung und Gesunderhaltung von Kollagen und Bindegewebe. Sie können diesen lebenswichtigen Wirkstoff mit Knochenbrühe oder einem auf Basis von Knochenbrühe hergestellten Proteinsupplement zu sich nehmen – oder Sie nehmen ein Ergänzungsmittel, das Glukosamin enthält, nach Packungsanweisung ein.
* **Chondroitin.** Als lebenswichtiger struktureller Bestandteil des Knorpelgewebes verleiht Chondroitin diesem Gewebe seine Elastizität und Kompressionsresistenz. Auch Chondroitin ist in Knochenbrühe und Knochenbrühe-Proteinsupplementen enthalten – oder Sie nehmen ein Ergänzungsmittel, das Chondroitin enthält, nach Packungsanweisung ein.

* **Spirulina.** Dieses vitaminreiche Supplement enthält Superoxiddismutase, ein Enzym, das dabei hilft, Gelenkentzündungen zu lindern. Nehmen Sie ein Ergänzungsmittel nach Anweisung ein.

Die vier Öle gegen Schmerzen und Entzündungen:

* **CBD-Öl.** Nach Angaben der Arthritis Foundation lassen Vorstudien vermuten, dass CBD gegen Arthritisschmerzen helfen kann.[117] So linderte CBD beispielsweise in Tierstudien arthritisbedingte Schmerzen und Entzündungen.[118] Und in einer Analyse kleinerer Studien mit Patienten mit rheumatoider Arthritis, Arthrose und Fibromyalgie (einer chronischen Schmerzerkrankung), die im Jahr 2016 veröffentlicht wurde, zeigte sich, dass CBD bei den Teilnehmern schmerzlindernd und schlaffördernd wirkte.[119] CBD ist ein hochwirksamer Entzündungshemmer ohne irgendwelche Nebenwirkungen, ist also einen Versuch wert. Nehmen Sie zwei- bis dreimal täglich 20 Milligramm eines zertifizierten CBD-Supplements aus biologischer Erzeugung ein.
* **Pfefferminzöl.** Dieses Öl wird häufig bei rheumatoider Arthritis empfohlen, denn mit seiner schmerzlindernden, anästhetisierenden und entzündungshemmenden Wirkung hilft es bei Gelenkschmerzen und -steifheit. Verreiben Sie ein paar Tropfen auf der betreffenden Stelle.
* **Weihrauch- und Myrrheöl.** Jedes dieser Öle für sich kann für Patienten mit rheumatoider Arthritis hilfreich sein, aber Forschungen haben ergeben, dass sie, wenn man sie gemeinsam anwendet, bei rheumatoider Ar-

thritis Gelenkentzündungen unterdrücken und Schmerzen lindern können. Bereiten Sie eine Mischung zu und verreiben Sie ein paar Tropfen davon auf der betroffenen Stelle.

Die Gesundheit unserer Gelenke ist ein Thema, das die meisten von uns ignorieren, bis sie durch eine Sportverletzung oder Arthritis zum Problem wird. Und es steht außer Frage, dass Kollagen im Verbund mit kollagenfördernden Nährstoffen Ihnen helfen kann, wenn Sie mit einem derartigen Problem konfrontiert werden. Aber bevor ich dieses Kapitel abschließe, möchte ich Ihnen eine Alternative vorschlagen: Wenn wir alle vorbeugend Kollagen in unseren Speiseplan einbeziehen würden, könnten wir unseren derzeitigen gesunden Bindegewebsstatus erhalten – und möglicherweise bereits die Entstehung von Gelenkproblemen verhindern oder zumindest wesentlich unwahrscheinlicher machen. Stellen Sie sich das vor! Was wäre, wenn wir einige der mehr als eine Million Operationen vermeiden könnten, die Jahr für Jahr in den Vereinigten Staaten durchgeführt werden, um neue Hüft- und Kniegelenke einzusetzen? Oder älteren Menschen eine aktive Teilnahme am Leben ermöglichen könnten, indem wir ihre Gelenke schmerzfrei halten? Oder Sportlern mittleren Alters die Gelegenheit geben könnten, auch nach einer Sehnen- oder Bänderverletzung sicher aufs Spielfeld zurückzukehren?

Ich bin überzeugt: Wenn wir Kollagen nutzen, ist das nicht nur möglich, sondern wahrscheinlich. Darauf trinke ich (eine Tasse Knochenbrühe)!

Kapitel 10

Zehn weitere überraschende, lebensverändernde Wirkungen von Kollagen

Besser schlafen, den Körper entgiften, das Immunsystem stärken und noch viel mehr

Kollagen ist zwar besonders im Zusammenhang mit Hautpflege und Gelenkgesundheit längst kein Unbekannter mehr, aber einer der Gründe, dieses Buch zu schreiben, war mein Wunsch, einem größeren Publikum die Informationen über diejenigen seiner heilsamen Wirkungen zugänglich zu machen, die bisher noch *kein* großes Gesprächsthema sind – zum Beispiel, wie Kollagen und die darin enthaltenen Aminosäuren Ihr Herz-Kreislauf-System schützen, Ihnen beim Abnehmen helfen und sogar zu einem längeren, gesünderen Leben verhelfen können. Mit diesen faszinierenden positiven Wirkungen befasst sich die wissenschaftliche Forschung zurzeit sehr intensiv, aber etliche der erfolgversprechenden Ergebnisse werden erst ganz allmählich einer breiteren Öffentlichkeit bekannt – und ich freue mich sehr, sie hier mit Ihnen zu teilen.

Kollagen kann unter anderem deshalb in Ihrem Körper so viele unterschiedliche Aufgaben übernehmen, weil es ein Protein ist – und Proteine sowie die darin enthaltenen Aminosäuren sind unglaublich vielseitig. Vielleicht glauben Sie ja, dass sie nur für den Muskelaufbau gut sind – oder, im Fall von Kollagen, dafür, dem umgebenden Gewebe Struktur und Halt zu geben – aber das ist nur ein Teil ihres Jobs.

In Wirklichkeit haben Proteine in Ihrem Körper unzählige Aufgaben. Sie wirken bei der Bildung von Hormonen mit, den chemischen Boten in Ihrem Körper, die es Zellen in den verschiedensten Körperregionen ermöglichen, miteinander zu kommunizieren; sie unterstützen wichtige chemische Reaktionen in Ihrem Körper; sie tragen dazu bei, das Flüssigkeits- und das pH-Gleichgewicht (das Gleichgewicht zwischen Säuren und Basen, das für Ihre Gesundheit insgesamt absolut lebenswichtig ist) in Ihrem Körper zu wahren, und sie unterstützen Ihr Immunsystem durch die Bildung von Antikörpern, den Substanzen, die Sie vor allen möglichen Viren, Bakterien und anderen pathogenen Eindringlingen schützen.

Und wenn Sie erst einmal anfangen, sich mit den Aminosäuren in den Proteinen zu beschäftigen, wird es sogar noch interessanter. So ist beispielsweise Glycin, eine der wichtigsten Aminosäuren in Kollagen, gleichzeitig auch ein Neurotransmitter, eine chemische Substanz, die Signale von einer Nervenzelle zur anderen oder an eine Muskel- oder Drüsenzelle überträgt. Sie kann das Gehirn und das Nervensystem entweder anregen oder beruhigen. Das heißt, sie ist unmittelbar an allen normalen Körperfunktionen beteiligt und trägt nachweislich wirksam zu gutem Schlaf und besserem Gedächtnis bei.

Wenn Sie jetzt Ihre Reise mit Kollagen beginnen, ist es gut, zu erfahren, wie *vielfältig und breit gestreut* die positiven gesundheitlichen Wirkungen dieser Substanz sein können, und diese überzeugenden, aber weniger bekannten Forschungsergebnisse hier kennenzulernen. Also schauen wir uns das doch gleich einmal an.

In den Forschungen zu Kollagen wird die Substanz aus unterschiedlichen Blickwinkeln betrachtet. Einige Studien untersuchen, wie Kollagen-Hydrolysat in Form eines Ergänzungsmittels bei Menschen oder Tieren wirkt. Andere, darunter viele der bereits im vorigen Kapitel erwähnten Studien mit verletzten Leistungssportlern, arbeiten mit Gelatine, einer dem Kollagen-Hydrolysat sehr ähnlichen Substanz. Und wieder andere untersuchen einzelne Aminosäuren in Kollagen.

Inzwischen wissen Sie, dass Ihr Körper das ihm zugeführte Kollagen in diese einzelnen Aminosäuren zerlegt. Die Untersuchung dieser Substanzen kann also zu mehr Klarheit hinsichtlich der vielfältigen positiven Wirkungen von Kollagen führen. Und wie die jüngsten Forschungen zeigen, sind die in Kollagen enthaltenen Aminosäuren schon an sich wichtige Kraftzentren für Ihr physisches und emotionales Wohlbefinden, die zu bedeutsamen gesundheitlichen Veränderungen beitragen und manchmal auch Katalysatoren dafür sind.

Hier also die Top Ten unter den weniger bekannten – aber wahrhaft überwältigenden – therapeutischen Möglichkeiten von Kollagen und/oder seinen Aminosäuren.

Besser schlafen mit Kollagen

Jedes Jahr manifestiert sich bei einem von vier Einwohnern in den Vereinigten Staaten eine als Insomnie bezeichnete Schlafstörung, bei der die Betroffenen nicht einschlafen oder durchschlafen können.[120] Von chronischer Schlaflosigkeit spricht man dann, wenn dies in mindestens drei Nächten pro Woche über einen Zeitraum von mehr als 3 Monaten der Fall ist. Da so viele Menschen alle paar Nächte auf diese Weise keine Ruhe finden, könnte man die Sache für harmlos halten. Das ist sie aber keineswegs. Schlafmangel erhöht das Risiko, eine Depression zu entwickeln, senkt die Arbeitsleistung und erhöht die Gefahr von Unfällen am Arbeitsplatz und im Straßenverkehr.

Hinzu kommt, dass Schlaflosigkeit schwer zu therapieren ist. Die von Ärzten häufig verschriebenen Medikamente, zum Beispiel Benzodiazepine und andere Sedativa, können zur Sucht führen, wenn man sie Nacht für Nacht einnimmt. Man ist morgens eventuell müde und abgeschlagen, und wenn man gleichzeitig Alkohol trinkt oder andere Drogen nimmt, kann dadurch das Nervensystem so stark lahmgelegt werden, dass es gefährlich wird – manchmal kann dies bis zum Atemstillstand führen.

Daher brauchen wir dringend ein Behandlungskonzept für Schlaflosigkeit, das ohne Nebenwirkungen auskommt, und die Forschung zeigt, dass Glycin hier helfen kann. So ergab beispielsweise eine polysomnografische Untersuchung, bei der im Verlauf der Nacht die Hirnströme, die Sauerstoffsättigung des Bluts, der Puls, die Atmung und die Augenbewegungen der Teilnehmer aufgezeichnet wurden, dass diese mit Glycin schneller einschliefen und früher die Tiefschlafphase erreichten; tatsächlich bestätigten die subjektiven Berichte der Teilnehmer am nächsten Tag, dass sie besser geschlafen hatten und ihr Gedächtnis besser funktionierte als sonst.[121] Außerdem waren sie am nächsten Morgen weniger schläfrig – Ergebnisse, die denen einer vergleichbaren kleinen, randomisierten, placebo-kontrollierten klinischen Studie ähnelten, die in der Zeitschrift *Sleep and Biological Rhythms* veröffentlicht wurde. Diese zeigte, dass bei den

Teilnehmern, die abends vor dem Zubettgehen 3 Gramm Glycin einnahmen, die Wahrscheinlichkeit deutlich höher war, dass sie am Morgen zu Protokoll gaben, sich wacher und tatkräftiger zu fühlen und klarer denken zu können, als bei denjenigen, die ein Placebo eingenommen hatten.[122]

Meine eigene klinische Erfahrung bestätigt diese Ergebnisse. Patienten mit Darmbeschwerden oder Gelenkschmerzen empfehle ich routinemäßig Kollagen. Nachdem sie mir bei unseren Kontrollterminen zunächst von den Verbesserungen ihrer Hauptbeschwerden berichtet hatten, erwähnten viele von ihnen auch, dass sie besser schliefen.

Tierstudien geben uns Hinweise auf den Wirkungsmechanismus, der vermutlich dafür infrage kommt. Als Forscher Ratten orales Glycin verabreichten, stellten sie fest, dass die Substanz in der Rückenmarksflüssigkeit und im Hirngewebe der Tiere nachweisbar war und dazu führte, dass die Temperatursteuerung im Gehirn der Ratten ihre Kernkörpertemperatur absinken ließ.[123] Und das könnte der entscheidende Faktor für die Wirksamkeit von Glycin sein oder zumindest wesentlich dazu beitragen. Die Schwankungen der Körpertemperatur folgen einem Tagesrhythmus, mit einem Anstieg am Morgen und einem Absinken am Abend. Forschungen zeigen schon lange, dass das abendliche Absinken der Körpertemperatur sowohl das Einschlafen als auch das Durchschlafen begünstigt. Da Glycin dieses Absinken anscheinend fördert, kann es zu einem erholsamen Schlaf beitragen.

Gelassener und optimistischer mit Kollagen

Jedes Jahr erkranken 40 Millionen Erwachsene in den Vereinigten Staaten, oder 18 Prozent der Bevölkerung, an Angststörungen, und fast die Hälfte der 16 Millionen amerikanischen

Erwachsenen, bei denen eine Depression diagnostiziert wurde, leidet gleichzeitig an einer Angststörung.[124] Andererseits ist hinlänglich bekannt, dass Schlafmangel zu Depressionen und Reizbarkeit beiträgt – und Ein- und Durchschlafstörungen sind an sich bereits Symptome einer Depression. Da Glycin den Schlaf fördern kann, hat es auch das Potenzial, die seelische Gesundheit und Lebensqualität von Millionen von Menschen zu verbessern.

Diese in Kollagen enthaltene Aminosäure beeinflusst den Gemütszustand auch ganz unabhängig vom Schlaf. Im Hirnstamm und im Rückenmark fungiert Glycin beispielsweise als beruhigender Neurotransmitter, ähnlich wie GABA (Gamma-Aminobuttersäure), der eine Rolle für den Abbau von Ängsten und die Beruhigung des Nervensystems spielt. Tatsächlich ergab eine in der Zeitschrift *Psychiatry and Clinical Neurosciences* veröffentlichte Studie, dass oral verabreichtes Glycin bei Ratten das Serotonin erhöhte, die chemische Substanz im Gehirn, die bei Menschen mit Depressionen häufig nur in geringer Menge vorliegt.[125] Von der positiven Wirkung von Glycin auf das Serotonin profitieren möglicherweise auch Menschen mit Schizophrenie, obwohl weitere Forschungen nötig sind, um in diesem Fall die Wirksamkeit der Substanz zu ermitteln.

Ebenso kann, wie ich in Kapitel 8 ausführlich erklärt habe, Kollagen unserem Darm die Bausteine liefern, die er braucht, um sich selbst zu heilen und undurchlässig zu machen. Und die Gesundheit unseres Darms und unseres Gehirns sowie unser Gemütszustand hängen eng miteinander zusammen. So befinden sich beispielsweise 90 Prozent unserer Serotoninrezeptoren im Darm. Umgekehrt kann aber auch das Ökosystem im Darm mit seinen vielen nützlichen und schädlichen Bakterien unseren Gemütszustand beeinflussen. Jüngere Forschungen mit zwei großen Versuchsgruppen in Belgien beispielsweise ergaben, dass Menschen mit Depressionen mehrere Spezies von Darmbakterien fehlen – und diese Spezies könnten eine Rolle bei der Produktion von Dopamin spielen, einem stimmungsaufhellenden Neurotransmitter im Gehirn, sowie bei der Produktion des Entzündungshemmers Butyrat, der ebenfalls von Bedeutung sein könnte, da Entzündungszustände mit Depressionen in Verbindung gebracht werden.[126] Diese Forschungsergebnisse, die in der Zeitschrift *Nature Microbiology* publiziert wurden, wiesen eine Kausalbeziehung an sich zwar nicht nach, vertiefen jedoch frühere Tierstudien und kleinere Untersuchungen, die eine ähnliche Darm-Hirn-Kausalität möglich erscheinen lassen.

Gewichtsmanagement mit Kollagen

Wir alle wissen, dass Adipositas ein gewaltiges nationales Problem ist – und jeder, der schon einmal versucht hat, abzunehmen, ist zu der Erkenntnis gelangt, dass das nicht einfach ist. Hunderte wissenschaftliche Studien haben sich mit der Suche nach der richtigen Nährstoffkombination befasst, die dieses Unterfangen erfolgreicher macht – und regelmäßig schneiden proteinreiche Diäten dabei am besten ab. Heute gehören sie in den Vereinigten Staaten zu den beliebtesten Diäten, weil sie den Betroffenen zuverlässig helfen können, Pfunde zu verlieren. Eine Diät mit hoher Proteindichte wirkt tatsächlich.

Einer der Gründe für ihre Wirksamkeit ist die Tatsache, dass Protein satt macht – und das gilt für Kollagen genauso wie für ein leckeres rosa Lachsfilet. Speisen, die länger satt machen, helfen Ihnen, über den Tag insgesamt weniger zu essen. Und hydrolysiertes Kollagenprotein ist nachgewiesenermaßen sehr sättigend.[127] In der Tat erwähnten einige Teilnehmer des Programms »Multi Collagen Makeover«, wie gut Kollagen sättigt, und sagten, es habe ihnen geholfen, ihren Appetit zu zügeln und somit abzunehmen. Ich selbst erlebe das auch. Bei meiner Frau Chelsea und mir sorgt eine tägliche Dosis Kollagen in unserem Morgensmoothie dafür, dass wir den ganzen Vormittag satt und mit Energie versorgt sind.

Aber das ist nur eine von mehreren interessanten Möglichkeiten, wie Kollagen ihnen helfen kann, Pfunde loszuwerden. Zum Beispiel hat eine Studie mit Ratten, die sehr sukrosereiches Futter erhielten (ähnlich der zuckerreichen Ernährung vieler Amerikaner), gezeigt, dass Glycin die Tiere davor schützte, Bauchfett anzusetzen, das sich normalerweise bei einer sehr zuckerreichen Kost ansammelt. Die im *American Journal of Physiology – Regulatory, Integrative and Comparative Physiology* publizierten Forschungen zeigten, dass nicht nur die Fettzellen der Tiere schrumpften, wenn sie Glycin erhielten, sondern dass auch ihr Fettstoffwechsel beschleunigt wurde[128] – ein Ergebnis, das über den Gewichtsabbau hinaus bedeutsame Implikationen hat.

Das innere Bauchfett ist am schwersten loszuwerden *und* am gefährlichsten für Ihre Gesundheit, denn es erhöht das Risiko für Stoffwechsel- und Herzprobleme. Tatsächlich kam es bei den Ratten mit zu sukrosereichem Futter ohne Glycin zu Bluthochdruck und hohen Triglyceridwerten. Glycin könnte also in zweifacher Hinsicht Erfolg versprechen: Indem es das hartnäckige Viszeralfett attackiert, könnte es Ihnen helfen, Gewicht abzubauen, *und* das Risiko für Krankheiten, von denen viel zu viele Übergewichtige auf der ganzen Welt betroffen sind, drastisch senken. Dadurch eröffnet es möglicherweise ganz neue Wege für unsere Gesundheit.

Für viele Menschen ist eines der größten Probleme beim Abnehmen, das niedrigere Gewicht auch zu halten. Studien bestätigen, dass die meisten die gleiche frustrierende Erfahrung machen: Durch gewissenhafte Kalorienbeschränkung nehmen sie relativ leicht ab, aber es ist ein Kampf, diese Pfunde nicht wieder zuzulegen, selbst wenn sie sich auch weiterhin kalorienarm ernähren. Einer der Hauptgründe für dieses weitverbreitete Phänomen ist die Tatsache, dass Sie beim Abnehmen nicht nur Fett, sondern auch Muskelmasse verlieren. Und da Muskeln mehr Kalorien verbrennen als jedes andere Körpergewebe, geht Ihre Stoffwechselrate in den Keller.

Interessanterweise hat Kollagen die einzigartige Eigenschaft, Ihnen beim Abnehmen zu helfen, ohne dass dabei magere Körpermasse verloren geht. In einer Studie untersuchten Forscher der University of Melbourne Mäuse, die auf eine kalorienreduzierte Diät gesetzt wurden. Als sie den Mäusen Glycin gaben, beschleunigte das nicht nur ihren Fettabbau, sondern schützte sie auch vor Muskelabbau[129] – ein Ergebnis, das sich bei Menschen mit Krebs und Sepsis wiederholen ließ, zwei Krankheiten, bei denen die Betroffenen oft gefährlich viel magere Muskelmasse abbauen, wenn sie stark abnehmen.

Glycin wird als die Anti-Aging-Aminosäure bezeichnet, weil es bekanntermaßen Ihrem Körper hilft, bis ins hohe Alter die magere Muskelmasse zu bewahren. Fazit: Mehr Kollagen in Ihrer Nahrung kann Ihre Muskulatur erhalten, während Sie abnehmen – und Ihnen auch dabei helfen, nicht wieder zuzunehmen.

Kräftigere Muskeln mit Kollagen

Gesundes Muskelgewebe kann für ein flottes Stoffwechseltempo sorgen – und auf vielerlei Art dazu beitragen, dass Sie bis ins hohe Alter glücklich und gesund bleiben. Es kann Ihnen körperliche Ausdauer und Beweglichkeit verleihen, sodass Sie weiterhin zum Beispiel Reisen unternehmen, an Nachbarschaftsaktivitäten oder kulturellen Ereignissen teilnehmen oder mit Ihren Kindern oder Enkeln körperlich aktiv sein können; es kann dafür sorgen, dass Sie sich von Krankheiten oder Verletzungen leichter und schneller erholen und so viel Energie zur Verfügung haben, dass Sie auch nach Jahren noch den Anforderungen Ihres Berufs gerecht werden können. Robustes Muskel- und Bindegewebe ist besonders wichtig für Leistungssportler, und die Stellungnahme des Internationalen Olympischen Komitees von 2018 zu Nahrungsergänzungsmitteln im Hochleistungssport führt Kollagen und Gelatine in dem Teil auf, in dem es um die Zusatzstoffe geht, die die Athleten befähigen, härter zu trainieren, sich schneller zu erholen und Verletzungen vorzubeugen.[130]

Kollagen scheint besonders wirkungsvoll in Verbindung mit Training zu sein. In einer im *British Journal of Nutrition* veröffentlichten Studie absolvierten 53 ältere Männer mit Muskelschwund 12 Wochen lang dreimal wöchentlich unter Anleitung ein Krafttraining. Etwa die Hälfte erhielt ein Kollagensupplement, die andere Hälfte ein Placebo. Am Ende der Studie hatten alle Teilnehmer mehr Muskel- und Knochenmasse, einen kräftigeren Quadrizeps und weniger Fettmasse – doch bei denen, die Kollagensupplemente erhalten hatten, waren die Veränderungen deutlich ausgeprägter.[131]

Diese Ergebnisse sind durchaus einleuchtend, wenn man bedenkt, dass die Muskulatur von Kollagen durchzogen ist, das dort für die mechanische Stabilität und die Immunabwehr sorgt und bei der Reparatur des Gewebes mitwirkt. Tatsächlich deuten Forschungen darauf hin, dass Hydroxyprolin-Glycin bei der Differenzierung und dem Wachstum von Muskelzellen eine Rolle spielt. Und wie Sie im vorigen Abschnitt gelernt haben, hilft Glycin nachweislich, den Abbau von Protein in der Muskulatur zu hemmen.

Eines habe ich aber noch nicht erwähnt: Glycin kann auch beim Muskelaufbau helfen. Wie sich gezeigt hat, ist diese winzige Aminosäure für die Synthese von Kreatin erforderlich, einer Substanz, die die Reparatur geschädigter Muskeln und den Aufbau von neuem, kräftigerem Gewebe unterstützt. Viele Leistungssportler nehmen Kreatinsupplemente zur Kraft-, Ausdauer- und allgemeinen Leistungssteigerung. Tatsächlich gibt es eine wegweisende Studie, die zu dem Ergebnis kam, dass man seine Kraft und den Zuwachs an magerer Muskelmasse verdoppeln kann, indem man zusätzlich zum normalen Krafttraining Kreatinsupplemente einnimmt.[132] Wenn Sie also mit der Nahrung Glycin aufnehmen, können Sie auf natürliche Weise Ihre Fähigkeit steigern, diese für den Muskelaufbau so wertvolle Substanz zu bilden.

Und noch eine Aminosäure in Kollagen ist für gesundes Muskelgewebe von Bedeutung. Arginin kann den Spiegel der Wachstumshormone deutlich steigern, was zum Muskelwachstum beiträgt. Außerdem ist bekannt, dass es die Durchblutung nachhaltig verbessert, sodass Ihr Körper das Muskelgewebe besser mit Nährstoffen und Sauerstoff versorgen kann. Und eine gute Nährstoffversorgung der Muskulatur bedeutet nicht nur, dass Sie mehr gesundes Gewebe aufbauen, sondern auch, dass Bewegung effizienter, weniger ermüdend und weniger schmerzhaft wird.

Das ist für uns alle eine gute Nachricht – aber wirklich lebensverändernd ist es für Menschen, bei denen die Blutgefäße in Beinen und Füßen verengt sind und die darum Schmerzen beim Gehen haben. Bei diesen Patienten besteht das Risiko, dass der Bewegungsmangel gefährliche Ausmaße annimmt. Die gute Nachricht ist: Forschungen zeigen, dass Argininsupplementierung bei Menschen mit einer derartigen Atherosklerose die Gehstrecke verlängern und Muskelschmerzen reduzieren kann[133] – ihnen also helfen kann, trotz ihrer Erkrankung Muskelmasse zu erhalten und fit und aktiv zu bleiben.

Gesündere Knochen mit Kollagen

Knochen besteht zu etwa 50 Prozent aus Protein, und dieses wiederum ist überwiegend Kollagen. Tatsächlich ist bei Menschen, die zu wenig Protein zu sich nehmen, die Knochendichte geringer und der Knochenabbau geht schneller vonstatten. Das ist von größerer Bedeutung, als es auf den ersten Blick scheint. Schätzungen zufolge erleidet jede dritte Frau und jeder fünfte Mann über fünfzig einen Knochenbruch aufgrund von Osteoporose – und diese Knochenbrüche können verheerende Konsequenzen haben. Kürzlich stellten australische und niederländische Forscher eine 10-Jahres-Studie mit Menschen über fünfzig vor, bei denen es zu Frakturen aufgrund von brüchigen Knochen kam. Im ersten Jahr nach einer Hüftfraktur war bei 33 Prozent der Männer und bei 20 Prozent der Frauen das Sterberisiko erhöht – und selbst volle 10 Jahre später bestand noch immer ein deutliches Risiko.[134]

Zum Glück kann Protein für ältere Menschen, bei denen das Osteoporoserisiko am höchsten ist, besonders sinnvoll sein. So ergab beispielsweise eine Studie mit über 140 000 Frauen nach den Wechseljahren, dass eine jeweils 20-prozentige Steigerung der Proteinzufuhr mit signifikant höherer Knochenmineraldichte überall im Körper assoziiert werden konnte, auch in den frakturanfälligen Hüftknochen.[135]

Mehr noch, Tierstudien speziell zu Kollagenprotein haben gezeigt, dass es den Knochenaufbau intensivieren und die Knochenmineraldichte (BMD, vom englischen *bone mineral density*) erhöhen kann – und eine 2018 in der Zeitschrift *Nutrients* veröffentlichte Studie ergab, dass dies auch bei Frauen nach den

Wechseljahren mit altersbedingt niedriger Knochendichte der Fall ist. In dieser randomisierten, placebo-kontrollierten Studie hatten die Frauen, die ein Jahr lang Kollagensupplemente eingenommen hatten, eine deutlich höhere Knochendichte in der Wirbelsäule und im Oberschenkelhals, also in dem Bereich am oberen Ende des Oberschenkelknochens, der bei einer Hüftfraktur am häufigsten betroffen ist. Dagegen nahm in der Placebogruppe die Knochendichte im selben Zeitraum ab. Die Kollagensupplementierung wurde außerdem mit einer günstigen Veränderung der Biomarker assoziiert, die vermehrte Knochenbildung und geringere Knochenerosion anzeigten.[136]

Ebenso zeigte eine Studie mit eineiigen Zwillingspaaren, die dieselbe genetische Veranlagung haben und deshalb häufig für wissenschaftliche Forschungen herangezogen werden, dass bei der- oder demjenigen mit der höheren Zufuhr von Glycin und Alanin, einer anderen Kollagenaminosäure, die Knochendichte in der Wirbelsäule deutlich höher war als bei der- oder demjenigen mit der geringeren Zufuhr.[137] Dieses Ergebnis kann besonders Menschen mit familiärer Osteoporosevorbelastung große Hoffnung machen, denn die Forschungen zeigen, dass Sie durch die Steigerung Ihres Glycin- und Alaninkonsums unabhängig von einem genetisch bedingten Risiko die Gesundheit Ihrer Knochen verbessern können.

Ein gesundes Herz mit Kollagen

Herz-Kreislauf-Erkrankungen gelten in den Vereinigten Staaten bei etwa jedem dritten Todesfall als die eigentliche Todesursache. Die neuesten Statistiken der American Heart Association besagen, dass in diesem Land alle 38 Sekunden ein Mensch an dieser Erkrankung stirbt.[138] Die Suche nach Möglichkeiten zur

Stärkung der Gesundheit des Herzens und des Herz-Kreislauf-Systems insgesamt steht auf der nationalen Agenda weit oben. Inzwischen setzen mehr und mehr Forscher auf Kollagen als eine mögliche Methode, dieses Ziel zu erreichen.

Unlängst berichteten norwegische Forscher von einer Studie, bei der sie fast 7,5 Jahre lang 4000 Menschen beobachteten, bei denen Angina Pectoris oder Brustschmerzen aufgetreten waren. Die Ergebnisse, die im *Journal of the American Heart Association* veröffentlicht wurden, zeigten, dass bei den Personen mit höherem Blutglycinspiegel Adipositas, Bluthochdruck und Diabetes – die alle zu Herz-Kreislauf-Erkrankungen beitragen – seltener waren. Ebenso wichtig war, dass bei Menschen mit höherem Glycinspiegel das Risiko eines Herzinfarkts während des Studienzeitraums geringer war. Die Forscher vertraten die Theorie, dass die positive Wirkung von Glycin auf die Herzgesundheit möglicherweise darauf zurückzuführen sei, dass diese Aminosäure den Körper bei der Verstoffwechselung und Ausscheidung von Fetten und Cholesterin unterstützen könne.[139]

Glycin trägt aber wahrscheinlich noch auf andere Weise zur Gesundheit von Herz und Kreislauf bei. Beispielsweise haben Forschungen gezeigt, dass bei Ratten auf einer sukrosereichen Diät die Blutfettwerte sowie der Blutdruck gesenkt und Bauchfett reduziert werden konnte, wenn man die Zufuhr dieser Aminosäure erhöhte.[140] Dagegen kann ein Glycinmangel gefährlich sein. Es wurde nachgewiesen, dass er bei Mäusen Atherosklerose begünstigt[141] – und ein niedriger Glycinspiegel korreliert mit Adipositas und Diabetes. Umgekehrt verbessert sich mit der Insulinresistenz auch die Glycinkonzentration im Plasma.[142]

Auch Arginin ist mittlerweile bekannt für seine positiven Wirkungen auf die Herzgesundheit. Und zwar ist einer der bemerkenswertesten positiven Effekte von Arginin, dass es die Durchblutung und Blutzirkulation verbessert. Diese Aminosäure wird im Körper in Stickoxid umgewandelt, das die Blutgefäße erweitert und so Ihren Blutdruck im Normalbereich hält. Und Bluthochdruck ist ein gravierender Risikofaktor für Schlaganfälle. Tatsächlich bestätigte eine Literaturstudie im *Journal of Chiropractic Medicine*, dass Arginin bei Menschen mit Bluthochdruck dazu beiträgt, den diastolischen und den systolischen Blutdruck zu senken.[143]

Zudem wurde nachgewiesen, dass es die Bildung von Blutgerinnseln und Plaque verhindert – ein weiterer Effekt, mit dem es das Schlaganfallrisiko senkt. Und ebenso wie Glycin kann auch Arginin Menschen mit Angina Pectoris helfen, denn Stickoxid verhindert Blutgerinnsel, die die Blutzufuhr abschneiden. Alles in allem kann man mit Fug und Recht sagen, dass ein gesunder Glycin- und Argininspiegel – den Sie mit mehr Kollagen in Ihrer Nahrung dauerhaft aufrechterhalten können – Ihr Herz schützen kann.

Ein stärkeres Immunsystem mit Kollagen

Es lässt sich nicht bestreiten, dass ein gesundes Immunsystem unentbehrlich ist, um Erkältungen und Viren generell abzuwehren und Krebs und andere Zellmutationen zu bekämpfen. Und wie Sie jetzt wissen, befindet sich der größte Teil Ihres Immunsystems in Ihrem Darm – und das bedeutet, dass Sie Ihren ganzen Körper gesund erhalten können, wenn Sie dafür sorgen, dass Ihr Darm gesund bleibt. Zudem zeigen immer mehr faszinierende Studien, dass die Aminosäuren in Kollagen dazu beitragen können, dieses System zur Krankheitsabwehr in Topform zu halten. Tatsächlich schickte mir kürzlich eine Frau namens Raquel folgende Nachricht:

»Vor 4 Jahren war ich gerade Mutter geworden, und es ging mir nicht gut. Ich fing mir jede Krankheit ein, die in Umlauf war. Ich ging zu fast fünfzehn verschiedenen Ärzten, und keiner konnte mir sagen, was mir fehlte. Dann stieß ich auf Ihre Website und las, was da über das Leaky-Gut-Syndrom stand. Ich habe Kollagen ausprobiert, und jetzt weiß ich, wie ich mein Problem behandeln kann. Ich kann Ihnen gar nicht genug danken.«

Wissenschaftliche Forschungen belegen die Verbindung zwischen Kollagen und einem starken Immunsystem. Eine Studie an durch das Medikament Methotrexat immungeschwächten Ratten zeigte, dass man mit der Verabreichung von Kollagen Typ II über 28 Tage sowohl ihr Körpergewicht als auch wichtige Immunmarker verbessern konnte, unter anderem betraf dies die Anzahl der T-Zellen, die im Blut und in der Milz deutlich anstieg.[144]

T-Zellen sind eine Art weißer Blutkörperchen, die eine wichtige Rolle bei der Abwehr von Krebs ebenso wie von eindringenden Bakterien und Viren spielen. (T-Zellen heißen sie, weil sie sich in der Thymusdrüse entwickeln und reifen, die hinter dem Brustbein liegt.) In einer in der Zeitschrift *Cell* veröffentlichten Laborstudie stellten die Forscher fest, dass sie durch die Erhöhung des Argininspiegels, einer Aminosäure in Kollagen, das Stoffwechselverhalten und die Überlebensfähigkeit der T-Zellen verbessern konnten – und bei Mäusen verstärkte Arginin die antitumorale Aktivität der Zellen.[145] Zudem vermuten Forscher schon lange, dass Glycin immunmodulierend wirkt und auch bei der Krebsabwehr eine bisher nicht geklärte Rolle spielt.

Dank seiner Wirkung als Radikalfänger kann Arginin außerdem die Immunfunktion verstärken. Und da Stickoxid als Neurotransmitter und als Schutz vor Bedrohungen von außen fungiert, wirkt es günstig auf das Zentralnervensystem und das Immunsystem.

Stärkerer Antioxidantienschutz und bessere Entgiftung mit Kollagen

Glycin ist eine der drei Aminosäuren, die Ihr Körper für die Bildung von Glutathion benötigt – und wie ich bereits in früheren Kapiteln erwähnt habe, ist Glutathion als Antioxidans ein Superheld, der die Zellen vor schädlichen freien Radikalen schützt. Aber Glutathion kann noch mehr. Es stärkt außerdem die Immunfunktion und kann möglicherweise das Fortschreiten einer Krebserkrankung verhindern sowie die Insulinsensibilität verbessern, was die Entwicklung eines Typ-2-Diabetes verhindert; es ist beteiligt an der Bildung von Spermien, lindert die Symptome der Parkinson-Krankheit und schützt den Körper vor Schäden durch eine Colitis ulcerosa. Einige Wissenschaftler spekulieren, dass es sogar autistischen Kindern helfen könnte, da bei ihnen die Menge dieser Substanz nachweislich niedriger ist als bei nicht-autistischen Kindern.

Zudem kann Glutathion entgiftend wirken, wenn etwa toxische Chemikalien in Ihren Körper gelangt sind, zum Beispiel Umweltgifte und -schadstoffe, Medikamente oder Drogen. Tatsächlich erhöhen Ärzte gezielt den Glutathionspiegel bei Menschen, die eine Überdosis Acetaminophen (Paracetamol) eingenommen haben. Der Grund: Glutathion bindet sich in der Leber an Toxine, und das ist der erste Schritt, sie aus Ihrem Körper hinauszuleiten. Forschungen an Menschen, die viel Fisch essen, zeigen einen erhöhten Quecksilberspiegel bei denjenigen, deren Glutathionsynthese durch genetische Veranlagung unterdrückt ist.[146]

Leider sinkt der Glutathionspiegel mit zunehmendem Alter ab, folglich wird es im Laufe der Jahre immer wichtiger, für hohe Spiegel der Bausteine dieser Substanz zu sorgen, unter anderem Arginin, Cystein und Glutamat. Eine im *American Jour-*

nal of Clinical Nutrition veröffentlichte Studie ergab, dass es bei Älteren zwar infolge der erheblichen Verminderung der Glutathionsynthese zu Glutathionmangel kommt, das System der Glutathionproduktion jedoch durch die Supplementierung von Glycin und Cystein vollständig wiederhergestellt wird.[147]

Sexuelle und hormonelle Gesundheit mit Kollagen

Mit zunehmendem Alter lässt bei Männern die Erektionsfähigkeit allmählich nach. Von dieser unerfreulichen Störung sind etwa 40 Prozent der 40-Jährigen betroffen, und bis zum Alter von 70 Jahren haben 70 Prozent diesbezüglich Probleme.[148] Die Ärzte wissen seit Langem, dass für gesunde Erektionen Stickoxid erforderlich ist, und wie Sie schon wissen, nimmt dies durch Arginin zu. Bei Männern mit Herz-Kreislauf-Problemen im Zusammenhang mit einem niedrigen Blut-Stickoxid-Spiegel ist die Wahrscheinlichkeit einer Erektionsstörung (ED, vom englischen *erectile dysfunction*) erhöht. Der Grund: Eine Erektion ist von der Entspannung der glatten Muskulatur abhängig, und dieser Vorgang wird durch Stickoxid ausgelöst.

Da Arginin die Menge an Stickoxid erhöht, sind Forscher der Frage nachgegangen, ob diese Aminosäure Männern helfen kann, die mit ED zu kämpfen haben. Eine im *Journal of Sex & Marital Therapy* veröffentlichte Studie ergab, dass Arginin allein bei ED zwar nur mäßige Wirkung zeigte, in Verbindung mit Pycnogenol, d. h. Rindenextrakt aus der französischen Seekiefer, nach 3-monatiger Behandlung jedoch 92,5 Prozent der Teilnehmer zu einer normalen Erektion verhalf.[149] Tatsächlich scheint Arginin sowohl bei Männern als auch bei Frauen die Durchblutung der Genitalgewebe zu verbessern und ist damit bei beiden Geschlechtern eine wirksame Methode zur Behebung von Sexualproblemen.

Zudem stützen manche Forschungsergebnisse die Annahme, dass eine Behandlung, bei der N-Acetylcystein und Arginin kombiniert werden, das Hormongleichgewicht und die normale Sexualfunktion bei Frauen mit gestörtem Östrogenhaushalt sowie mit Polyzystischem Ovarsyndrom (einem verbreiteten Gesundheitsproblem, das auf ein Ungleichgewicht der Fortpflanzungshormone zurückzuführen ist und eine der häufigsten Ursachen für Infertilität darstellt) wiederherstellen kann. Eine kleine Pilotstudie zeigte, dass Frauen mit Empfängnisproblemen durch die gleichzeitige Einnahme von Arginin und Heilpflanzen wie Mönchspfeffer, Grüntee-Extrakt und Antioxidantiensupplementen häufiger schwanger werden.[150]

Länger leben – und länger gesund bleiben – mit Kollagen

Die Anti-Aging-Wissenschaft befasst sich in erster Linie mit der Frage, wie man das Leben verlängern kann. Eine der wirksamsten und vielversprechendsten Strategien zur Erreichung dieses Ziels ist Fasten und/oder Kalorienreduktion. Aber die neuesten, topaktuellen Forschungsergebnisse zu Aminosäuren zeigen eine weitere, möglicherweise hilfreiche Strategie auf: die Supplementierung von Glycin.

So untersuchte eine in der Zeitschrift *PLOS Genetics* veröffentlichte Studie beispielsweise *C. elegans*, einen winzigen Nematoden oder Fadenwurm, der häufig in der wissenschaftlichen Forschung eingesetzt wird. Obwohl es sich um einen einfachen Organismus handelt, finden sich viele der molekularen Signale, die seine Entwicklung steuern, auch beim Menschen, und die

Untersuchung des Zelltodes bei diesem Wurm könnte uns den Schlüssel zum Verständnis – und zur Bekämpfung – von Alterserscheinungen in die Hand geben. Tatsächlich verlängerte in dieser Studie die Supplementierung von Glycin die Lebensdauer von *C. elegans* erheblich.

Ähnliche Forschungen ergaben, dass Glycinsupplementierung auch bei Mäusen und Ratten die Lebensdauer verlängert. Anti-Aging-Forscher aus allen Teilen der Vereinigten Staaten verfassten gemeinsam einen Artikel, der darlegte, dass Glycin bei Mäusen und Ratten die Lebensdauer verlängern konnte, und kamen zu dem Schluss: »Unsere Ergebnisse zu Glycin untermauern die Vorstellung, dass die Modulierung der ernährungsbedingten Aminosäurespiegel die gesunde Lebenszeit bei Mäusen verlängern und die Grundlage für weitere Untersuchung von Ernährungseffekten auf Krankheiten im Alter und in der späten Lebensphase bieten kann.«[151]

Aber bis es so weit ist, können die positiven Wirkungen von Glycin auf Glutathion Ihnen vielleicht helfen, bis ins hohe Alter gesund zu bleiben. In einer in den *Journals of Gerontology: Biological Sciences* veröffentlichten Studie beobachteten die Forscher fast 2600 Personen im Alter von 60 Jahren und darüber, die in Stockholm lebten. 6 Jahre lang dokumentierten sie die chronischen Erkrankungen dieser Personen und hielten regelmäßig ihre Gesamtserumspiegel an Glutathion fest.[152]

Das Ergebnis: Mit sinkendem Glutathionspiegel stieg bei den Probanden die Zahl der Krankheiten. Diese Resultate lassen vermuten, dass wenn man Ihren Glutathionspiegel durch die Einnahme des Glutathionbestandteils Glycin anhebt, Sie auch mit zunehmendem Alter gesund bleiben können.

Tatsächlich fasst der Titel einer separaten Studie, die im *American Journal of Clinical Nutrition* veröffentlicht wurde, dies vielleicht am besten zusammen: »Eine mangelhafte Glutathionsynthese ist die Ursache für alterungsbedingten oxidativen Stress und lässt sich durch Cystein- und Glycinsupplementierung über die Ernährung korrigieren.«[153] Kollagen könnte einer Ihrer besten Verbündeten hinsichtlich Ihrer Bestrebungen sein, in Gesundheit alt zu werden.

Schon für sich allein genommen ist jede einzelne Wirkung von Kollagen von großer Bedeutung. Betrachtet man sie in ihrer Gesamtheit, so ist die Fülle der Beweise atemberaubend. Es ist erstaunlich, wie Kollagen, eine Substanz, die wir ungefähr ein Jahrhundert lang überhaupt nicht beachtet haben, sich jetzt so schnell als würdig erweist, ihren Platz im erlauchten Kreis der Superfoods einzunehmen. Ich freue mich, dass Sie beschlossen haben, es in Ihrem Leben willkommen zu heißen, und da Sie mir bis hierher gefolgt sind, hoffe ich, dass Sie voll und ganz nachvollziehen können, warum ich es empfehle und selbst täglich anwende.

In den folgenden Kapiteln finden Sie all die praktischen Informationen, die Sie brauchen, um Kollagen in Ihre Ernährung zu integrieren. Bevor wir aber den faktenorientierten Teil des Buches verlassen, möchte ich Ihnen noch einmal danken, dass Sie sich mit mir auf diese Reise gemacht haben – und gratuliere Ihnen zu dem, was jetzt auf Sie wartet. Auf die tiefgreifenden und vielfältigen Wirkungen von Kollagen in Ihrem Leben!

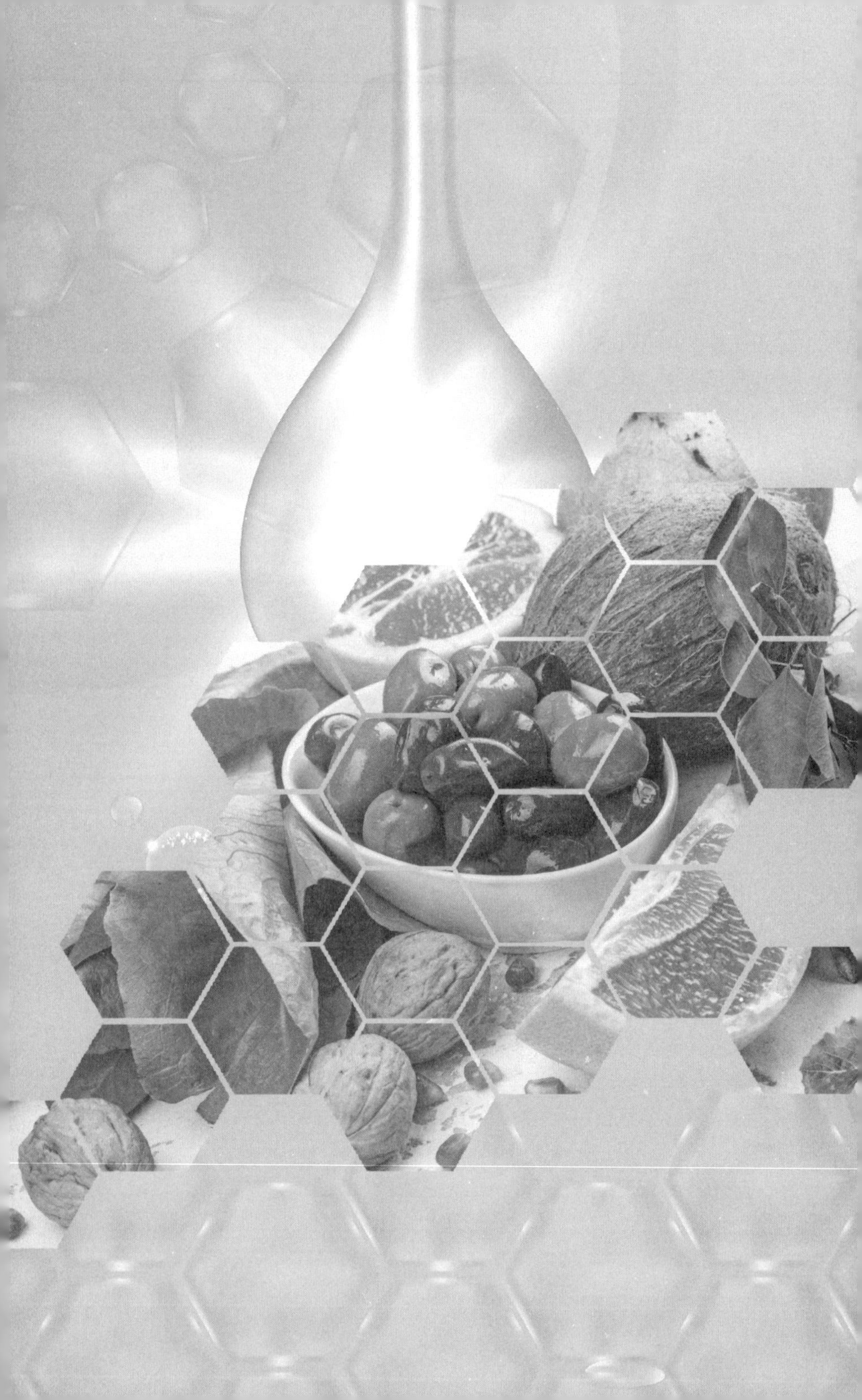

Teil 3

Der Kollagen-Diätplan

Kapitel

11 Die 3-tägige Kollagen-Reinigungskur

Alles, was Sie über einen kollagenbasierten Neustart zu Hause wissen müssen

Wahrscheinlich haben Sie schon viel über Reinigungskuren gehört, und vielleicht sind Ihnen sogar schon ein paar begegnet, bei denen ein Heidengeld für Säfte oder irgendwelche speziellen Mittelchen verlangt wird. Die Kollagen-Reinigungskur ist anders. Bei dieser einfachen Methode ganz ohne Tricks kommen zwei unglaublich wirksame Strategien zum Einsatz, die Ihren Gesundheitszustand von Grund auf verändern werden: Intervallfasten und Kollagensättigung.

Intervallfasten ist eine Strategie, bei der Sie jeden Tag nur während eines festgelegten Zeitfensters – normalerweise 6, 8 oder 10 Stunden – essen dürfen, sodass Ihr Körper länger als üblich ohne Nahrung bleibt. (Sie können zum Beispiel Ihre erste Mahlzeit des Tages um 12 Uhr und die letzte um 20 Uhr zu sich nehmen.) Selbst diese kurze Fastenperiode kann, laut einer in der Zeitschrift *Obesity* veröffentlichten Studie, molekulare Signalwege aktivieren, die »die physiologischen Funktionen optimieren, die Leistung verbessern und Alterungs- und Krankheitsprozesse verlangsamen.«[154]

Fastenkuren und Reinigungskuren sind nicht ganz das Gleiche, aber in der Kollagen-Reinigungskur werden tatsächlich beide Strategien genutzt. Beim Fasten verzichten Sie für einen bestimmten Zeitraum auf ein bestimmtes Nahrungsmittel, oder auf Nahrung überhaupt. Eine Reinigungskur ist eine Ernährungsstrategie, die die Entgiftung fördert. Kollagen eignet sich besonders gut für eine Reinigungskur, denn es enthält Glycin, das eine Rolle bei der Produktion von Glutathion spielt, und wie ich in Kapitel 10 erklärt habe, bindet Glutathion Giftstoffe in der Leber und unterstützt Ihren Körper bei deren Ausscheidung. Die Heilpflanzen, Obstsorten und Gemüse, die Sie während der Kollagen-Reinigungskur zu sich nehmen, unterstützen und verstärken diesen notwendigen tiefgreifenden Reinigungsprozess zusätzlich.

Tatsächlich kann die Kollagen-Reinigungskur Ihnen in nur 3 Tagen helfen, Gewicht abzubauen, den Blutzuckerspiegel zu normalisieren, den Cholesterinspiegel zu senken und die Bildung von Wachstumshormonen zu fördern (die zu verstärkter Fettverbrennung und Produktion von kollagenreichem Körpergewebe beitragen). Sie verhilft Ihnen zu klarerem Denken, hilft, Entzündungen zu bekämpfen, Hungerhormone wieder auf ein gesundes Niveau zu senken, den Alterungsprozess zu verlangsamen und Ihr Leben vielleicht um Jahre zu verlängern. Der positive Effekt dieser Kur beruht auf der Kombination von besonders gesunden Wirkstoffen und Fasten. Tatsächlich haben Studien nachgewiesen, dass genau wie längere Fastenperioden auch das Intervallfasten Ihre Zellen anregt, mehr Kopien des Gens SIRT3 herzustellen – das ist eines der Gene für Langlebigkeit, das gleichzeitig die Bildung freier Radikale verhindert und die Fähigkeit der Zellen verbessert, Schäden zu beheben, die Giftstoffe und täglicher Verschleiß verursacht haben.[155]

Da das Intervallfasten nachgewiesenermaßen positive Veränderungen im Stoffwechsel und Hormonhaushalt des Körpers fördert, haben die National Institutes of Health eine Reihe von Studien finanziert, um festzustellen, wie und warum genau es wirkt – zudem sind in jüngerer Zeit Dutzende von Büchern über diese Methode erschienen. Man könnte es also für eine Modeerscheinung halten. In Wirklichkeit wird Fasten jedoch in verschiedenen Kulturen auf der ganzen Welt schon seit Jahrtausenden praktiziert. Es ist ein grundlegender Bestandteil vieler religiöser Traditionen und seit Langem als Möglichkeit zur Heilung und Verjüngung des Körpers anerkannt. Philippus Paracelsus, ein Schweizer Arzt, der im 16. Jahrhundert lebte, war der Meinung, dass Fasten das größte Heilmittel schlechthin sei und als »innerer Arzt« tätig werden könne. Sogar Benjamin Franklin war Fastenfan. Er sagte: »Die beste aller Arzneien ist Ruhen und Fasten.«

Meine Frau Chelsea und ich machen mindestens zweimal pro Jahr eine Kollagen-Reinigungskur mit Intervallfasten – und ich habe sie Hunderten meiner Patienten empfohlen –, weil dies eine schnelle und wirksame Methode ist, um den Körper zu reinigen und verlorene Nährstoffe wieder aufzufüllen. Jedes Mal fühle ich mich danach erfrischt und verjüngt.

Da Sie während des Fastens nur Flüssigkeit zu sich nehmen, ist Ihr Verdauungssystem weniger belastet als sonst; und genau wie der Nachtschlaf Ihrem Körper die Gelegenheit gibt, wichtige Reparaturen durchzuführen, gibt eine geringere Nahrungsbelastung Ihrem Verdauungssystem die Gelegenheit, zur Ruhe zu kommen und Schäden zu beheben. Und die Nahrung, *die* Sie Ihrem Körper zuführen, entfaltet eine spürbare Heilwirkung.

Eine der tragenden Säulen dieser Methode ist **Knochenbrühe**, die zu den Nahrungsmitteln mit der höchsten Nährstoffdichte und Heilwirkung gehört, die wir kennen. Sie führen damit Ihrem Körper große Mengen von Kollagen zu. Diese Form des Fastens ist also nicht nur eine effektive Methode, auf eine neue kollagenfreundliche Lebensweise umzustellen, sie hat auch an sich schon einen ausgeprägten kollagenbedingten Nutzeffekt.

Wie Sie bereits erfahren haben, können Knochenbrühe und andere kollagenreiche Nahrungs- und Ergänzungsmittel die Symptome verbreiteter Erkrankungen des Verdauungssystems wie Leaky-Gut-Syndrom, Reizdarm oder IBS lindern, sich positiv auf die Gesundheit der Gelenke, Bänder und Sehnen auswirken, die Knochen kräftigen sowie die Immunabwehr stärken, indem sie die nützlichen Bakterien in Ihrem Darm vermehren. Und sie können die sichtbaren Zeichen der Hautalterung aufhalten und sogar rückgängig machen.

Einige Reinigungskuren liefern uns nicht die wichtigen Spurenelemente, die wir für die Aufrechterhaltung der Energieversorgung, Immunabwehr, Verdauung und Zellreparatur benötigen, und da diese Kuren häufig zu wenig Elektrolyte enthalten, können sie Benommenheit, Erschöpfung und Stimmungsschwankungen verursachen. Weil jedoch Knochenbrühe aus den Knochen, Sehnen, Bändern und Knorpeln von Tieren zubereitet wird – Geweben, die große Mengen von Mineralstoffen und Elektrolyten wie Kalzium, Phosphor, Magnesium, Natrium, Kalium, Sulfat und Fluor enthalten –, ist das Risiko solcher Probleme hier viel geringer. Das Glycin in Knochenbrühe (und anderen Formen von Kollagen) kann Ihnen sogar zu besserem Schlaf verhelfen, was wie Balsam auf die Stimmung wirkt und zudem die geistige Leistungsfähigkeit und das Gedächtnis stärkt.

Eine weitere positive Wirkung des kollagengestützten Fastens: Sie können zwar, wie mit jeder drastischen Verringerung Ihrer Kalorienaufnahme, Gewicht abbauen, gleichzeitig kann jedoch die Zufuhr von Kollagen den Muskelabbau verhindern, der eine häufige Begleiterscheinung von fastenbedingter Gewichtsreduktion ist. Weil Kollagen aus den Aminosäuren Glycin, Prolin, Arginin, Hydroxyprolin und Glutaminsäure besteht, die zum Muskelaufbau beitragen, bleibt Ihnen bei dieser 3-tägigen Reinigungskur Ihr gesundes, kalorienverbrennendes Gewebe auch dann vollständig erhalten, wenn die Pfunde purzeln. Gleichzeitig ist Glycin für die Bildung von Glutathion erforderlich, einem der stärksten Entgiftungswirkstoffe des Körpers, der die Leber dabei unterstützt, Chemikalien, gespeicherte Hormone und andere Abfallprodukte auszuleiten.

Säfte sind ein weiterer extrem wichtiger Bestandteil dieser Kollagen-Reinigungskur. Einfach ausgedrückt, ist Saftfasten eine einfache Methode, mit einer einzigen unkomplizierten Mahlzeit riesige Mengen von frischem Gemüse, Kräutern, Gewürzen und zuckerarmem Obst in die Ernährung zu integrieren. In flüssiger Form sind Gemüse und Kräuter besonders leicht verdaulich, sodass der Körper die darin enthaltenen Vitamine und Mineralstoffe schneller aufnehmen kann. Das Trinken von frisch zubereiteten rohen Säften kann die Zufuhr von Antioxidantien und Nährstoffen wie Chlorophyll steigern, einem grünen Farbstoff, der in manchen pflanzlichen Lebensmitteln vorkommt und sich gut zur Entgiftung und Entzündungshemmung eignet. Gleichzeitig steckt frischer Saft voller Antioxidantien, die freie Radikale bekämpfen, und das ermöglicht die maximale Aufnahme und Verwertung des Kollagens aus Ihrer Nahrung und schützt die bestehenden Kollagenreserven Ihres Körpers.

Am besten und einfachsten bereiten Sie Ihre hausgemachten rohen Säfte in einem Entsafter zu; wenn Sie jedoch keinen besitzen, können Sie die Zutaten auch in einen starken Mixer geben, sie so lange mixen, bis alles möglichst flüssig ist, und dann das Ganze durch ein Sieb gießen, um das Fruchtfleisch zu entfernen. Um Zeit zu sparen, sollten Sie jeweils mindestens zwei Portionen Saft zubereiten und die Reste im Kühlschrank aufbewahren;

sie halten sich bis zu 2 Tage, aber wahrscheinlich trinken Sie sie schon vorher. Wenn Sie nur wenig Zeit haben, können Sie stattdessen Wasser mit einem grünen Superfood-Ergänzungsmittel in Pulverform mischen. Ersetzen Sie frische Säfte aber auf keinen Fall durch fertig gekaufte; sie enthalten sehr viel Zucker und manchmal auch Konservierungsmittel.

Auf den nächsten Seiten stelle ich Ihnen viele leckere, nahrhafte Saftrezepte vor, wenn Sie jedoch selbst kreativ werden wollen, nur zu! Die nachfolgende Übersicht bietet eine Auswahl der entgiftenden, die Kollagenreserven erhöhenden Gemüse-, Kräuter- und Obstsorten, die ich selbst regelmäßig verwende, und die auch Sie für Ihre eigenen Kreationen verwenden können:

- Brombeeren
- Grünkohl
- Gurke
- Himbeeren
- Ingwer
- Kohl
- Koriander
- Kurkuma
- Limetten
- Mangold
- Möhren
- Petersilie
- Pfefferminze
- Romanasalat
- Rote Bete
- Sellerie
- Spinat
- Weizengras
- Zitronen

Die dritte Säule meiner Kollagen-Reinigungskur ist **Kräutertee**. Tee wird seit 4 Jahrtausenden sowohl in der Traditionellen Chinesischen Medizin als auch in der Ayurvedischen Medizin als gesundes Nahrungsergänzungsmittel und als Heilmittel verwendet. So kann beispielsweise ein hausgemachter Tee aus Zimt, Pau d'arco (einem Arzneimittel aus dem Holz und der Rinde des Pau d'arco-Baums), Ingwer und Astragalus von Candida-Befall befreien. Ein Aufguss aus Mariendistel, Kurkuma, Bupleurum und Moringa kann die Entgiftung unterstützen. Eine Mischung von Schisandra, Heiligem Basilikum, Matcha und Weißem Tee kann bei alternder Haut helfen. Ein Trunk aus Ingwer, Pfefferminze, Süßholzwurzel und Astragalus, die man zusammen köcheln lässt, fördert die Darmgesundheit, und ein Tee aus Ingwer, Echinacea, Astragalus, Nelken und Reishipilzen kann Ihr Immunsystem stärken. Sie können für diese Reinigungskur natürlich auch Ihre eigenen Kräutertees herstellen; bringen Sie einfach einen halben Liter Wasser zum Kochen und geben Sie einen Teelöffel von Ihrem Lieblingsheilkraut oder -gewürz hinzu, sei es nun Tulsi (Heiliges Basilikum) oder Kurkumapulver. Oder Sie machen es sich ganz leicht und nehmen Sie einen fertigen Bio-Kräutertee, der Ihnen schmeckt. Wenn gern ein bisschen Koffein dabeihaben, ist grüner Tee eine gute Lösung; hervorragende koffeinfreie Varianten sind Ingwer oder Kamille.

Der Grund, warum wir bei Reinigungskuren Flüssigkeiten – und speziell diese Flüssigkeiten – verwenden, ist nicht nur, dass wir unser Verdauungssystem schonen wollen, sondern dass Brühe, Gemüsesaft und Kräutertee »serumlöslich« sind. Das heißt, dass Blut und Zellen sie leicht aufnehmen können und die darin enthaltenen Nährstoffe rasch und direkt in den Körper gelangen, wo sie dann jeweils dort genutzt werden können, wo sie am dringendsten gebraucht werden.

Von einer Kollagen-Reinigungskur kann jeder profitieren, aber ihr positiver Effekt wird am deutlichsten spürbar, wenn man an Verdauungsstörungen oder Symptomen wie aufgetriebenem Bauch, Durchfall oder Verstopfung, an Lebensmittelallergien oder auch an Erschöpfung, Antriebslosigkeit oder Schlafstörungen leidet.

An allen Tagen der Kollagen-Reinigungskur sollten Sie folgende Regeln beachten:

- Nehmen Sie ausschließlich Flüssigkeiten zu sich, unter anderem Knochenbrühe, rohe Säfte hauptsächlich aus Gemüse (eine einzige Sorte Obst können Sie aber dazugeben), Tee, Kräutertee, Kaffee und Wasser. Diese Flüssigkeiten liefern Ihnen wichtige Nährstoffe und besänftigen den Hunger – und Knochenbrühe, Saft und Kräutertee sorgen für ausreichende Flüssigkeitszufuhr.
- Nehmen Sie zwei Portionen Kollagen zu sich, davon eine in Form von echter Knochenbrühe (egal ob hausgemachte oder fertig gekaufte – solange es *echte* Knochenbrühe ist – oder zubereitet aus einem Ergänzungsmittel mit hydrolysierter Knochenbrühe und Wasser). Die andere Portion kann aus einem Kollagen-Hydrolysat-Supplement bestehen, vorzugsweise einem, das viele verschiedene Arten von Kollagen enthält.
- Trinken Sie mindestens zwei Tassen Kräutertee oder Kräuteraufguss.
- Trinken Sie zwei Tassen rohen Saft, vorwiegend aus Gemüse, als Antioxidantien-Lieferant.
- Trinken Sie zwei bis vier Tassen Wasser.
- Wenn Sie mögen, trinken Sie eine oder zwei Tassen schwarzen Kaffee – aber nicht mehr, und auf keinen Fall nachmittags, da Ihr Schlaf darunter leiden könnte.

* Hören Sie auf Ihren Körper! Intervallfasten hat zwar sehr viele positive Wirkungen, aber wenn Sie sich schwach, schwindelig oder erschöpft fühlen, sollten Sie sich eine Extraportion rohen Saft mit einer Portion Kollagenprotein gönnen; wenn das nicht hilft, einen leichten Snack, zum Beispiel 125 Gramm gedämpftes Gemüse, eine Avocado oder eine Handvoll Heidelbeeren.

Wie ich schon erwähnt habe, wird beim Intervallfasten die Kalorienaufnahme auf ein Zeitfenster von 6, 8 oder 10 Stunden begrenzt; wählen Sie also die Form, die für Sie am besten passt. Wenn Sie noch Neuling in Sachen Fasten und Reinigungskuren sind, schlage ich vor, mit dem 8-Stunden-Fenster zu beginnen. Wenn Ihnen das zu schwerfällt, können Sie es auf 10 Stunden ausdehnen und um 20 Uhr noch einen zusätzlichen Gemüsesaft oder eine Extra-Dosis Kollagen zu sich nehmen. Wenn Sie schon Erfahrung haben, können Sie die Stunden, in denen Sie essen dürfen, noch weiter einschränken, aber dennoch zwei Portionen Kollagen, Gemüsesaft und Kräutertee zu sich nehmen. Seien Sie aber auf jeden Fall flexibel und ändern Sie das Intervall, wenn es Ihnen zu schwerfällt. Vor allem sollten Sie das Stundenschema wählen, das am besten zu Ihren Lebensgewohnheiten passt. Manche Leute legen die Essensphasen gern in die Zeit zwischen 10 Uhr morgens beziehungsweise 12 Uhr mittags und 18 Uhr. Andere verschieben das Zeitfenster lieber nach vorne oder nach hinten. Wasser oder schwarzen Kaffee können Sie auch außerhalb des Essensfensters trinken und trotzdem im Fastenzustand bleiben; Ihr Essensfenster beginnt erst, wenn Sie etwas zu sich nehmen, das Kalorien enthält.

Wenn Sie Sport treiben, erzielen Sie die stärkste Fettverbrennung im Fastenzustand, deswegen entscheiden sich viele Leute für ein Workout morgens vor der ersten Mahlzeit. Unabhängig davon, wann Sie Sport treiben, sollten Sie auf jeden Fall unmittelbar danach eine Tasse Knochenbrühe oder einen grünen Saft mit etwas hydrolysiertem Kollagenprotein einplanen, um Ihre Kalorien aufzufüllen und einen abrupten Energieabfall zu vermeiden.

Startbereit? Dann folgt jetzt ein kompletter Plan und Führer für Ihre 3-tägige Kollagen-Reinigungskur mit einem 8-Stunden-Fenster für Mahlzeiten.

TAG 1

* **Nach dem Aufwachen**
  Wasser und schwarzer Kaffee, Matcha oder Kräutertee nach Wunsch

* **10 Uhr**
  Gemüsesaft: Gurke, Rote Bete, Mangold, Zitrone und Kurkuma

* **12 Uhr**
  Kirsch-Vanille-Kollagen-Smoothie (siehe Rezept auf Seite 258), Kräutertee oder -aufguss (2 Teebeutel)

* **15 Uhr**
  Gemüsesaft: Sellerie, Gurke, Spinat, Koriander, Limette und Ingwer

* **18 Uhr**
  Hausgemachte Knochenbrühe (oder Brühe aus einem Knochenbrühe-Protein-Ergänzungsmittel), Kräutertee oder -aufguss

TAG 2

* **Nach dem Aufwachen**
  Wasser und schwarzer Kaffee, Matcha oder Kräutertee nach Wunsch

* **10 Uhr**
  Gemüsesaft: Spinat, Romanasalat, Rote Bete, Gurke, Zitrone und Kurkuma

* **12 Uhr**
  Erdbeer-Kokos-Knochenbrühe-Smoothie (siehe Rezept auf Seite 262), Kräutertee oder -aufguss (2 Teebeutel)

* **15 Uhr**
  Gemüsesaft: Himbeeren, Kohl, Möhren, Ingwer, Weizengras, Pfefferminze und Zitrone

* **18 Uhr**
  Hausgemachte Knochenbrühe (oder Brühe aus einem Knochenbrühe-Protein-Ergänzungsmittel), Kräutertee oder -aufguss

TAG 3

- **Nach dem Aufwachen**
  Wasser und schwarzer Kaffee, Matcha oder Kräutertee nach Wunsch

- **10 Uhr**
  Ein Löffel hydrolysiertes Kollagenprotein eingerührt in ein Glas Wasser, Mandelmilch oder ungesüßte Kokosmilch

- **12 Uhr**
  Gemüsesaft: Gurke, Spinat, Brombeeren, Zitrone, Ingwer und Petersilie

- **15 Uhr**
  Hausgemachte Knochenbrühe (oder Brühe aus einem Knochenbrühe-Protein-Ergänzungsmittel)

- **18 Uhr**
  Gemüsesaft: Möhren, Kohl, Grünkohl, Mangold, Limette und Koriander,
  Kräutertee oder -aufguss

Kapitel

12

Speiseplan für die 28-Tage-Kollagendiät

Schritt für Schritt zu mehr Kollagen in Ihrem Leben

Willkommen beim entscheidenden Teil Ihrer Reise mit Kollagen! Ich freue mich sehr, dass Sie dabei sind. Vor uns liegt eine Ernährungsweise, die Sie vor den häufigsten Problemen des Alterns schützen kann, von Falten und immer dünner werdendem Haar über Arthritis, Krankheiten des Verdauungssystems bis hin zu Herz-Kreislauf-Erkrankungen und Immunschwäche. Noch dazu ist sie ganz unkompliziert – und nachhaltig.

Nachdem Sie jetzt Ihre 3-tägige Reinigungskur abgeschlossen haben, ist Ihr Körper auf dem besten Weg, zu einer kollagenproduzierenden Maschine zu werden – und Sie sind bereit für den Start in die supergesunde Diät, die Sie auf den folgenden Seiten finden. Diese lässt sich als Kurzzeitdiät durchführen, ist aber auch leicht veränderbar, sodass Sie jahrelang dabeibleiben können. Sie beinhaltet nur wirklich gesunde entzündungsbekämpfende Zutaten und ist gezielt so konzipiert, dass sie das Wohlbefinden des ganzen Körpers fördert – und Ihren Kollagenspiegel auf hohem Niveau hält. Außerdem sorgt sie für ein ausgewogenes Aminosäureprofil, etwas, das Ihnen wahrscheinlich Ihr ganzes Leben lang gefehlt hat. Und sie kann Ihnen helfen abzunehmen.

Sie werden jeden Tag das Äquivalent von drei (oder mehr!) Portionen Kollagen aus verschiedenen Quellen zu sich nehmen. Knochenbrühe und Kollagen-Hydrolysat-Supplemente sind die tragenden Säulen dieser Methode. Aber ich möchte Sie auch ermutigen, Ihren Kollagenkonsum zu steigern, indem Sie die Haut von Hühnchen und Fisch mitessen und Innereien in Ihre Ernährung einbauen.

Wenn Sie Zeit haben, empfehle ich Ihnen, die Knochenbrühe selbst zuzubereiten. Dafür gehen Sie folgendermaßen vor: Geben Sie mehrere Pfund Rinderknochen oder Hühnerhälse, -füße und -flügel zusammen mit Möhren, Sellerie, Zwiebeln, Knoblauch, Ihren Lieblingskräutern und -gewürzen und etwa 4 ½ Liter Wasser in einen Suppentopf; lassen Sie alles 24 bis 48 Stunden köcheln. Wenn Ihnen die Zeit oder Möglichkeiten dazu fehlen, ist das nicht schlimm; es gibt weniger komplizierte Alternativen. Sie können, wie schon erwähnt, die Knochenbrühe aus einem Supplement in Pulverform zubereiten oder im Reformhaus fertig kaufen.

Wie auch immer Sie vorgehen, Sie werden feststellen, dass es sich um eine unglaublich vielseitig verwendbare gesunde Speise handelt. Wie Sie in den tollen Rezepten in Kapitel 13 sehen, können Sie der Knochenbrühe Getreideprodukte, Hülsenfrüchte, Gemüse oder einen Proteinlieferanten hinzufügen – oder sie als Grundlage für Eintöpfe oder Smoothies verwenden. Wenn Sie sich ein bisschen mehr mit dem Speiseplan vertraut gemacht haben, können Sie dabei auch gern Ihrer Kreativität freien Lauf lassen – und dabei ganz nach Lust und Laune verfahren. Essen soll schmecken und Spaß machen.

Wenn Sie jeden Tag mehrere Portionen Kollagen zu sich nehmen, bekommen Sie damit nicht nur eine gesunde und ausgewogene Menge an Aminosäuren, sondern auch 25 bis 30 Gramm Protein, das Sie sättigt und nachhaltig mit Energie versorgt. Aber vielen von Ihnen werden auch mehr als drei Portionen Kollagen guttun. Wenn Sie über vierzig sind, schon Probleme mit den Gelenken, dem Verdauungssystem, dem Stoffwechsel oder der Haut haben, oder wenn Sie täglich mehr als eine Stunde Sport treiben, empfehle ich, vier oder fünf Portionen zu sich zu nehmen. Das wird Sie mit ausreichend Aminosäuren versorgen, um das kollagenreiche Gewebe zu reparieren und neu aufzubauen.

Sie können Kollagen zu jeder Tageszeit zu sich nehmen, aber bestimmte Zeiten sind dafür ideal – und könnten Ihnen helfen, möglichst umfassend davon zu profitieren. Ich nehme Kollagen gern zu folgenden Gelegenheiten zu mir:

* **Gleich am frühen Morgen.** Kollagen im Kaffee oder Frühstücks-Smoothie sorgt für einen ordentlichen Proteinschub, um den Tag zu beginnen; es macht satt und versorgt den Körper für die nächsten paar Stunden mit Energie.
* **Nach dem Sport.** Wie jedes andere Proteinsupplement ist auch Kollagen nach einem Workout hilfreich, denn es fördert Gewebereparatur und Muskelwachstum. Außerdem sind die einzigartigen Aminosäuren im Kollagen die Bausteine für das weiche Gewebe in den Gelenken, die während eines Workouts stark belastet werden können – folglich liefert eine Portion Kollagen gleich nach dem Sport den Knorpeln, Sehnen und Bändern die Unterstützung aus der Nahrung, die sie für die notwendige Instandhaltung brauchen.

* **Vor dem Zubettgehen.** Wie Sie wissen, steckt Kollagen voller Glycin, der Aminosäure, die uns, wie in mehreren wissenschaftlichen Studien nachgewiesen wurde, beim Ein- und Durchschlafen hilft. Forschungen zeigen, dass 3 bis 5 Gramm Glycin für einen ungestörten Schlaf ausreichen. Da Kollagen zu etwa einem Drittel aus Glycin besteht, deckt ein gehäufter Löffel eines Kollagen-Hydrolysat-Supplements oder eine halbe Tasse Knochenbrühe den Bedarf.

Wenn Sie fortan mehrmals am Tag Kollagen zu sich nehmen, ist Ihre Proteinzufuhr vermutlich höher als zuvor, weshalb dieser Speiseplan sehr gut geeignet ist, um Hunger und Gelüste auf bestimmte Speisen zu zügeln – und abzunehmen. Zusätzlicher Vorteil: Proteinreichere Diäten sorgen auch für einen gesünderen Blutzuckerspiegel. Mancher ernährt sich vielleicht schon sehr gesund und nährstoffreich, sodass sich die Umstellung auf meine Kollagendiät eher wie eine leichte Anpassung der aktuellen Ernährungsweise anfühlt und keine riesige Veränderung bedeutet. Anderen, die bisher größtenteils auf industriell verarbeitete Lebensmittel zurückgegriffen haben, wird diese Ernährungsweise mit ihren großen Mengen an Gemüse, gesunden Fetten und Ölen, Protein und unverarbeiteten Kohlenhydraten eher ungewohnt erscheinen. Deswegen wird es für sie etwas schwieriger sein, dabeizubleiben.

Wenn Ihnen das Konzept widerstrebt und Sie merken, dass Sie Lust auf industriell verarbeitete Lebensmittel bekommen, bedenken Sie bitte Folgendes: Kürzlich haben Wissenschaftler der National Institutes of Health Menschen, die sich von stark verarbeiteten Lebensmitteln ernährten (etwa gezuckerte Cerealien und abgepackte Heidelbeermuffins mit Margarine zum Frühstück, oder Sandwiches mit Hähnchensalat aus der Dose auf weißem Toastbrot und Dosenpfirsiche in stark gesüßtem Saft zum Abendessen), mit Menschen verglichen, die unverarbeitete Lebensmittel aßen (beispielsweise griechischen Naturjoghurt mit frischen Himbeeren, Bananen und Walnüssen zum Frühstück und ein pfannengerührtes Gericht mit Rindfleisch, Brokkoli, Zwiebeln, Gemüsepaprika, Ingwer, Knoblauch und Olivenöl auf Basmatireis zum Abendessen). Die Probanden waren 28 Tage im Metabolic Clinical Research Unit des NIH Clinical Center untergebracht, die Wissenschaftler wussten also genau, was und wie viel sie zu jeder Mahlzeit aßen. Die eine Hälfte der Gruppe erhielt die ersten 2 Wochen lang die hoch verarbeiteten Lebensmittel und wechselte dann für die nächsten 2 Wochen zu den unverarbeiteten Lebensmitteln, bei der anderen Hälfte wurde in umgekehrter Reihenfolge verfahren. Die Teilnehmer erhielten täglich drei Mahlzeiten sowie Snacks und wurden angewiesen, so viel oder so wenig zu essen, wie sie wollten. Die Mahlzeiten der beiden Gruppen unterschieden sich stark hinsichtlich des Grades der Verarbeitung, aber nicht hinsichtlich der Energiedichte oder des Gehalts an wichtigen Makronährstoffen.

Die Ergebnisse zeigten Folgendes: Diejenigen, welche die verarbeiteten Lebensmittel aßen, nahmen im Durchschnitt sage und schreibe 500 Kalorien mehr pro Tag zu sich als diejenigen, die sich von unverarbeiteten Lebensmitteln ernährten. So war es nicht überraschend, dass die Gruppe mit den verarbeiteten Lebensmitteln in 2 Wochen durchschnittlich 2 Pfund zunahm, die mit den unverarbeiteten dagegen etwa 2 Pfund abnahm.[156]

Das ist eine der überzeugendsten Ernährungsstudien, die ich je gesehen habe, denn sie belegt einen klaren Zusammenhang zwischen verarbeiteten Lebensmitteln und einer Gewichtszunahme, die ihrerseits zu allen möglichen Erkrankungen beiträgt, von Arthritis und Magen-Darm-Problemen bis hin zu Herzerkrankungen und Bluthochdruck. Ich berichte nicht zuletzt deshalb darüber, weil die Studie sehr anschaulich illustriert, welche Risiken industriell verarbeitete Lebensmittel mit sich bringen – und wie sehr sich eine Ernährung auf der Grundlage von vollwertigen natürlichen Lebensmitteln auszahlt.

Die Diät in der NIH-Studie enthielt zwar kein Kollagen, aber in anderer Hinsicht glich sie doch stark dem Ernährungsplan, den ich in diesem Buch beschreibe. Und wie Sie inzwischen wissen, liefert eine abwechslungsreiche Kost mit vielen gesunden pflanzlichen und tierischen Lebensmitteln Ihrem Körper die nötigen Nährstoffe, darunter Vitamin A, Vitamin C, Kupfer, Schwefel und Eisen, die er braucht, um das Kollagen aus der Nahrung richtig aufzunehmen – und zu verwerten.

Und vergessen Sie nicht, Strategien für einen gesünderen Lebensstil umzusetzen, während Sie sich allmählich gesünder essen.

Folgende Maßnahmen können die positiven Wirkungen dieses lebensverändernden Diätprogramms verstärken:

- Trinken Sie weiterhin so viel wie gewohnt, im Idealfall etwa acht 230-Milliliter-Gläser pro Tag. Viel trinken ist wichtig, denn Flüssigkeit unterstützt die Verdauung – und häufig ist das, was wir für Hunger halten, eigentlich Durst. Wenn Sie hungrig sind, trinken Sie ein Glas Wasser und warten Sie 10 Minuten, um zu sehen, ob das Hungergefühl verschwindet.
- Versuchen Sie pro Nacht mindestens 7 Stunden zu schlafen. Schlaf gibt den gesunden Nährstoffen, die Sie tagsüber aufnehmen, die Gelegenheit, Ihre Organe, Muskeln und kollagenreichen Gewebe instand zu setzen. Schlaf hebt auch Ihre Stimmung und Ihr Energieniveau –

und das hilft Ihnen, sich an dieses Diätprogramm zu halten.

* Treiben Sie weiterhin Sport wie gewohnt – und wenn Sie noch keinen Sport treiben, fangen Sie bitte jetzt damit an. Wenn Sie bisher die übliche sitzende Lebensweise praktizieren, gehen Sie zu Anfang jeden Tag 20 Minuten zu Fuß. Wenn Sie bereits Sport treiben, sparen Sie sich Ihre intensiveren Workouts für Tage auf, an denen Sie nicht fasten. An Fastentagen ist es am besten, sich auf Walken oder Yoga zu beschränken.
* Machen Sie sich keine Vorwürfe wegen gelegentlicher kleiner Diätsünden. Einer der häufigsten Gründe, warum Menschen mit einer Diät aufhören, ist, dass sie schummeln. Und nach einem oder zwei kleinen Ausrutschern glauben sie dann, total versagt zu haben. Das sollte Ihnen nicht passieren! Natürlich sollten Sie versuchen, leere Kalorien aus industriell verarbeiteten oder abgepackten Lebensmitteln zu vermeiden. Aber wenn Sie mal einen schwachen Moment hatten, haben Sie ja deswegen noch nicht Ihren ganzen Plan vor die Wand gefahren. Gestehen Sie sich den Ausrutscher ein – und nehmen Sie ihn zum Anlass, sich noch einmal ganz bewusst auf Ihr Programm einzulassen.

In diesem Sinne: Auf geht's!

Der Speiseplan für die 28-Tage-Kollagendiät

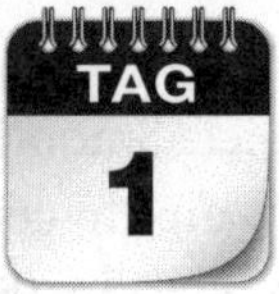

* **Frühstück**
  - Kirsch-Vanille-Kollagen-Smoothie (Seite 258)
  - Bio-Kaffee (nach Wunsch: gemixt mit 1–2 EL Kokosöl, Butter oder Ghee) oder Tee/Kräuteraufguss Ihrer Wahl

* **Mittagessen**
  - Butternusskürbis-Cremesuppe (Seite 267)
  - Salatbeilage mit hausgemachtem Dressing: 1 EL Olivenöl mit Apfelessig und Gewürzen nach Belieben
  - Goldener Tee (Seite 257)

* **Snack (nach Wunsch)**
  - Guacamole (Seite 306) mit Gemüserohkost

* **Abendessen**
  - 170 g Wildlachs (oder anderer Fisch aus Wildfang) gegart in 1 EL Kokos- oder Olivenöl
  - Gedämpfter Brokkoli oder Rosenkohl mit 1 EL Leinöl und gewürzt nach Belieben
  - ½ gebackene Süßkartoffel
  - Tee/Kräuteraufguss Ihrer Wahl

TAG 2

Frühstück

- Probiotischer Pfirsich-Smoothie (Seite 261)
- Bio-Kaffee (nach Wunsch: gemixt mit 1–2 EL Kokosöl, Butter oder Ghee) oder Tee/Kräuteraufguss Ihrer Wahl

Mittagessen

- Indische Currysuppe (Seite 272)
- Salatbeilage mit hausgemachtem Dressing: 1 EL Olivenöl mit Apfelessig und Gewürzen nach Belieben
- Tee/Kräuteraufguss Ihrer Wahl

Snack (nach Wunsch)

- 115 g Erdbeeren mit 115 g Vollfett-Hüttenkäse

Abendessen

- Spaghettikürbis mit Brathähnchen, Zitrone und Petersilie (Seite 281)
- 120 g fermentiertes Gemüse (zum Beispiel Sauerkraut oder Kimchi)
- Salatbeilage mit hausgemachtem Dressing: 1 EL Olivenöl mit Apfelessig und Gewürzen nach Belieben
- Tee/Kräuteraufguss Ihrer Wahl

Dessert

- Key Lime Pie (Seite 314)

TAG 3

* **Frühstück**
  - Erdbeer-Kokos-Knochenbrühe-Smoothie (Seite 262)
  - Bio-Kaffee (nach Wunsch: gemixt mit 1–2 EL Kokosöl, Butter oder Ghee) oder Tee/Kräuteraufguss Ihrer Wahl

* **Mittagessen**
  - Butternusskürbissuppe mit Rindfleisch (Seite 266)
  - 120 g fermentiertes Gemüse
  - Tee/Kräuteraufguss Ihrer Wahl

* **Snack (nach Wunsch)**
  - Heidelbeermuffins (Seite 302)

* **Abendessen**
  - Brathähnchen mit Romatomaten und Zwiebeln (Seite 280)
  - Rosmarin-Möhren in Ahornsirupglasur (Seite 297)
  - Tee/Kräuteraufguss Ihrer Wahl

TAG 4

Reinigungstag nach Wunsch

*** Frühstück**

- Möhren-Proteinshake mit Ingwer (Seite 260)
- Bio-Kaffee (nach Wunsch: gemixt mit 1–2 EL Kokosöl, Butter oder Ghee) oder Tee/Kräuteraufguss Ihrer Wahl

*** Mittagessen**

- Grüner Gehirn-Power-Smoothie (Seite 258)
- Bio-Kaffee (nach Wunsch: gemixt mit 1–2 EL Kokosöl, Butter oder Ghee) oder Tee/Kräuteraufguss Ihrer Wahl

*** Snack**

- Tee/Kräuteraufguss Ihrer Wahl

*** Abendessen**

- Belebender Saft für den ganzen Körper: 4 Stangen Sellerie, ½ Gurke, 80 g Ananasstücke, ½ grüner Apfel, 50 g Babyspinat, 1 Zitrone und 1 Stück Ingwer (2,5 cm)
- Knochenbrühe-Suppe (oder 1 Messlöffel Knochenbrühe-Protein vermischt mit 300 ml heißem Wasser)
- Tee/Kräuteraufguss Ihrer Wahl

TAG 5

* Frühstück

- Himmlischer Heidelbeer-Kollagen-Smoothie (Seite 259)
- Bio-Kaffee (nach Wunsch: gemixt mit 1–2 EL Kokosöl, Butter oder Ghee) oder Tee/Kräuteraufguss Ihrer Wahl

* Mittagessen

- Rindfleisch-Brokkolisuppe mit Ingwer aus dem Slow-Cooker (Seite 271)
- Salatbeilage mit hausgemachtem Dressing: 1 EL Olivenöl mit Apfelessig und Gewürzen nach Belieben
- Tee/Kräuteraufguss Ihrer Wahl

* Snack (nach Wunsch)

- Knochenbrühe-Protein-Muffins ohne Backen (Seite 307)

* Abendessen

- Rest Brathähnchen mit Romatomaten und Zwiebeln (Seite 280)
- Rest Rosmarin-Möhren in Ahornsirupglasur (Seite 297)
- Tee/Kräuteraufguss Ihrer Wahl

* Dessert

- Cashew-Trüffel ohne Backen (Seite 316)

TAG 6

* **Frühstück**
  - Gemüseauflauf mit Eiern und Kollagen (Seite 263)
  - Bio-Kaffee (nach Wunsch: gemixt mit 1–2 EL Kokosöl, Butter oder Ghee) oder Tee/Kräuteraufguss Ihrer Wahl

* **Mittagessen**
  - Grüne Blattsalate mit Lachs (Seite 286)
  - Süßkartoffel-Pommes (Seite 300)
  - Tee/Kräuteraufguss Ihrer Wahl

* **Snack (nach Wunsch)**
  - 115 g Heidelbeeren mit 115 g Vollfett-Hüttenkäse

* **Abendessen**
  - Steak-Fajitas aus dem Slow-Cooker (Seite 292)
  - Tee/Kräuteraufguss Ihrer Wahl

TAG 7

* Frühstück

- Kürbiskuchen-Smoothie (Seite 261)
- Bio-Kaffee (nach Wunsch: gemixt mit 1–2 EL Kokosöl, Butter oder Ghee) oder Tee/Kräuteraufguss Ihrer Wahl

* Mittagessen

- Rest Steak-Fajitas aus dem Slow-Cooker (Seite 292)
- Tee/Kräuteraufguss Ihrer Wahl

* Snack (nach Wunsch)

- Butternusskürbis-Chips (Seite 304)

* Abendessen

- 170 g Bio-Freilandhuhn in 1 EL Oliven- oder Kokosöl gebraten
- Sommerkürbis oder Zucchini in 1–2 TL Olivenöl, Kokosöl oder Ghee sautiert
- Tee/Kräuteraufguss Ihrer Wahl

TAG 8

Frühstück

- Frühstücks-Bowl mit Kefir (Seite 264)
- Kollagenkaffee (Seite 257)

Mittagessen

- Tomatencremesuppe (Seite 270)
- 120 g fermentiertes Gemüse
- Salatbeilage mit hausgemachtem Dressing: 1 EL Olivenöl mit Apfelessig und Gewürzen nach Belieben
- Tee/Kräuteraufguss Ihrer Wahl

Snack (nach Wunsch)

- 115 g Himbeeren mit 115 g Vollfett-Hüttenkäse

Abendessen

- Gefüllte Paprika mit Quinoa (Seite 284)
- Falscher Kartoffelbrei (Seite 298)
- Tee/Kräuteraufguss Ihrer Wahl

TAG 9

✻ Frühstück

- Pfefferminz-Schoko-Smoothie (Seite 260)
- Bio-Kaffee (nach Wunsch: gemixt mit 1–2 EL Kokosöl, Butter oder Ghee) oder Tee/Kräuteraufguss Ihrer Wahl

✻ Mittagessen

- 170 g Bio-Lamm aus Weidehaltung in 1 EL Kokosöl gebraten
- Gedämpfter Grünkohl mit 1 EL Olivenöl und gewürzt nach Belieben
- 85 g in Knochenbrühe gekochte Quinoa oder Reis (falls gewünscht: mit Kurkuma und Kräutern bestreuen)
- Tee/Kräuteraufguss Ihrer Wahl

✻ Snack (nach Wunsch)

- Heidelbeer-Macadamia-Riegel (Seite 302)

✻ Abendessen

- Lachspfanne (Seite 288)
- Süßkartoffelpüree (Seite 298)
- Tee/Kräuteraufguss Ihrer Wahl

✻ Dessert

- Apple Crisp (Seite 310)

TAG 10

* **Frühstück**
  - Brombeer-Heidelbeer-Smoothie (Seite 259)
  - Bio-Kaffee (nach Wunsch: gemixt mit 1–2 EL Kokosöl, Butter oder Ghee) oder Tee/Kräuteraufguss Ihrer Wahl

* **Mittagessen**
  - Rest Lachspfanne (Seite 288)
  - 120 g fermentiertes Gemüse
  - ½ Avocado
  - Tee/Kräuteraufguss Ihrer Wahl

* **Snack (nach Wunsch)**
  - Rest Heidelbeer-Macadamia-Riegel (Seite 302)

* **Abendessen**
  - Fleischklößchensuppe (Seite 273)
  - 85 g in Knochenbrühe gekochte Quinoa oder Reis (falls gewünscht: mit Kurkuma und Kräutern bestreuen)
  - Salatbeilage mit hausgemachtem Dressing: 1 EL Olivenöl mit Apfelessig und Gewürzen nach Belieben
  - Tee/Kräuteraufguss Ihrer Wahl

TAG 11

Reinigungstag nach Wunsch

Frühstück
- Kirsch-Vanille-Kollagen-Smoothie (Seite 258)
- Bio-Kaffee (nach Wunsch: gemixt mit 1–2 EL Kokosöl, Butter oder Ghee) oder Tee/Kräuteraufguss Ihrer Wahl

Mittagessen
- Probiotischer Pfirsich-Smoothie (Seite 261)
- Tee/Kräuteraufguss Ihrer Wahl

Snack (nach Wunsch)
- Pikanter Herzgesundheitssaft: ⅛ oder weniger Jalapeño-Chili, 1 Stück Ingwer (2,5 cm), 1 Knoblauchzehe, 1 mittelgroße Rote Bete, 2 Möhren, 1 Zitrone und 1 Gurke

Abendessen
- Immunstärkender Saft: 1 Gemüsepaprika (rot, grün, gelb oder orange), 1 kleiner Brokkoli (mit Stiel), 1 Zitrone, 1 Gurke, 1 Stück Ingwer (2,5 cm) und 1 EL Apfelessig
- Grüner Gehirn-Power-Smoothie (Seite 258)
- Tee/Kräuteraufguss Ihrer Wahl

TAG 12

Frühstück

- 2–3 Eier in 1 EL Butter oder Avocadoöl gebraten
- Bio-Kaffee (nach Wunsch: gemixt mit 1–2 EL Kokosöl, Butter oder Ghee) oder Tee/Kräuteraufguss Ihrer Wahl

Mittagessen

- »Nudel«-Bowl (Seite 274)
- Blumenkohl-Tabbouleh (Seite 295)
- Tee/Kräuteraufguss Ihrer Wahl

Snack (nach Wunsch)

- Gemüserohkost mit 120 g Hummus

Abendessen

- Hühnersuppe mit Nudeln (Seite 269)
- Backofenkohl (Seite 299)
- Tee/Kräuteraufguss Ihrer Wahl

Dessert

- Bananen-Chia-Pudding (Seite 311)

TAG 13

* Frühstück

- Erdbeer-Kokos-Knochenbrühe-Smoothie (Seite 262)
- Bio-Kaffee (nach Wunsch: gemixt mit 1–2 EL Kokosöl, Butter oder Ghee) oder Tee/Kräuteraufguss Ihrer Wahl

* Mittagessen

- Rest Hühnersuppe mit Nudeln (Seite 269)
- Rest Blumenkohl-Tabbouleh (Seite 295) oder ½ gebackene Süßkartoffel
- Tee/Kräuteraufguss Ihrer Wahl

* Snack (nach Wunsch)

- 115 g Heidelbeeren mit 115 g Vollfett-Hüttenkäse

* Abendessen

- 2–3 Eier in 1 EL Butter oder Avocadoöl gebraten
- Tomaten- und Gurkenscheiben beträufelt mit Zitronensaft und Olivenöl und nach Belieben gewürzt
- Tee/Kräuteraufguss Ihrer Wahl

TAG 14

Frühstück

- Kürbiskuchen-Smoothie (Seite 261)
- Bio-Kaffee (nach Wunsch: gemixt mit 1–2 EL Kokosöl, Butter oder Ghee) oder Tee/Kräuteraufguss Ihrer Wahl

Mittagessen

- 115 g Bio-Rindfleisch aus Weidehaltung in 1 EL Kokosöl gebraten
- Gedämpfter oder gebackener Spargel mit 1 EL Olivenöl beträufelt und nach Belieben gewürzt
- 100 g Naturreis in Knochenbrühe gegart und mit Kurkuma und Kräutern nach Belieben garniert

Snack (nach Wunsch)

- Mandel-Kakao-Kollagen-Bällchen (Seite 301)

Abendessen

- 170 g Bio-Hähnchen aus Freilandhaltung in 1 EL Kokosöl gebraten
- Falscher Kartoffelbrei (Seite 298)
- 120 g fermentiertes Gemüse

TAG 15

* Frühstück

- Brombeer-Heidelbeer-Smoothie (Seite 259)
- Bio-Kaffee (nach Wunsch: gemixt mit 1–2 EL Kokosöl, Butter oder Ghee) oder Tee/Kräuteraufguss Ihrer Wahl

* Mittagessen

- Butternusskürbis-Blumenkohl-Möhrensuppe (Seite 268)
- Salatbeilage mit hausgemachtem Dressing: 1 EL Olivenöl mit Apfelessig und Gewürzen nach Belieben
- Goldener Tee (Seite 257)

* Snack (nach Wunsch)

- Rest Mandel-Kakao-Kollagen-Bällchen (Seite 301)

* Abendessen

- 170 g Wildlachs (oder anderer Fisch aus Wildfang) gegart in 1 EL Kokos- oder Olivenöl
- Gedämpfter Brokkoli oder Rosenkohl mit 1 EL Leinöl und gewürzt nach Belieben
- ½ gebackene Süßkartoffel
- Tee/Kräuteraufguss Ihrer Wahl

TAG 16

* **Frühstück**
  - Gemüseauflauf mit Eiern und Kollagen (Seite 263)
  - Bio-Kaffee (nach Wunsch: gemixt mit 1–2 EL Kokosöl, Butter oder Ghee) oder Tee/Kräuteraufguss Ihrer Wahl

* **Mittagessen**
  - Rest Butternusskürbis-Blumenkohl-Möhrensuppe (Seite 268)
  - Salatbeilage mit hausgemachtem Dressing: 1 EL Olivenöl mit Apfelessig und Gewürzen nach Belieben
  - Tee/Kräuteraufguss Ihrer Wahl

* **Snack (nach Wunsch)**
  - 115 g Erdbeeren mit 115 g Vollfett-Hüttenkäse

* **Abendessen**
  - Knusprige Hähnchenfilet-Streifen (Seite 278)
  - 120 g fermentiertes Gemüse
  - Salatbeilage mit hausgemachtem Dressing: 1 EL Olivenöl mit Apfelessig und Gewürzen nach Belieben
  - Tee/Kräuteraufguss Ihrer Wahl

* **Dessert**
  - Kokos-Chia-Pudding (Seite 314)

TAG 17

✻ Frühstück

- 2–3 Eier in 1 EL Butter oder Avocadoöl gebraten
- Bio-Kaffee (nach Wunsch: gemixt mit 1–2 EL Kokosöl, Butter oder Ghee) oder Tee/Kräuteraufguss Ihrer Wahl

✻ Mittagessen

- Rest Knusprige Hähnchenfilet-Streifen (Seite 278)
- 120 g fermentiertes Gemüse
- Tee/Kräuteraufguss Ihrer Wahl

✻ Snack (nach Wunsch)

- Schoko-Kirsch-Proteinriegel (Seite 305)

✻ Abendessen

- Shepherd's Pie (Seite 290)
- Salatbeilage mit hausgemachtem Dressing: 1 EL Olivenöl mit Apfelessig und Gewürzen nach Belieben
- Tee/Kräuteraufguss Ihrer Wahl

TAG 18

Reinigungstag nach Wunsch

* **Frühstück**
  - Himmlischer Heidelbeer-Kollagen-Smoothie (Seite 259)
  - Bio-Kaffee (nach Wunsch: gemixt mit 1–2 EL Kokosöl, Butter oder Ghee) oder Tee/Kräuteraufguss Ihrer Wahl

* **Mittagessen**
  - Pfefferminz-Schoko-Smoothie (Seite 260)
  - Bio-Kaffee oder Tee/Kräuteraufguss Ihrer Wahl (nach Belieben)

* **Snack (nach Wunsch)**
  - Tee/Kräuteraufguss Ihrer Wahl

* **Abendessen**
  - Belebender Saft für den ganzen Körper:
    4 Stangen Sellerie, ½ Gurke, 155 g Ananasstücke, ½ grüner Apfel, 60 g Babyspinat, 1 Zitrone und 1 Stück Ingwer (2,5 cm)
  - Knochenbrühe-Suppe (oder 1 Messlöffel Knochenbrühe-Protein vermischt mit 300 ml heißem Wasser)
  - Tee/Kräuteraufguss Ihrer Wahl

TAG 19

Frühstück

- Omelett mit Gemüsepaprika, Spinat und Tomaten
- Bio-Kaffee (nach Wunsch: gemixt mit 1–2 EL Kokosöl, Butter oder Ghee) oder Tee/Kräuteraufguss Ihrer Wahl

Mittagessen

- Den restlichen Shepherd's Pie (Seite 290)
- Salatbeilage mit hausgemachtem Dressing: 1 EL Olivenöl mit Apfelessig und Gewürzen nach Belieben
- Tee/Kräuteraufguss Ihrer Wahl

Snack (nach Wunsch)

- Rest Schoko-Kirsch-Proteinriegel (Seite 305)

Abendessen

- Gefüllte Paprika mit Quinoa (Seite 284)
- 120 g fermentiertes Gemüse
- Tee/Kräuteraufguss Ihrer Wahl

Dessert

- Schokochip-Cookies ohne Backen (Seite 316)

TAG 20

Frühstück

- Erdbeer-Kokos-Knochenbrühe-Smoothie (Seite 262)
- Bio-Kaffee (nach Wunsch: gemixt mit 1–2 EL Kokosöl, Butter oder Ghee) oder Tee/Kräuteraufguss Ihrer Wahl

Mittagessen

- Butternusskürbis-Cremesuppe (Seite 267)
- Salatbeilage mit hausgemachtem Dressing: 1 EL Olivenöl mit Apfelessig und Gewürzen nach Belieben
- Tee/Kräuteraufguss Ihrer Wahl

Snack (nach Wunsch)

- 115 g Heidelbeeren mit 115 g Vollfett-Hüttenkäse

Abendessen

- Thunfisch scharf angebraten mit Spargel (Seite 289)
- Bohnensalat mit Kichererbsen (Seite 294)
- Tee/Kräuteraufguss Ihrer Wahl

TAG 21

* Frühstück

- Frühstücks-Bowl mit Kefir (Seite 264)
- Bio-Kaffee (nach Wunsch: gemixt mit 1–2 EL Kokosöl, Butter oder Ghee) oder Tee/Kräuteraufguss Ihrer Wahl

* Mittagessen

- Rest Thunfisch scharf angebraten mit Spargel (Seite 289)
- Süßkartoffel-Pommes (Seite 300)
- Tee/Kräuteraufguss Ihrer Wahl

* Snack (nach Wunsch)

- Guacamole (Seite 306) mit Gemüserohkost

* Abendessen

- 170 g Bio-Freilandhuhn in 1 EL Oliven- oder Kokosöl gebraten
- Sommerkürbis oder Zucchini in 1–2 TL Olivenöl, Kokosöl oder Ghee sautiert
- Tee/Kräuteraufguss Ihrer Wahl

TAG 22

* **Frühstück**
  - Probiotischer Pfirsich-Smoothie (Seite 261)

* **Mittagessen**
  - Butternusskürbissuppe mit Rindfleisch (Seite 266)
  - 120 g fermentiertes Gemüse
  - Salatbeilage mit hausgemachtem Dressing: 1 EL Olivenöl mit Apfelessig und Gewürzen nach Belieben
  - Tee/Kräuteraufguss Ihrer Wahl

* **Snack (nach Wunsch)**
  - 115 g Himbeeren mit 115 g Vollfett-Hüttenkäse

* **Abendessen**
  - Italienischer Hähnchen-Auberginen-Topf (Seite 277)
  - Backofenkohl (Seite 299)
  - Tee/Kräuteraufguss Ihrer Wahl

TAG 23

Frühstück

- Pfefferminz-Schoko-Smoothie (Seite 260)
- Bio-Kaffee (nach Wunsch: gemixt mit 1–2 EL Kokosöl, Butter oder Ghee) oder Tee/Kräuteraufguss Ihrer Wahl

Mittagessen

- Rest Italienischer Hähnchen-Auberginen-Topf (Seite 277)
- Rest Backofenkohl (Seite 299)
- Tee/Kräuteraufguss Ihrer Wahl

Snack (nach Wunsch)

- Butternusskürbis-Chips (Seite 304)

Abendessen

- 170 g Bio-Lamm aus Weidehaltung in 1 EL Kokosöl gebraten
- Gedämpfter Grünkohl, garniert mit 1 EL Olivenöl und gewürzt nach Belieben
- 85 g in Knochenbrühe gekochte Quinoa oder Reis (falls gewünscht: mit Kurkuma und Kräutern bestreuen)
- Tee/Kräuteraufguss Ihrer Wahl

Dessert

- Kakao-Heidelbeer-Eis (Seite 311)

TAG
24

* **Frühstück**
  - Grüner Gehirn-Power-Smoothie (Seite 258)
  - Bio-Kaffee (nach Wunsch: gemixt mit 1–2 EL Kokosöl, Butter oder Ghee) oder Tee/Kräuteraufguss Ihrer Wahl

* **Mittagessen**
  - Tomatencremesuppe (Seite 270)
  - 120 g fermentiertes Gemüse
  - ½ Avocado
  - Tee/Kräuteraufguss Ihrer Wahl

* **Snack (nach Wunsch)**
  - Rest Butternusskürbis-Chips (Seite 304)

* **Abendessen**
  - Backofenlachs mit Kefir-Knoblauch-Avocado-Sauce (Seite 287)
  - 85 g in Knochenbrühe gekochte Quinoa oder Reis (falls gewünscht: mit Kurkuma und Kräutern bestreuen)
  - Salatbeilage mit hausgemachtem Dressing: 1 EL Olivenöl mit Apfelessig und Gewürzen nach Belieben
  - Tee/Kräuteraufguss Ihrer Wahl

TAG 25

Reinigungstag nach Wunsch

* Frühstück

- Kirsch-Vanille-Kollagen-Smoothie (Seite 258)
- Bio-Kaffee (nach Wunsch: gemixt mit 1–2 EL Kokosöl, Butter oder Ghee) oder Tee/Kräuteraufguss Ihrer Wahl

* Mittagessen

- Kürbiskuchen-Smoothie (Seite 261)
- Tee/Kräuteraufguss Ihrer Wahl

* Snack (nach Wunsch)

- Pikanter Herzgesundheitssaft: ⅛ oder weniger Jalapeño-Chili, 1 Stück Ingwer (2,5 cm), 1 Knoblauchzehe, 1 mittelgroße Rote Bete, 2 Möhren, 1 Zitrone und 1 Gurke

* Abendessen

- Immunstärkender Saft: 1 Gemüsepaprika (rot, grün, gelb oder orange), 1 kleiner Brokkoli (mit Stiel), 1 Zitrone, 1 Gurke, 1 Stück Ingwer (2,5 cm) und 1 EL Apfelessig
- Erdbeer-Kokos-Knochenbrühe-Smoothie (Seite 262)
- Tee/Kräuteraufguss Ihrer Wahl

TAG 26

* **Frühstück**
  - Brombeer-Heidelbeer-Smoothie (Seite 259)
  - Bio-Kaffee (nach Wunsch: gemixt mit 1–2 EL Kokosöl, Butter oder Ghee) oder Tee/Kräuteraufguss Ihrer Wahl

* **Mittagessen**
  - Rest Tomatencremesuppe (Seite 270)
  - Blumenkohl-Tabbouleh (Seite 295)
  - Tee/Kräuteraufguss Ihrer Wahl

* **Snack (nach Wunsch)**
  - Gemüserohkost mit 120 g Hummus

* **Abendessen**
  - Hähnchenoberschenkel mit gebratenen Tomaten (Seite 279)
  - Gedämpfter Brokkoli oder Rosenkohl mit 1 EL Leinöl und gewürzt nach Belieben
  - Tee/Kräuteraufguss Ihrer Wahl

* **Dessert**
  - Mandel-Schokochip-Cookies (Seite 309)

TAG 27

* Frühstück

- Frühstücks-Bowl mit Kefir (Seite 264)
- Bio-Kaffee (nach Wunsch: gemixt mit 1–2 EL Kokosöl, Butter oder Ghee) oder Tee/Kräuteraufguss Ihrer Wahl

* Mittagessen

- Rest Hähnchenoberschenkel mit gebratenen Tomaten (Seite 279)
- Rest Blumenkohl-Tabbouleh (Seite 295) oder ½ gebackene Süßkartoffel
- Tee/Kräuteraufguss Ihrer Wahl

* Snack (nach Wunsch)

- 115 g Erdbeeren mit 115 g Vollfett-Hüttenkäse

* Abendessen

- 2–3 Eier in 1 EL Butter oder Avocadoöl gebraten
- Tomaten- und Gurkenscheiben beträufelt mit Zitronensaft und Olivenöl und nach Belieben gewürzt
- Tee/Kräuteraufguss Ihrer Wahl

TAG 28

* **Frühstück**
  - Omelett mit Gemüsepaprika, Spinat und Tomaten
  - Bio-Kaffee (nach Wunsch: gemixt mit 1–2 EL Kokosöl, Butter oder Ghee) oder Tee/Kräuteraufguss Ihrer Wahl

* **Mittagessen**
  - 115 g Bio-Rindfleisch aus Weidehaltung in 1 EL Kokosöl gebraten
  - Gedämpfter oder gebackener Spargel mit 1 EL Olivenöl und gewürzt nach Belieben
  - 100 g Naturreis in Knochenbrühe gegart und mit Kurkuma und Kräutern nach Belieben garniert

* **Snack (nach Wunsch)**
  - Mandel-Kakao-Kollagen-Bällchen (Seite 301)

* **Abendessen**
  - 170 g Bio-Hähnchen aus Freilandhaltung in 1 EL Kokosöl gebraten
  - Falscher Kartoffelbrei (Seite 298)
  - 120 g fermentiertes Gemüse

Kapitel 13

Rezepte für die Kollagendiät

72 köstliche Möglichkeiten für eine gute Versorgung mit Kollagen

In diesem Kapitel finden Sie 72 meiner Lieblingsrezepte mit Kollagen, von köstlichen Smoothies, die Sie mit einer guten Portion von lang anhaltender Energie in den Tag starten lassen, bis zu einfachen (und leckeren!) Mahlzeiten mit Hähnchen, Lachs, Steak und Gemüse, die Sie im Handumdrehen zum Abendessen zubereiten können. Außerdem habe ich ein paar Rezepte für Snacks, die immer funktionieren, zum Beispiel Heidelbeer-Macadamia-Riegel, und für Nachspeisen, wie den Bananen-Chia-Pudding, hinzugefügt. Sie sind der Beweis dafür, dass naturbelassenes, gesundes Essen Genuss und Geschmack nicht ausschließt. Ich kann es kaum erwarten, dass Sie sie ausprobieren.

Noch ein paar schnelle Ratschläge zur Auswahl der richtigen Zutaten:

* Kaufen Sie, wenn irgend möglich, Bioware. Obst und Gemüse aus biologischem Anbau sind am gesündesten und helfen Ihnen, Pestizide und Chemikalien zu vermeiden.

* Beim Kauf von Protein sollten Sie sich für Rindfleisch, Geflügel und Eier aus Weidehaltung und für Fisch aus Wildfang entscheiden. Das sind die nährstoffreichsten Varianten, und sie enthalten keine Hormone oder andere Verunreinigungen, wie man sie häufig in Tieren aus konventioneller Zucht/Haltung findet.
* Kaufen Sie bei Milchprodukten die Vollfettvarianten. Sie sind weit nahrhafter als die fettarmen Sorten, die viel Zucker enthalten, aber nicht die gesunden Fette, die Ihr Körper braucht, um wirklich gut zu funktionieren.

Neue Rezepte und ungewohnte Zutaten auszuprobieren, kann sich manchmal wie ein ziemliches Wagnis anfühlen. Ich möchte Sie daher ermutigen, sich mit Neugier, Abenteuerlust und Freude auf diese Mahlzeiten und Snacks einzulassen. Abnehmen und etwas für die Gesundheit zu tun, geht am besten, wenn Sie die Reise genießen. Ich hoffe, dass die schmackhaften und nahrhaften Rezepte in diesem Kapitel es Ihnen leicht machen, genau das zu tun.

Frühstücksgerichte und Getränke

Kollagenkaffee

Portionen: 1–2 • Zeit: 5 Minuten

- 1½ Tassen aufgebrühter Bio-Kaffee
- 1 EL Bio- oder Weidebutter
- 1 EL Kokosöl
- 1 Messlöffel Kollagenprotein

Alle Zutaten in einen Standmixer geben, pürieren und glatt rühren.

Goldener Tee

Portionen: 2 • Zeit: 5 Minuten

- 360 ml ungesüßte Mandelmilch
- 120 ml Wasser
- 1 Messlöffel Knochenbrühe-Protein
- Bio-Kurkumawurzel gemahlen
- 1 EL Ghee
- 1 EL Honig
- 1 Prise Bio-Zimtpulver nach Belieben

Mandelmilch, Wasser und Knochenbrühe-Protein in einen kleinen Topf geben und bei mittlerer Hitzezufuhr 2 Minuten erhitzen.

Fortsetzung nächste Seite ►

Ghee und Honig hinzugeben und weitere 2 Minuten unter Rühren erhitzen.

Zum Schluss noch einmal umrühren und in Gläser füllen. Mit Zimt und Kurkuma nach Belieben bestreuen.

Kirsch-Vanille-Kollagen-Smoothie

Portionen: 1 • Zeit: 5 Minuten

- 240 ml ungesüßte Mandelmilch
- 150 g TK-Kirschen, entsteint
- 1 Messlöffel Knochenbrühe-Protein (Vanille)
- 3–4 Eiswürfel

Alle Zutaten in einen Standmixer geben, pürieren und glatt rühren, bei Bedarf mehr Mandelmilch hinzugeben.

Grüner Gehirn-Power-Smoothie

Portionen: 1–2 • Zeit: 5 Minuten

- ½ Avocado
- ½ Banane
- 75 g frische oder TK-Heidelbeeren
- 1 Messlöffel Knochenbrühe-Protein (Vanille)
- 6 ganze geschälte Walnüsse
- 120 ml Wasser

Alle Zutaten in einen Standmixer geben, pürieren und glatt rühren.

Brombeer-Heidelbeer-Smoothie

Portionen: 2 • Zeit: 5 Minuten

- 150 g TK-Heidelbeeren
- 150 g TK-Brombeeren
- ½ Banane
- 240 ml ungesüßte Bio-Mandelmilch
- 120 ml ungesüßte Vollfett-Kokosmilch (Dose)
- 2 EL Mandelbutter

Alle Zutaten in einen Standmixer geben, pürieren und glatt rühren.

Himmlischer Heidelbeer-Kollagen-Smoothie

Portionen: 1–2 • Zeit: 5 Minuten

- 225 g frische oder TK-Heidelbeeren
- 5 geschälte Macadamianüsse
- 1 TL Bourbon-Vanille-Extrakt
- 1 EL Honig oder 2–3 Tropfen Stevia-Flüssigsüße
- 2 EL Kollagenprotein
- 480 ml ungesüßte Vollfett-Kokosmilch (Dose)

Alle Zutaten in einen Standmixer geben, pürieren und glatt rühren, nach Bedarf mehr Kokosmilch hinzufügen.

Möhren-Proteinshake mit Ingwer

Portionen: 1–2 • Zeit: 5 Minuten

- 330 g geraspelte Möhren
- 1 Stück (2,5 cm) frischer Ingwer, geschält und fein gehackt
- 3 EL Knochenbrühe-Protein
- 300 ml ungesüßte Vollfett-Kokosmilch (Dose)
- 1 EL Honig
- 4 Eiswürfel

Alle Zutaten in einen Standmixer geben, kurz pürieren und glatt rühren.

Pfefferminz-Schoko-Smoothie

Portionen: 1–2 • Zeit: 5 Minuten

- 360 ml ungesüßte Mandelmilch
- 1–2 Tropfen Pfefferminz-Extrakt
- 2 EL Kakaopulver
- 1 Messlöffel Knochenbrühe-Protein (Schokolade)
- 6 Eiswürfel (nach Bedarf mehr)
- Kakao-Nibs (Kakaobohnenstückchen) nach Belieben

Alle Zutaten außer den Kakao-Nibs in einen Standmixer geben und glatt rühren. Nach Bedarf mehr Mandelmilch hinzufügen.

In Gläser füllen und mit Kakao-Nibs bestreuen.

Probiotischer Pfirsich-Smoothie

Portionen: 1–2 • Zeit: 5 Minuten

- ½ Banane
- 175 g Pfirsiche in Stücken (Dose)
- 120 ml ungesüßte Vollfett-Kokosmilch (Dose) oder Vollfett-Ziegenkefir oder -joghurt natur
- 360 ml ungesüßte Mandelmilch
- ½ TL Bio-Zimtpulver
- 1 Messlöffel Knochenbrühe-Protein (Vanille)
- 1–2 Tropfen Vanille-Extrakt

Alle Zutaten in einen Standmixer geben, pürieren und glatt rühren.

Kürbiskuchen-Smoothie

Portionen: 1–2 • Zeit: 5 Minuten

- 125 g Kürbispüree (Glas)
- 125 g gekochter Butternusskürbis, püriert
- ½ TL Kürbiskuchengewürz (Pumpkin Spice) oder Lebkuchengewürz
- 360 ml ungesüßte Mandelmilch
- 1 Messlöffel Knochenbrühe-Protein (Vanille)

Alle Zutaten in einen Standmixer geben und glatt rühren, nach Bedarf mehr Mandelmilch dazugeben.

Erdbeer-Kokos-Knochenbrühe-Smoothie

Portionen: 2 • Zeit: 5 Minuten

- 180 ml ungesüßte Vollfett-Kokosmilch (Dose)
- 1 EL Knochenbrühe-Protein (Vanille)
- 450 g frische oder TK-Erdbeeren
- 6 Eiswürfel

Alle Zutaten in einen Standmixer geben, pürieren und glatt rühren, nach Bedarf mehr Kokosmilch dazugeben.

Mandel-Beeren-Müsli

Portionen: 1 • Zeit: 5 Minuten

- 120 ml ungesüßte Vollfett-Kokosmilch (Dose)
- 75 g frische oder aufgetaute TK-Heidelbeeren
- 25 g gehobelte Mandeln
- 20 g Leinsamenmehl
- 1 TL Bio-Zimtpulver

Kokosmilch, Heidelbeeren, Mandeln und Leinsamenmehl in eine Müslischale geben und vermengen. Mit Zimt bestreuen und genießen.

Gemüseauflauf mit Eiern und Kollagen

Portionen: 2 • Zeit: 40 Minuten

- 6 große Eier
- 60 ml ungesüßte Mandelmilch
- 1 TL Meersalz
- 1 Messlöffel Kollagenprotein
- 1 Süßkartoffel, geraspelt
- 1 rote Gemüsepaprika, gewürfelt
- 1 rote Zwiebel, gewürfelt
- 56 g gehackter frischer Spinat
- 90 g Kirschtomaten, in Scheiben
- 4–5 Basilikumblätter, in Streifen geschnitten

Backofen auf 190 °C vorheizen.

Eier, Mandelmilch, Salz und Kollagenprotein in einer Schüssel verquirlen und beiseitestellen.

Geraspelte Süßkartoffel in eine eingefettete Auflaufform geben.

Die Eiermischung über die Süßkartoffel gießen und das vorbereitete Gemüse mit den Zwiebelwürfeln gleichmäßig darüber verteilen.

In 25–30 Minuten auf der mittleren Schiene goldgelb backen, bis die Eier durchgegart sind. Mit Basilikum bestreuen und servieren.

Frühstücks-Bowl mit Kefir

Portionen: 2 • Zeit: 5 Minuten

- 500 ml Vollfett-Ziegenkefir natur
- 1 Kiwi, geschält und in Scheiben geschnitten
- 75 g frische oder TK-Heidelbeeren
- 75 g frische oder TK-Brombeeren
- 30 g Gojibeeren
- 25 g gehobelte Mandeln
- 25 g gehackte Walnüsse
- 1–2 Tropfen Stevia-Flüssigsüße pro Schale (nach Belieben)

Alle Zutaten in einer Schüssel mischen und auf zwei Schalen verteilen. Mit Stevia-Flüssigsüße beträufeln und kalt genießen.

Quinoa-Porridge

Portionen: 1 • Zeit: 35 Minuten

- 85 g Bio-Quinoa
- ¼ TL Bio-Zimtpulver
- 360 ml ungesüßte Mandelmilch
- 120 ml Wasser
- 2 EL Honig
- 1 TL Vanille-Extrakt
- 1 Prise Meersalz

Quinoa in einen Topf geben und auf mittlerer Flamme unter ständigem Rühren anrösten.

Mandelmilch, Wasser, Honig, Vanille und Salz dazugeben und zum Kochen bringen, dann Hitze reduzieren und 20 Minuten unter gelegentlichem Umrühren gar ziehen lassen, bis der Porridge dick wird und die Körner weich sind. Falls nötig, Wasser dazugeben.

Porridge während des Garens häufiger umrühren, damit er nicht anbrennt, dann in eine Schale füllen und genießen.

Hauptgerichte

Butternusskürbissuppe mit Rindfleisch

Portionen: 4 • Zeit: 35 Minuten

- 1 l Rinderknochenbrühe
- 1½ TL gemahlener Ingwer
- 1 TL Chipotle-Chilipulver
- 1 TL gemahlener Kreuzkümmel
- ½ TL Meersalz
- 400 g Suppenfleisch vom Rind, in dünne Scheiben geschnitten oder klein gewürfelt
- 1 Zwiebel, gewürfelt
- 1 mittelgroßer Butternusskürbis, geschält und in Würfel geschnitten

Knochenbrühe, Gewürze und Salz in einem großen Topf bei mittlerer Hitzezufuhr zum Köcheln bringen.

Übrige Zutaten dazugeben und aufkochen lassen.

Hitze auf niedrige Stufe reduzieren und 25 Minuten köcheln lassen. Ab und zu umrühren und, wenn nötig, etwas Wasser zugießen. In Teller verteilen und heiß servieren.

Butternusskürbis-Cremesuppe

Portionen: 4 • Zeit: 1 Stunde

- 4 EL Ghee
- 1 rote Zwiebel, gehackt
- 1 Granny-Smith-Apfel, geschält, entkernt und gehackt
- 1 TL getrockneter, geschnittener Salbei
- 1 mittelgroßer Butternusskürbis, geschält und in Stücke geschnitten
- 1¼ l Rinderknochenbrühe
- 1 TL geriebene Muskatnuss
- Meersalz und schwarzer Pfeffer nach Belieben

Ghee in einem großen Topf bei mittlerer Hitzezufuhr schmelzen. Zwiebel, Apfel und Salbei dazugeben und unter gelegentlichem Rühren etwa 8 Minuten anbraten.

Kürbis und Knochenbrühe dazugeben. Zum Kochen bringen und 15–20 Minuten bei mittlerer Hitze weitergaren, bis der Kürbis weich ist.

Suppe mit einem Pürierstab pürieren.
(Vorsicht beim Pürieren heißer Flüssigkeiten!)

Noch einmal aufkochen lassen und vor dem Servieren mit Muskat, Salz und Pfeffer kräftig würzen.

Butternusskürbis-Blumenkohl-Möhrensuppe

Portionen: 6–8 • Zeit: 1 Stunde

Für das Röstgemüse

- 250 g gehackte Möhren
- 1 Butternusskürbis, geschält und gehackt
- 1 kleiner Blumenkohl, gehackt
- 1 Zwiebel, gehackt
- 2 EL Avocadoöl
- Meersalz

Für die Suppe

- 400 ml ungesüßte Vollfett-Kokosmilch (Dose)
- 750 ml Knochenbrühe oder Gemüsebrühe
- 1 EL Tahini (Sesampaste) oder Erdnussbutter
- 2 EL Currypulver
- 1 Stück (2,5 cm) frischer Ingwer, geschält
- 1 Stück (2,5 cm) frische Kurkumawurzel, geschält
- 1 TL Meersalz
- ½ TL schwarzer Pfeffer

Zum Garnieren

- Kokoscreme nach Belieben
- Geröstete Kürbiskerne nach Belieben

Backofen auf 200 °C vorheizen.

Gemüse, Avocadoöl und Salz auf einem großen Backblech mischen, bis das Gemüse mit Öl bedeckt ist. Im vorgeheizten Backofen 45 Minuten backen.

Alle Suppenzutaten in eine große Schüssel geben. Mit dem Pürierstab fein pürieren.

Das gebackene Gemüse vorsichtig in die Schüssel mit den Suppenzutaten geben. Mit dem Pürierstab zuerst auf niedrigster Stufe pürieren, dann Geschwindigkeit allmählich steigern und glatt pürieren. Zum Schluss mit Salz und Pfeffer kräftig abschmecken.

Mit Kokoscreme garnieren und mit den Kürbiskernen bestreuen, um der Suppe etwas Biss zu geben.

Hühnersuppe mit Nudeln

Portionen: 6–8 • Zeit: 1 Stunde

- 1 EL Avocadoöl
- 100 g gewürfelte Zwiebeln
- 100 g gewürfelte Möhren
- 110 g gewürfelter Knollensellerie
- 950 ml Knochenbrühe
- 950 ml Wasser
- 450 g fein geschnittenes gekochtes Hähnchenfleisch
- 2 Lorbeerblätter
- Meersalz und schwarzer Pfeffer nach Belieben
- 1 TL getrocknete Kräuter, zum Beispiel Oregano, Thymian und Petersilie
- 450 g Nudeln, ungekocht

Avocadoöl in einem großen Topf über mittlerer Flamme erhitzen. Zwiebeln, Möhren und Sellerie darin 4–5 Minuten anbraten, bis die Zwiebeln glasig sind.

Fortsetzung nächste Seite ►

Knochenbrühe und Wasser dazugeben und zum Kochen bringen. Hähnchenfleisch und Gewürze dazugeben. Hitze auf niedrige Stufe reduzieren und 30 Minuten köcheln lassen, sodass sich die Aromen verbinden können.

Nudeln dazugeben und 8–10 Minuten köcheln lassen, bis die Nudeln durchgegart sind.

Lorbeerblätter herausnehmen, die Suppe mit Salz und Pfeffer abschmecken und servieren.

Tomatencremesuppe

Portionen: 6–8 • Zeit: 20 Minuten

- 3 Knoblauchzehen, gepresst oder gehackt
- 1 EL Kokosöl
- 750 g gewürfelte frische Tomaten
- 400 ml ungesüßte Vollfett-Kokosmilch (Dose)
- ½ TL Meersalz
- 2 TL Apfelessig
- 950 ml Rinderknochenbrühe
- 4 Messlöffel Kollagenprotein
- Gehacktes frisches Basilikum
- Schwarzer Pfeffer

Knoblauch in einem mittelgroßen Topf auf mittlerer Stufe im Kokosöl 5 Minuten anbraten, bis er leicht gebräunt ist.

Tomaten, Kokosmilch, Salz, Essig, Knochenbrühe und Kollagenprotein in einem Standmixer zu einer glatten Masse pürieren.

Diese Mischung zum Knoblauch in den Topf geben und unter gelegentlichem Rühren zum Köcheln bringen.

10–15 Minuten köcheln lassen. Vom Herd nehmen und Suppe 5 Minuten ruhen lassen.

Mit dem frischen Basilikum und Pfeffer abschmecken und servieren.

Rindfleisch-Brokkolisuppe mit Ingwer aus dem Slow-Cooker

Portionen: 4 • Zeit: 8 Stunden

- 2 TL Kokosöl
- 60 ml Kokos-Aminos (eine Würzsauce aus dem gereiften Saft von Kokosblüten, die als glutenfreie, vegane Alternative mit niedrigem glykämischem Index zu Sojasauce dient)
- 2 EL Apfelessig
- 2 Knoblauchzehen, zerdrückt
- ½ TL zerstoßene rote Pfefferflocken
- 1 EL geriebener frischer Ingwer
- 500 g Rib-Eye-Steakfleisch, in Streifen geschnitten
- 500 ml Rinderknochenbrühe
- 2 Messlöffel Kollagenprotein
- 1 Brokkoli, in 2,5 cm große Stücke zerteilt
- 1 EL Sesam, ungeschält

Kokosöl, Kokos-Aminos, Essig, Knoblauch, rote Pfefferflocken und Ingwer in einen Slow-Cooker (Schongarer) geben.

Fortsetzung nächste Seite ▸

Fleischstreifen dazugeben und in der Marinade wenden.

Knochenbrühe und Kollagenprotein in einer kleinen Schüssel verrühren und in den Slow-Cooker geben.

Auf niedrigster Stufe 6–8 Stunden garen.

1 Stunde vor dem Servieren Brokkoli dazugeben. Zum Schluss mit Sesam bestreuen und servieren.

Indische Currysuppe

Portionen: 4 • Zeit: 35 Minuten

- 1½ l Rinderknochenbrühe
- 1 EL geriebener frischer Ingwer
- 1 EL Currypulver
- 1 Zwiebel, gehackt
- 200 g gehackte Blumenkohlröschen
- 2 rote Paprikaschoten, gehackt
- 1 TL Cayennepfeffer
- 480 ml ungesüßte Vollfett-Kokosmilch (Dose)

Knochenbrühe und Ingwer in einem großen Topf auf mittlerer Stufe zum Kochen bringen. Currypulver, Zwiebel, Blumenkohl, rote Paprika und Cayennepfeffer dazugeben.

Aufkochen, dann die Hitze auf mittlere Stufe reduzieren und 15 Minuten leicht köcheln lassen.

Die Kokosmilch dazugeben und gut verrühren. Weitere 5–10 Minuten kochen lassen.

Suppe vor dem Servieren abschmecken und 5 Minuten ruhen lassen.

Fleischklößchensuppe

Portionen: 4–6 • Zeit: 50 Minuten

- 700 g Bison- oder Rinderhackfleisch
- 2 große Eier, verquirlt
- Meersalz
- 1 TL geräuchertes Paprikapulver oder Cayennepfeffer
- 2 EL Kokosöl
- 1½ l Rinderknochenbrühe
- 2 Lorbeerblätter
- 4 Möhren, in Stücke geschnitten
- 1 Süßkartoffel, in Stücke geschnitten
- 100 g grüne Bohnen, frisch oder TK
- 150 g frische Erbsen
- 2 Tomaten, in Stücke geschnitten

Hackfleisch, Eier, Salz und Paprikapulver in einer Schüssel mischen. Zu einem Teig vermengen und kleine Fleischklößchen daraus formen.

Öl in einem großen Topf auf mittlerer Stufe erhitzen. Fleischklößchen hineingeben und 5–8 Minuten rundherum anbraten, dabei ab und zu wenden.

Knochenbrühe, Salz, Lorbeerblätter, Möhren, und Süßkartoffel dazugeben. Suppe auf mittlerer Stufe aufkochen.

Die übrigen Zutaten beifügen und 20 Minuten köcheln lassen, bis die Süßkartoffel und das Gemüse weich sind. Lorbeerblätter herausnehmen und sofort servieren.

»Nudel«-Bowl mit Hähnchenbrust

Portionen: 4 • Zeit: 50 Minuten

- 3 Hähnchenbrüste ohne Haut und Knochen
- 2 EL Kokosöl
- 1 EL Meersalz
- 1 EL schwarzer Pfeffer
- ½ rote Zwiebel, fein gewürfelt
- 3 Stängel Staudensellerie, klein geschnitten
- 6 Möhren, gehackt
- 280 g gehackter Grünkohl, ohne Stängel
- 2 l Rinderknochenbrühe
- 3 mittelgroße Zucchini, im Spiralschneider zu Nudeln geschnitten
- Gehacktes frisches Basilikum nach Belieben

Backofen auf 160 °C vorheizen.

Backblech mit Backpapier auslegen. Hähnchenfleisch auf das Papier legen, mit 1 EL Kokosöl beträufeln und mit 1 EL Salz und 1 EL Pfeffer bestreuen. Etwa 30 Minuten backen, bis das Hähnchenfleisch gar ist. Restliches Kokosöl, Zwiebel, Sellerie und Möhren in einen großen Suppentopf geben und bei mittlerer Hitzezufuhr 8–10 Minuten garen.

Grünkohl und Knochenbrühe dazugeben, unterrühren und das Ganze anschließend bei geringer Hitze 25 Minuten köcheln lassen.

Hähnchenfleisch aus dem Backofen nehmen und 5 Minuten abkühlen lassen.

Hähnchenfleisch mit zwei Gabeln zerzupfen und in den Suppentopf geben. Weitere 15 Minuten köcheln lassen.

In Spiralen geschnittene Zucchini dazugeben, umrühren und vermischen.

Mit Salz und Pfeffer nach Geschmack würzen und mit dem frischen Basilikum garniert servieren.

Weiße-Bohnen-Grünkohl-Suppe

Portionen: 2 • Zeit: 40 Minuten

- 1 l Bio-Hühnerbrühe
- 4 Hähnchen-Bratwürste (ohne Schweinefleisch)
- ½ Zwiebel, gehackt
- Meersalz und schwarzer Pfeffer
- 700 g gekochte weiße Bohnen
- ½ Grünkohl ohne Stängel, grob gehackt
- 1 EL Bio- oder Weidebutter

60 ml Brühe in einen großen Topf geben und auf mittlerer Stufe erhitzen.

Hähnchen-Bratwürste in mundgerechte Stücke schneiden und in den Topf geben. Unter gelegentlichem Umrühren 10 Minuten garen.

Zwiebel, Salz und Pfeffer dazugeben und weitere 10 Minuten kochen lassen.

In der Zwischenzeit die Hälfte der Bohnen und 240 ml Brühe in einen Mixer geben. Fein pürieren und beiseitestellen.

Fortsetzung nächste Seite ►

Restliche Brühe in den Topf geben und zum Kochen bringen. Grünkohl dazugeben, Hitze reduzieren und bei gelegentlichem Umrühren 5 Minuten köcheln lassen.

Deckel vom Topf nehmen, dann die restlichen Bohnen, Bohnenpüree und Butter dazugeben. Mit Salz und Pfeffer kräftig abschmecken, dann köcheln lassen, bis alles gut durcherhitzt ist. Sofort servieren.

Spinatsuppe mit Wildreis

Portionen: 2 • Zeit: 45 Minuten

- 1 EL Bio- oder Weidebutter
- 165 g Wildreis, gekocht
- 1 Zwiebel, fein gehackt
- 1 rote Paprikaschote, gehackt
- 1 l Bio-Hühnerbrühe
- 65 g gehackte Möhren
- 200 g Babyblattspinat, grob gehackt
- Meersalz
- Schwarzer Pfeffer

Butter in einem großen Topf auf mittlerer Stufe schmelzen. Reis, Zwiebel, und Paprika dazugeben. 3 Minuten glasig anschwitzen. Dann die Brühe angießen und aufkochen lassen.

Mit einem Deckel abdecken, Hitze auf niedrigste Stufe reduzieren und 15 Minuten unter gelegentlichem Umrühren köcheln lassen.

Möhren dazugeben, bedecken und so lange kochen lassen, bis die Möhren weich sind.

Spinat, Salz und Pfeffer dazugeben und einige Minuten köcheln lassen. Das Gericht sofort servieren.

Italienischer Hähnchen-Auberginen-Topf

Portionen: 4 • Zeit: 50 Minuten

- 500 g Hähnchenbrust (ohne Haut)
- 1 große Aubergine
- 50 g Mandelmehl
- 1 EL italienische Kräuter
- 1 TL Meersalz
- 2 große Eier
- 2 Gläser Pasta-Tomatensauce (680 g) ohne Zuckerzusatz
- 110 g geriebener Vollfett-Mozzarella
- 1 Bund frisches Basilikum, in Streifen geschnitten

Backofen auf 190 °C vorheizen.

Die Hähnchenbrüste waagrecht in jeweils zwei dünne Schnitzel schneiden. Aubergine in 5 Millimeter dicke Scheiben schneiden. Hähnchenfleisch und Aubergine mit Küchenpapier trocken tupfen.

Mandelmehl, italienische Kräuter und Salz in einer kleinen Schüssel mischen. Eier in einer separaten Schüssel verquirlen.

Fortsetzung nächste Seite ▸

Aubergine und Hähnchenscheiben erst durch die Eimasse, dann durch die Mandelmehlmischung ziehen und in einer Auflaufform verteilen.

Mit der Tomatensauce und dem Käse bedecken. 30–35 Minuten im Backofen garen, bis das Hähnchenfleisch gut durchgebraten ist.

Mit dem Basilikum garnieren und genießen.

Knusprige Hähnchenfilet-Streifen

Portionen: 4 • Zeit: 20 Minuten

- 2 große Eier
- 1 Messlöffel Kollagenprotein
- 2 EL italienische Kräuter nach Belieben
- Meersalz
- 500 g Hähnchenbrustfilets, in Streifen geschnitten
- 160 g Naturreismehl oder Kokosmehl
- 1 EL Kokosöl

Eier in einer mittelgroßen Schüssel verquirlen. Kollagenprotein, italienische Kräuter und Salz dazugeben und gut unterrühren.

Hähnchenstreifen durch die Eimischung ziehen, dann im Naturreismehl oder Kokosmehl wenden.

Kokosöl in einer mittelgroßen Bratpfanne bei mittlerer Hitzezufuhr erhitzen. Hähnchenstreifen dazugeben und darin goldbraun braten, bis das Hähnchenfleisch gut durchgegart ist, dabei einmal wenden. Heiß servieren.

Hähnchenschenkel mit gebratenen Tomaten

Portionen: 2 • Zeit: 40 Minuten

- 2 Hähnchenoberschenkel mit Haut und Knochen
- Meersalz
- Schwarzer Pfeffer
- 150 g frische Kirschtomaten
- 2 Zweige Thymian
- 2 EL Rotweinessig

Hähnchenoberschenkel kalt abbrausen, mit Küchenpapier trocken tupfen und mit Salz und Pfeffer kräftig würzen.

Mit der Hautseite nach unten in eine kalte, beschichtete Bratpfanne legen. Pfanne bei mittlerer Hitzezufuhr heiß werden lassen und die Hähnchenschenkel darin 10–12 Minuten ohne Wenden braten. Sobald die Haut gebräunt ist, Hähnchenschenkel aus der Pfanne nehmen und beiseitestellen.

Tomaten, Thymian und Rotweinessig in die Pfanne geben. Etwa 10 Minuten unter gelegentlichem Rühren garen, bis die Haut der meisten Tomaten aufgeplatzt ist. Temperatur auf mittlere bis niedrige Stufe reduzieren.

Hähnchenschenkel wieder zu den Tomaten in die Pfanne geben, diesmal mit der Hautseite nach oben. Noch einmal etwa 10 Minuten garen, bis das Fleisch durchgebraten ist.

Brathähnchen mit Romatomaten und Zwiebeln

Portionen: 4 • Zeit: 40 Minuten

- 2 TL Kokosöl
- 1 kg Hähnchenoberschenkel mit Haut und Knochen
- 2 EL Ghee
- 2 EL gehackter Knoblauch
- ½ TL Meersalz
- ½ TL schwarzer Pfeffer
- ½ weiße Zwiebel, in Scheiben geschnitten
- 4 Romatomaten, in Scheiben geschnitten
- 120 ml Bio-Hühnerbrühe
- 1 Bund frisches Basilikum, in Streifen geschnitten

Backofen auf 220 °C vorheizen.

Kokosöl in einer Bratpfanne bei mittlerer Hitzezufuhr erhitzen.

Hähnchenoberschenkel waschen und mit Küchenpapier trocken tupfen. Ghee, Knoblauch, Salz und Pfeffer in einer Schüssel vermischen und damit die Hähnchenschenkel kräftig einreiben.

Hähnchenschenkel mit der Hautseite nach unten in der Pfanne verteilen und 5 Minuten scharf anbraten, bis sie gebräunt sind.

Hähnchenschenkel wenden und Zwiebel- und Tomatenscheiben dazugeben.

Mit der Hühnerbrühe aufgießen.

Pfanne in den Backofen stellen und 15–20 Minuten braten, bis das Hähnchenfleisch gut durchgegart ist.

Aus dem Backofen nehmen und 3 Minuten abkühlen lassen. Vor dem Servieren mit Basilikum bestreuen.

Spaghettikürbis mit Brathähnchen

Portionen: 4 • Zeit: 1 Stunde

- 1 mittelgroßer Spaghettikürbis
- 2 EL Ghee
- 800 g Hähnchenoberschenkel mit Haut und Knochen
- ¼ TL Meersalz
- ¼ TL schwarzer Pfeffer
- 2 EL gehackter Knoblauch
- Saft von 1 Bio-Zitrone
- 120 ml Bio-Hühnerbrühe
- 1 Messlöffel Kollagenprotein
- ¼ Bund Petersilie, fein gehackt

Backofen auf 220 °C vorheizen.

Spaghettikürbis halbieren und Kerne mit einem Löffel herauskratzen. Kürbis mit der Schnittfläche nach unten auf ein Backblech legen und 40–50 Minuten backen, bis er weich ist.

Abkühlen lassen, dann das Kürbisfleisch mit einer Gabel herausschaben und beiseitestellen.

1 EL Ghee in einer großen Bratpfanne auf mittlerer Stufe heiß werden lassen. Hähnchenschenkel mit Salz

Fortsetzung nächste Seite ►

und Pfeffer würzen und mit der Hautseite nach unten in die Pfanne legen. 5 Minuten scharf anbraten, dann aus der Pfanne nehmen und beiseitestellen.

Knoblauch in die Pfanne geben und etwa 30 Sekunden bräunen. Zitronensaft, Brühe, Kollagenprotein und 1 EL von der Petersilie dazugeben und umrühren.

Hähnchen mit der Hautseite nach oben zurück in die Pfanne geben. Pfanne in den Backofen stellen und 10–12 Minuten braten, bis das Hähnchenfleisch gut durchgegart ist.

Den heißen Spaghettikürbis rasch mit dem restlichen Ghee vermischen. Spaghettikürbis auf vier Teller verteilen, Hähnchenschenkel und restliche Petersilie darauf anrichten und servieren.

Zucchini-Salat mit Hähnchen

Portionen: 1–2 • Zeit: 15 Minuten

- 45 ml extra-natives Olivenöl
- 60 ml frisch ausgepresster Zitronensaft
- Meersalz und schwarzer Pfeffer
- 2 Zucchini, in dünne Scheiben geschnitten oder gehobelt
- 1 EL Traubenkernöl
- 500 g Hähnchenbrust ohne Haut und Knochen
- 230 g Babyblattspinat, gewaschen
- ½ rote Zwiebel, in dünne Scheiben geschnitten
- 80 g gehackte Pekannüsse
- 15 g gehackte frische Minze

Olivenöl, Zitronensaft, Salz und Pfeffer in einer großen Schüssel verrühren. Zucchini dazugeben und gut vermischen. Beiseitestellen.

Traubenkernöl in einer Bratpfanne bei mittlerer Hitzezufuhr heiß werden lassen. Hähnchenbrust dazugeben und mit Salz und Pfeffer würzen.

Auf jeder Seite etwa 7 Minuten goldbraun durchbraten.

Aus der Pfanne nehmen und in dünne Streifen schneiden.

Hähnchenstreifen in einer Salatschüssel mit der Zucchinimischung, Spinat, Zwiebeln, Pekannüssen und Pfefferminze gut vermischen. Sofort servieren.

Puten-Curry-Salat

Portionen: 4 • Zeit: 25 Minuten

- 4 Putenbrustschnitzel (600 g), gekocht und gewürfelt
- 1 Stange Staudensellerie, gewürfelt
- 4 Frühlingszwiebeln, in Scheiben geschnitten
- 1 Granny-Smith-Apfel, geschält und klein geschnitten
- 100 g Sultaninen
- 55 g gehackte Pekannüsse
- ⅛ TL schwarzer Pfeffer
- ½ TL Currypulver
- 170 g vegane Salatmayonnaise (Bioqualität)

Alle Zutaten in einer großen Schüssel verrühren und gut vermischen. Abschmecken, in vier Portionsschalen verteilen und sofort servieren.

Gefüllte Paprika mit Quinoa

Portionen: 2–4 • Zeit: 45 Minuten

- 1½ l Wasser
- 350 g Quinoa, gewaschen und abgetropft
- 2 Messlöffel Knochenbrühe-Protein
- 2 Paprikaschoten (Farbe beliebig), halbiert und entkernt
- Meersalz und schwarzer Pfeffer
- 1 TL Kokosöl
- 1 Zwiebel, gewürfelt
- 1 Zucchini, gehackt
- 2 EL gehackter Knoblauch
- 1 EL italienische Kräuter
- 30 g gehackte Petersilie
- 110 g Ziegenkäse, zerkrümelt

Backofen auf 230 °C vorheizen.

Wasser, Quinoa und Knochenbrühe-Protein in einen mittelgroßen Topf geben. Quinoa nach Packungsanweisung weich kochen.

In der Zwischenzeit die Paprikahälften mit Salz und Pfeffer bestreuen. Mit den Schnittflächen auf ein Backblech legen und 20 Minuten backen, bis die Haut sich zu färben beginnt. Aus dem Backofen nehmen und Backofentemperatur auf 190 °C reduzieren.

Inzwischen Kokosöl in einer Bratpfanne bei mittlerer Hitzezufuhr erhitzen. Zwiebel, Zucchini, Knoblauch und italienische Kräuter dazugeben. Mit Salz und Pfeffer würzen. Unter gelegentlichem Rühren das Gemüse in 10–12 Minuten weich garen. Quinoa und Petersilie dazugeben und unterrühren.

Wenn die Paprika gar sind, mit der Schnittfläche nach oben drehen und die Hälften gleichmäßig mit der Quinoamischung füllen. Im Ofen noch einmal durcherhitzen. Mit dem Ziegenkäse bestreuen und servieren.

Pikante Walnuss-Tacos

Portionen: 2–3 • Zeit: 10 Minuten

- 200 g gemahlene Walnüsse
- 1½ TL gemahlener Kreuzkümmel
- ¾ TL gemahlener Koriander
- 2 TL Kokos-Aminos (siehe Seite 271)
- 1 Prise Cayennepfeffer
- 8 Blätter Kopfsalat
- Fertig-Salsa und Fertig-Guacamole nach Belieben

Walnüsse, Kreuzkümmel, Koriander, Kokos-Aminos und Cayennepfeffer in eine Küchenmaschine geben. Zu einer grobkörnigen Mischung verrühren.

Auf jedes Salatblatt die gleiche Menge der Mischung geben. Salsa und Guacamole darüber geben und servieren.

Blattsalate mit gebackenem Lachs

Portionen: 1 • Zeit: 30 Minuten

Für das Dressing

- 2 EL extra-natives Olivenöl
- 2 EL weißer Balsamico-Essig
- 1 TL Dijonsenf
- ½ TL Ahornsirup oder Mönchsfruchtsirup (nach Belieben)

Für den Salat

- 100 g gezupftes grünes Blattgemüse wie Spinat, Grünkohl oder Babymangold
- 35 g frische Heidelbeeren
- 2 EL gemischte Nüsse, zum Beispiel Mandeln, Walnüsse und Cashewkerne
- 1–2 EL gemischte Samen, zum Beispiel Kürbiskerne, Sonnenblumenkerne und Leinsamen
- 2 EL zerkrümelter Ziegenkäse
- ½ reife Avocado, in Scheiben geschnitten
- 170 g Wildlachsfilet mit Haut, im Ofen gebacken*

Alle Zutaten für das Dressing in einer kleinen Schüssel miteinander verrühren.

Salatzutaten zusammen in eine große Schüssel geben. Mit der gewünschten Menge Dressing beträufeln, den gebackenen Lachs darauf verteilen und genießen.

* Die Backanleitung finden Sie im Rezept für Backofenlachs mit Kefir-Knoblauch-Avocado-Sauce auf der folgenden Seite.

Backofenlachs mit Kefir-Knoblauch-Avocado-Sauce

Portionen: 4 • Zeit: 45 Minuten

Für den Fisch

- 800 g Wildlachsfilets mit Haut
- 2 EL extra-natives Olivenöl
- ½ TL Meersalz
- ½–1 TL schwarzer Pfeffer
- 2 EL frisch gepresster Zitronensaft

Für die Sauce

- 1 reife Avocado
- 470 ml Vollfett-Ziegenkefir
- 2 Messlöffel Kollagenprotein
- 2 Knoblauchzehen, zerdrückt
- Meersalz

Backofen auf 220 °C vorheizen. Ein Backblech mit Backpapier auslegen.

Den Lachs mit dem Öl einreiben, mit Salz und Pfeffer würzen und mit der Hautseite nach unten auf das vorbereitete Blech legen. Mit Zitronensaft beträufeln und 15 Minuten backen, bis sich der Lachs mit sanftem Druck zerteilen lässt.

In der Zwischenzeit die Zutaten für die Sauce in einen Standmixer geben und bei hoher Geschwindigkeit gut vermischen. Bei Bedarf mehr Kefir dazugeben.

Lachs aus dem Ofen nehmen. Haut abziehen und das Fischfleisch in Stücke zerteilen. Auf Tellern anrichten und mit der Sauce beträufeln. Sofort servieren.

Lachspfanne mit Pilzen und Brokkoli

Portionen: 2 • Zeit: 20 Minuten

- 60 ml Kokos-Aminos (siehe Seite 271)
- 2 TL Reisessig
- 2 TL Sesamöl
- 150 g gehackte Gemüsepaprika (Farbe beliebig)
- 1 Zwiebel, gehackt
- 500 g Wildlachs ohne Haut, in 4 cm große Würfel geschnitten
- 1 EL Kokosöl
- 1 EL feingehackter frischer Ingwer
- 1 EL Sesamsamen
- 4 Knoblauchzehen, feingehackt
- 100 g gehackte frische Pilze (Champignons, Austernpilze, Kräuterseitlinge)
- 1 Brokkoli, klein geschnitten und blanchiert

Kokos-Aminos, Essig, Sesamöl, Gemüsepaprika und Zwiebel in einer großen Pfanne bei mittlerer Hitzezufuhr anbraten, bis die Zwiebel glasig ist.

Lachswürfel dazugeben und gut in der Mischung wenden, bis sie auf allen Seiten überzogen sind.

Kokosöl, Ingwer, Sesamsamen, Knoblauch, Pilze und Brokkoli dazugeben und umrühren.

Unter gelegentlichem Rühren 10 Minuten weitergaren, bis der Lachs durchgegart ist. Abschmecken und heiß servieren.

Thunfisch scharf angebraten mit Spargel

Portionen: 2 • Zeit: 25 Minuten

- 2 Thunfischfilets aus Wildfang, je 170 g
- 60 ml Kokos-Aminos (siehe Seite 271)
- Saft von ½ Limette
- 500 g grüner Spargel, küchenfertig
- 2 EL Avocadoöl
- ½ TL Meersalz
- 2 TL geröstete Sesamsamen

Backofengrill (250 °C) vorheizen.

Thunfisch in einer Glasschüssel in Kokos-Aminos und Limettensaft 15 Minuten marinieren.

Spargel in ein tiefes Backblech legen und mit 1 EL Avocadoöl und Salz gut vermengen. Unter dem Grill 6–8 Minuten beziehungsweise so lange garen, bis der Spargel weich und leicht gebräunt ist.

Restliches Avocadoöl in einer großen Bratpfanne bei mittlerer Hitzezufuhr erhitzen. Marinierte Thunfischfilets dazugeben und 2 Minuten anbraten. Fisch wenden und noch einmal 2 Minuten braten. Nach Wunsch auch die Schmalseiten der Filets jeweils 1 Minute braten.

Thunfisch auf Tellern anrichten und mit Sesamsamen bestreuen. Den Fisch in Scheiben schneiden und zusammen mit dem Spargel servieren.

Hüftsteak vom Rind gegrillt

Portionen: 4–5 • Zeit: 40 Minuten

- 4 Hüftsteaks vom Rind, je 200 g
- 60 ml Kokos-Aminos (siehe Seite 271)
- Saft von 1 Limette
- 1 TL Meersalz
- 1 EL extra-natives Olivenöl

Steak in einer mittelgroßen Glasschüssel in Kokos-Aminos, Limettensaft und Salz etwa 30 Minuten marinieren.

Außengrill oder Grillpfanne für den Herd mit Olivenöl einfetten und aufheizen.

Steak auf den Grillrost oder in die Grillpfanne legen und auf jeder Seite 4–5 Minuten grillen, bis das Fleisch die gewünschte Garstufe erreicht hat.

Steak 10 Minuten auf einem Schneidebrett ruhen lassen. In etwa 1 cm dicke Scheiben schneiden und genießen.

Shepherd's Pie

Portionen: 8–10 • Zeit: 75 Minuten

Für die Füllung
- 2 EL Kokosöl
- 500 g Hackfleisch vom Rind oder Lamm
- 2 große Möhren, in dünne Scheiben geschnitten

- 1 Zwiebel, gewürfelt
- 200 g TK-Erbsen, aufgetaut

Für die Sauce
- 1 Messlöffel Knochenbrühe-Protein
- 480 ml Wasser oder Fleischbrühe
- 100 g gehackter Blumenkohl
- 1 Zwiebel, gehackt
- ½ TL Meersalz
- ½ TL schwarzer Pfeffer
- 2 TL gehackter frischer Thymian
- 2 TL gehackter frischer Rosmarin
- 3 Knoblauchzehen, gepresst oder gehackt
- 1½ TL Worcestershiresauce
- 4 EL Bio- oder Weidebutter, Zimmertemperatur
- 65 g Pfeilwurzelmehl

Für das Topping
- Falscher Kartoffelbrei (Seite 298)

Für die Füllung Kokosöl in einer großen Pfanne erhitzen. Hackfleisch, Möhren und Zwiebel dazugeben. Unter häufigem Umrühren 10–15 Minuten anbraten, bis das Fleisch gebräunt und das Gemüse etwas weich ist.

Fett aus der Pfanne abgießen, dann die Erbsen dazugeben und alles vermischen. Füllung auf dem Boden einer Auflaufform verteilen und beiseitestellen.

Backofen auf 200 °C vorheizen.

Für die Sauce Knochenbrühe-Protein, Wasser oder Brühe, Blumenkohl, Zwiebel, Salz und Pfeffer in einen

Fortsetzung nächste Seite ►

mittelgroßen Topf geben. Ohne Deckel bei mittlerer Hitzezufuhr aufkochen lassen.

Hitze reduzieren und 10 Minuten weiter köcheln lassen. Thymian, Rosmarin und Knoblauch einrühren und vom Herd nehmen.

Worcestershiresauce und Butter in einen Standmixer geben und mit der Blumenkohl-Brühe-Mischung glatt rühren. Pfeilwurzelmehl dazugeben und glatt rühren. Sauce über die Füllung in der Form gießen und gleichmäßig verteilen.

Falschen Kartoffelbrei nach Rezept zubereiten und auf der Fleisch-Gemüse-Mischung verstreichen.

Im vorgeheizten Backofen 30 Minuten backen, bis das Topping leicht gebräunt ist und die Sauce Blasen wirft. Vor dem Servieren 10 Minuten abkühlen lassen.

Steak-Fajitas aus dem Slow-Cooker

Portionen: 6–8 • Zeit: 8 Stunden

Für die Fajitas

- 800 g Kronfleisch (Rind), in Streifen geschnitten
- 1 grüne Paprikaschote, in Scheiben geschnitten
- 1 rote Paprikaschote, in Scheiben geschnitten
- 1 rote Zwiebel, in Scheiben geschnitten
- 1–2 Jalapeño-Chilis, entkernt, ausgehöhlt und in Scheiben geschnitten
- 240–480 ml fertig zubereitete Salsa-Sauce
- 1 EL Chilipulver
- 1 EL getrockneter Oregano

- 1 EL gemahlener Kreuzkümmel
- 1 EL Knoblauchpulver
- ½ TL Zwiebelpulver
- 1 TL geräuchertes Paprikapulver
- 1 TL Meersalz
- 1 TL schwarzer Pfeffer
- 6–8 Mandelmehltortillas

Für die Toppings

- 400 g Ziegenmilchjoghurt natur
- Gehackte frische Tomaten
- Gehackte Frühlingszwiebeln
- Frische Korianderblätter

Alle Fajita-Zutaten außer den Tortillas in einen Slow-Cooker geben und 8 Stunden auf niedriger Stufe garen.

Tortillas erwärmen und die Fajitas darauf verteilen. Nach Wunsch mit Joghurt, Tomaten, Frühlingszwiebeln und Koriander belegen.

Beilagen

Bohnensalat mit Kichererbsen

Portionen: 8–10 • Zeit: 10 Minuten

Für das Dressing

- 60 ml extra-natives Olivenöl
- 60 ml frisch ausgepresster Limettensaft
- 2 Knoblauchzehen, gehackt
- 1 EL Dijonsenf
- 1 TL Ahornsirup (nach Belieben)

Für den Salat

- 1 Dose Kichererbsen, 400 g
- 1 Dose weiße Riesenbohnen (Great-Northern-Bohnen), 400 g
- 1 Dose Kidneybohnen, 400 g
- ½ rote Zwiebel, gewürfelt
- 2 Stangen Staudensellerie, gewürfelt
- 1 Handvoll Koriander, gehackt
- 1 TL Meersalz

Zutaten für das Dressing in einer kleinen Schüssel verquirlen und beiseitestellen.

Bohnen abgießen und abspülen. In einer großen Schüssel mit den übrigen Salatzutaten vermischen.

Dressing darüber gießen und vermischen. Gekühlt servieren.

Blumenkohl-Tabbouleh

Portionen: 6 • Zeit: 35 Minuten

- 1 großer Blumenkohl, grob zerteilt
- 120 ml frisch ausgepresster Zitronensaft
- 180 ml extra-natives Olivenöl
- 1 Bund Petersilie, nur Blätter und zarte Stängel, gehackt
- 1 Bund Frühlingszwiebeln, nur weiße und zarte grüne Teile, gehackt
- 360 g gehackte Romatomaten
- 1 TL Meersalz
- 1 TL schwarzer Pfeffer

Den gehackten Blumenkohl in eine Küchenmaschine geben und zerkleinern, bis die Stücke die Größe von Reiskörnern haben.

Den zerkleinerten Blumenkohl und den Zitronensaft in einer großen Schüssel mischen.

Olivenöl, Petersilie, Frühlingszwiebeln, Tomaten, Salz und Pfeffer dazugeben. Gründlich mischen.

Mit Salz und Pfeffer kräftig abschmecken.

Abdecken und mindestens 4 Stunden kühlen, dabei einige Male umrühren.

Rahmspinat

Portionen: 6 • Zeit: 20 Minuten

- 2 EL Bio- oder Weidebutter
- 2 Knoblauchzehen, gehackt
- ½ Zwiebel, fein gewürfelt
- 1 Packung Bio-Blattspinat TK, 500 g, aufgetaut und gut ausgedrückt
- 60 ml Sahne
- 50 g geriebener Mozzarella
- 50 g geriebener Parmesan

Butter in einem großen Topf bei mittlerer Hitzezufuhr schmelzen. Knoblauch und Zwiebel dazugeben und in 4–5 Minuten glasig dünsten.

Spinat dazugeben und weitere 3–4 Minuten garen.

Sahne und Käse einrühren. Auf kleiner Stufe unter häufigem Rühren so lange kochen lassen, bis der Käse geschmolzen ist und sich eine dickliche Sauce gebildet hat. Warm servieren.

Grüne Bohnen mit Zitrone und Pfeffer

Portionen: 8 • Zeit: 10 Minuten

- 2 EL Kokosöl
- 800 g frische grüne Prinzessbohnen, geputzt
- 2 Knoblauchzehen, gehackt

- 60 ml frisch ausgepresster Zitronensaft
- 2 TL geriebene Zitronenschale
- Meersalz und schwarzer Pfeffer

Öl in einer großen Pfanne bei mittlerer Hitzezufuhr erhitzen. Grüne Bohnen und Knoblauch dazugeben und unter Rühren braten, bis die Bohnen weich, aber noch knackig sind.

Die Hitze reduzieren, dann Zitronensaft, Zitronenschale, Salz und Pfeffer dazugeben und abschmecken.

Zugedeckt noch 2–3 Minuten unter gelegentlichem Rühren dämpfen.

Sofort servieren.

Rosmarin-Möhren in Ahornsirupglasur

Portionen: 4–6 • Zeit: 25 Minuten

- 350 g Möhren in Scheiben
- 2 EL Kokosöl
- 2 EL Ahornsirup
- 1½ EL gehackter frischer Rosmarin
- ½ TL Meersalz
- ½ TL schwarzer Pfeffer

Möhren in eine mittelgroße Pfanne geben und knapp mit Wasser bedecken. Zum Kochen bringen, dann Hitze reduzieren und so lange köcheln lassen, bis das Wasser verdampft ist und die Möhren weich sind.

Fortsetzung nächste Seite ►

Hitze auf niedrige Stufe reduzieren, restliche Zutaten einrühren, 5–10 Minuten weitergaren. Abschmecken und sofort servieren.

Falscher Kartoffelbrei

Portionen: 4 • Zeit: 25 Minuten

- 1 mittelgroßer Blumenkohl, in grobe Stücke geschnitten
- 2 Messlöffel Kollagenprotein
- 4 EL Ghee
- ½ TL Meersalz
- ½ TL schwarzer Pfeffer
- Gehackte frische Petersilie nach Belieben

Blumenkohl in einem großen Topf mit Dämpfeinsatz 10 Minuten dämpfen, bis die Röschen weich sind.

Blumenkohl, Kollagenprotein, Ghee, Salz und Pfeffer in eine Küchenmaschine geben. Zu einer glatten Masse verarbeiten.

Mit Petersilie bestreuen und sofort servieren.

Süßkartoffelpüree

Portionen: 2–4 • Zeit: 25 Minuten

- 2 Süßkartoffeln, geschält und klein geschnitten
- 115 ml ungesüßte Vollfett-Kokosmilch (Dose) oder Sahne

- 2 EL Ghee oder Kokosöl
- 1 TL Meersalz
- 2 Messlöffel Kollagenprotein
- 2 EL ungesüßte Kokosraspel, nach Belieben

Einen Topf Wasser zum Kochen bringen, Kartoffeln darin 15 Minuten kochen lassen, bis sie weich sind.

Kartoffeln abgießen und wieder in den Topf geben. Kokosmilch, Ghee oder Kokosöl, Salz und Kollagenprotein dazugeben. Mit einem Kartoffelstampfer oder einer Gabel stampfen und so lange umrühren, bis sich die Zutaten gut vermischt haben.

Gegebenenfalls Kokosraspel einrühren und heiß servieren.

Backofenkohl

Portionen: 4 • Zeit: 30 Minuten

- 100 g Brokkoliröschen
- 100 g Blumenkohlröschen
- 100 g Rosenkohl, geviertelt
- 2 EL Avocadoöl
- 1 TL Knoblauchpulver
- 1 TL Meersalz

Backofen auf 220 °C vorheizen.

Alle Zutaten in einer großen Schüssel mischen, dann die Mischung auf einem Backblech verteilen.

Fortsetzung nächste Seite ▸

20–25 Minuten backen, dabei nach der Hälfte der Backzeit umrühren, bis das Gemüse gebräunt und knusprig ist. Heiß servieren.

Süßkartoffel-Pommes

Portionen: 3–6 • Zeit: 1 Stunde

- 500–750 g Süßkartoffeln
- 50 ml Kokosöl, geschmolzen
- ½ TL Meersalz
- ½ TL Paprikapulver
- ¼ TL Zimtpulver

Backofen auf 220 °C vorheizen. Kartoffeln schälen und längs in gut 1 cm breite Streifen schneiden.

Kartoffeln zusammen mit den restlichen Zutaten in einen verschließbaren Plastikbeutel geben und so lange schütteln, bis die Kartoffeln rundum bedeckt sind. Auf einem Backblech verteilen.

30–45 Minuten backen, dabei alle 10 Minuten umrühren. Auf einen mit Küchenpapier ausgelegten Teller umfüllen und heiß servieren.

Snacks

Mandel-Kakao-Kollagen-Bällchen

Ergibt: 8–10 Bällchen • Zeit: 20 Minuten

- 50 g Mandeln
- 50 g Mandelmehl
- 3 EL Kokosbutter
- 3 EL Mandelbutter
- 2 EL Ahornsirup
- 2 EL ungesüßte Mandelmilch
- 2 Messlöffel Kollagenprotein, nach Belieben
- 1 Handvoll Kakao-Nibs

Mandeln, Mandelmehl, Kokosbutter, Mandelbutter, Ahornsirup, Mandelmilch und gegebenenfalls Kollagenprotein zusammen in eine Küchenmaschine geben.

Zu einer glatten, teigähnlichen Masse verarbeiten.
Je nachdem, wie trocken die Mischung ist, brauchen Sie vielleicht noch etwa 1 TL Mandelmilch mehr.

In eine Rührschüssel umfüllen, die Kakao-Nibs dazugeben und mit den Händen oder einem Löffel vermischen.

Den Teig mit den Händen zu mundgerechten Bällchen rollen.

10–15 Minuten oder so lange gefrieren lassen, bis sie fest sind. In einem luftdichten Behälter im Kühlschrank lagern.

Heidelbeer-Macadamia-Riegel

Portionen: 6 • Zeit: 2¼ Stunden

- 100 g geschmolzene Kokosbutter
- 75 ml Honig
- 1 TL Vanille-Extrakt
- 1 Prise Meersalz
- 4 Messlöffel Knochenbrühe-Protein (Vanille)
- 90 g getrocknete Heidelbeeren
- 75 g gehackte, ungesalzene Macadamianüsse
- 3 EL Wasser

Kokosbutter, Honig, Vanille-Extrakt und Salz in einer mittelgroßen Schüssel miteinander mischen. Knochenbrühe-Protein dazugeben und gut umrühren. Restliche Zutaten dazugeben und gut vermischen.

In eine gefettete Kastenform füllen und 1–2 Stunden kühl stellen, dann in Riegel schneiden.

Heidelbeermuffins

Portionen: 12 • Zeit: 40 Minuten

- 2 EL Kokosöl, geschmolzen,
  und etwas zum Einfetten der Form
- 100 g Hafermehl
- 50 g Mandelmehl
- ½ TL Backpulver

- 1 Prise Meersalz
- 6 Messlöffel Kollagenprotein
- 3 große Eier
- 150 ml Honig
- 120 g ungesüßtes Apfelmus
- 1 TL Vanille-Extrakt
- 1 TL Apfelessig
- 150 g frische oder TK-Heidelbeeren

Backofen auf 175 °C vorheizen.

Eine Muffinblechform mit Kokosöl einfetten und beiseitestellen.

Hafermehl, Mandelmehl, Backpulver, Salz und Kollagenprotein in einer großen Rührschüssel rasch miteinander vermischen.

In einer separaten Schüssel Eier, Honig, Apfelmus, Vanille-Extrakt, Essig und geschmolzenes Kokosöl miteinander vermischen. Gut umrühren, bis alles gut gemischt ist.

Langsam die trockene zur nassen Zutatenmischung geben und gut umrühren. Heidelbeeren unter den Teig heben.

Jede Vertiefung der Muffinform zu ¾ füllen, dann 30 Minuten backen, bis die Oberseite der Muffins goldbraun ist.

Butternusskürbis-Chips

Portionen: 4–6 • Zeit: 40 Minuten

- 1 großer Butternusskürbis
- 1 EL Avocadoöl
- 2 TL getrockneter Salbei
- 1 TL Meersalz

Backofen auf 250 °C vorheizen. Ein Backblech mit Alufolie auslegen.

Butternusskürbis schälen. Mit einem Gemüsehobel oder einem scharfen Messer quer in dünne Scheiben schneiden. Schneiden Sie vom oberen Ende bis hinunter zu den Kernen. Sie können die Kerne herausholen und den Rest des Kürbisfleisches ebenfalls in Scheiben schneiden oder anderweitig verwenden.

Kürbisscheiben auf dem vorbereiteten Backblech verteilen und mit dem Avocadoöl beträufeln. Kürbis gleichmäßig mit Salbei und Salz bestreuen.

15 Minuten backen. Chips wenden und weitere 7–9 Minuten backen, bis sie knusprig sind.

Schoko-Kirsch-Proteinriegel

Portionen: 4–6 • Zeit: 1½ Stunden

- 160 g getrocknete Kirschen, entsteint
- 5 getrocknete Medjool-Datteln, entsteint
- 200 g Cashewbutter
- 60 g Kakaopulver
- 3 EL Kollagenprotein
- 1 EL Leinsamen
- 2 EL Kokosöl
- ½ TL Meersalz

Eine 20 × 20 cm große Backform mit Backpapier auslegen.

Getrocknete Kirschen und Datteln in eine Küchenmaschine geben und klein hacken.

Restliche Zutaten dazugeben und alles zu einem Teig verarbeiten.

Den Teig gleichmäßig in der Backform verteilen und 1 Stunde ins Gefrierfach stellen.

In Vierecke schneiden und in einem luftdichten Behälter im Gefrierfach lagern.

Gurkensalsa

Portionen: 2–4 • Zeit: 30 Minuten

- 450 g Kirschtomaten, geviertelt
- 50 g gehackte grüne, rote und gelbe Paprikaschoten
- 2 mittelgroße Gurken, geschält, entkernt und gehackt
- 1 Jalapeño-Chili, entkernt, ausgehöhlt und gehackt
- 1 kleine Zwiebel
- 1 Knoblauchzehe, gehackt
- 60 ml frisch ausgepresster Limettensaft
- 1 TL gehackte frische Petersilie

Alle Zutaten in einer großen Schüssel mischen und servieren.

Guacamole

Portionen: 8–10 • Zeit: 10 Minuten

- 4 reife Avocados
- ½ rote Zwiebel, fein gewürfelt
- 60 g gehackter Koriander
- 2 Knoblauchzehen, fein gehackt
- 1 EL Chilipulver
- 1 EL gemahlener Kreuzkümmel
- 1 TL Meersalz
- Saft von 1 Limette
- 1 kleine Jalapeño-Chili, entkernt, ausgehöhlt und fein gewürfelt (nach Belieben)
- 1 Messlöffel Kollagenprotein (nach Belieben)

Fleisch der Avocados aus der Schale löffeln. Einen Kern aufheben, die anderen wegwerfen. Avocados in einer großen Schüssel mit einer Gabel zerdrücken.

Mit den restlichen Zutaten gut vermischen. Den aufgehobenen Kern in die Mitte der Schüssel platzieren. Das verhindert, dass die Guacamole zu schnell braun wird.

Guacamole 10 Minuten ruhen lassen, damit sich die Aromen verbinden können. Kern herausnehmen, umrühren und servieren.

Knochenbrühe-Protein-Muffins ohne Backen

Portionen: 12 • Zeit: 1¼ Stunden

- 560 g Cashewkerne
- 540 g getrocknete Medjool-Datteln, entsteint
- 2 EL Cashewbutter
- 2 TL Vanille-Extrakt
- 2 TL Zimtpulver
- 4 EL Knochenbrühe-Protein (Vanille)
- 2 EL Wasser
- 1 Prise Meersalz

Cashewkerne in eine Küchenmaschine geben und klein hacken. Restliche Zutaten dazugeben und auf der höchsten Stufe zu einem Teig verarbeiten, wenn nötig, die Masse mit einem Schaber von den Seitenwänden abkratzen.

Fortsetzung nächste Seite ►

Muffinblech oder Cupcake-Form mit Papierförmchen auslegen. Teig gleichmäßig über alle Vertiefungen des Blechs verteilen.

Abdecken und vor dem Servieren 1 Stunde gefrieren lassen.

Gewürznüsse

Portionen: 2 • Zeit: 10 Minuten

- 175 g Honig
- 260 g Pekannusshälften, ganze Mandeln oder Walnusshälften
- 1 TL Zimtpulver
- ¼ TL Cayennepfeffer

Backofen auf 180 °C vorheizen.

Alle Zutaten in einer mittelgroßen Schüssel gut vermischen, bis alle Nüsse vollständig mit der Gewürzmischung bedeckt sind.

Nüsse auf einem Backblech verteilen, die Nüsse sollen nicht übereinanderliegen. Das Backblech in den Backofen schieben und die Nüsse so lange rösten, bis sie duften, dabei gelegentlich umrühren.

Sofort servieren oder abkühlen lassen und dann in einem luftdichten Behälter aufbewahren.

Desserts

Mandel-Schokochip-Cookies

Portionen: 12–14 • Zeit: 20 Minuten

- 190 g Mandelmehl
- ½ TL Backnatron
- ½ TL Meersalz
- 75 ml Ahornsirup
- 1 EL plus 1 TL Kokosöl, geschmolzen
- 1 TL Vanille-Extrakt
- 45 g mit Stevia gesüßte oder ungesüßte Schokoladensplitter
- 2 Messlöffel Kollagenprotein (nach Belieben)

Backofen auf 175 °C vorheizen. Backblech mit Backpapier auslegen.

Alle Zutaten in einer mittelgroßen Schüssel mischen.

Teig in 12–14 Portionen teilen und zu kleinen Kugeln formen. Mit ca. 5 cm Abstand auf das vorbereitete Backblech legen.

Jeden Cookie mit einer Gabel flach drücken. Etwa 10–12 Minuten backen, bis die Ränder goldbraun sind.

Apple Crisp

Portionen: 8 • Zeit: 50 Minuten

- 8 Granny-Smith-Äpfel, ohne Kerngehäuse
- 145 g Rosinen, in heißem Wasser 15 Minuten eingeweicht und abgegossen
- 2 TL Zimtpulver
- 3 EL frisch ausgepresster Zitronensaft
- 1 Prise gemahlene Muskatnuss
- 1 Messlöffel Knochenbrühe-Protein (Vanille)
- 250 g Walnusskerne
- 180 g entsteinte Medjool-Datteln
- 1 Prise Meersalz

Backofen auf 190 °C vorheizen.

2 Äpfel, Rosinen, 1 TL Zimt, 1 EL Zitronensaft, Muskat und das Knochenbrühe-Protein in der Küchenmaschine zu einer glatten Masse verarbeiten.

Restliche Äpfel in Stücke schneiden. Apfelstücke in einer großen Schüssel mit dem restlichen Zitronensaft mischen. Apfel-Rosinen-Püree über die Äpfel gießen und gut vermischen.

Mischung in eine runde 22-cm-Backform mit hohem Rand füllen und beiseitestellen.

Walnüsse, Datteln, Salz und restlichen Zimt in der Küchenmaschine grob mahlen bzw. hacken.

Mischung über die Äpfel streuen und mit den Händen leicht andrücken.

30 Minuten backen und servieren.

Bananen-Chia-Pudding

Portionen: 3–4 • Zeit: 30 Minuten

- 240 ml ungesüßte Vollfett-Kokosmilch (Dose)
- 40 g gemahlene Chiasamen
- 5 EL Honig
- 1 Banane
- 1 Messlöffel Knochenbrühe-Protein (Vanille)
- ¼ TL Kürbiskuchengewürz (Pumpkin Spice) oder Zimtpulver

Alle Zutaten in der Küchenmaschine oder im Standmixer 1 Minute vermengen.

Vor dem Servieren 10–15 Minuten kühl stellen.

Kakao-Heidelbeer-Eis

Portionen: 8 • Zeit: 4 Stunden

- 1 Dose ungesüßte Vollfett-Kokosmilch, 400 ml
- 180 ml Wasser
- 170 g Ahornzucker
- 90 g Kakaopulver
- 1 TL Vanille-Extrakt
- 1 Prise Meersalz
- 500 g frische Heidelbeeren

Fortsetzung nächste Seite ►

Alle Zutaten (außer den Heidelbeeren) in einem kleinen Topf bei mittlerer Hitzezufuhr mit einem Schneebesen verrühren. Zum Köcheln bringen und weiter rühren, bis sich der Zucker aufgelöst hat. Vom Herd nehmen.

Mischung in einen Glasbehälter oder eine Rührschüssel gießen und in den Kühlschrank stellen. 2–3 Stunden kühlen.

Mischung aus dem Kühlschrank nehmen und in eine gekühlte Eismaschine geben. 20 Minuten verarbeiten. Heidelbeeren dazugeben und weitere 5 Minuten verarbeiten. Mischung wieder in die Rührschüssel füllen und 1 Stunde gefrieren lassen.

Möhrenkuchenquadrate

Portionen: 10 • Zeit: 35 Minuten

- 180 g entsteinte Medjool-Dattelhälften
- 100 ml Kokosöl, geschmolzen
- 1 TL Vanille-Extrakt
- 2 TL Zimtpulver
- 2 große Eier
- 1 Prise Meersalz
- 180 ml Knochenbrühe-Protein (Vanille)
- 170 g geraspelte Möhren
- 65 g grob gehackte Walnüsse
- 150 g Haferflocken
- 110 g Rosinen

Backofen auf 190 °C vorheizen.

Eine 20 x 20 cm große Backform mit Backpapier auslegen.

Datteln, Kokosöl, Vanille-Extrakt und Zimt in der Küchenmaschine zu einer glatten Mischung verarbeiten.

Eier, Salz und Knochenbrühe-Protein mit dem Schneebesen in einer mittelgroßen Schüssel gut verrühren.

Dattelmischung zur Eimischung geben und zu einer einheitlichen Masse verarbeiten.

Restliche Zutaten dazugeben und gut vermischen.

In die Backform füllen und etwa 20–25 Minuten backen, bis die Außenseite goldbraun ist. Zum Schluss in 10 Quadrate schneiden und servieren.

Mock-Cheesecake-Pudding

Portionen: 2 • Zeit: 5 Minuten

- 200 g Cashewbutter
- 80 ml frisch ausgepresster Zitronensaft
- 80 ml Honig
- 4 entsteinte Medjool-Datteln
- 1 TL Vanille-Extrakt
- 1 Prise Meersalz

Alle Zutaten in einem Standmixer glatt pürieren. Sofort servieren oder 2–3 Stunden kühlen und dann servieren.

Kokos-Chia-Pudding

Portionen: 2 • Zeit: 3 Stunden

- 1 Dose ungesüßte Vollfett-Kokosmilch, 400 ml
- 50 g gemahlene Chiasamen
- 5–6 Tropfen Stevia-Flüssigsüße
- 2 Messlöffel Kollagenprotein (nach Belieben)
- Kiwischeiben, Kakao-Nibs, Bananenscheiben oder Gojibeeren zum Garnieren

Kokosmilch, Chiasamen, Stevia und (gegebenenfalls) Kollagenprotein in einer kleinen Schüssel mischen. Mindestens 2–3 Stunden oder über Nacht in den Kühlschrank stellen, bis die Masse fest geworden ist und eine puddingartige Konsistenz hat.

Pudding auf zwei Schalen verteilen. Garnieren und servieren.

Key Lime Pie

Portionen: 6–8 • Zeit: 2¼ Stunden

Für den Boden
- 380 g geriebene Walnüsse
- 360 g entsteinte Medjool-Datteln
- 1 TL Vanille-Extrakt
- 1 Prise Meersalz

Für die Füllung
- ca. 180 g Cashewkerne,
  über Nacht in Wasser eingeweicht
- 1 Messlöffel Kollagenprotein
- Schalenabrieb von 2 Limetten
- 1 Prise Meersalz
- 180 g entsteinte Medjool-Datteln
- 1 EL Honig
- 1 EL geschmolzenes Kokosöl
- 2 EL frisch ausgepresster Limettensaft

Zutaten für den Boden in der Küchenmaschine zu einem Teig verarbeiten.

Teig gleichmäßig auf dem Boden einer nicht eingefetteten 22-cm-Springform verteilen. Form 30 Minuten ins Gefrierfach stellen.

Alle Zutaten für die Füllung in einem Standmixer bei niedriger Geschwindigkeit zu einer glatten Masse verarbeiten.

Boden aus dem Gefrierfach nehmen. Füllung auf den Teigboden gießen, Backform abdecken und den Pie zurück ins Gefrierfach stellen.

Mindestens 2 Stunden gefrieren lassen. Vor dem Servieren 20 Minuten im Kühlschrank auftauen lassen.

Cashew-Trüffel ohne Backen

Portionen: 6–8 • Zeit: 80 Minuten

- 140 g Cashewkerne
- 2 EL Cashewbutter
- 6 entsteinte Medjool-Datteln
- 1½ TL Zimtpulver
- 1 TL Vanille-Extrakt
- 3 EL Kokosöl, geschmolzen und abgekühlt
- 1 EL ungesüßte Vollfett-Kokosmilch (Dose)
- 3–4 Messlöffel Knochenbrühe-Protein (Schokolade)

Cashewkerne in der Küchenmaschine klein hacken. Cashewbutter, Datteln, ½ TL Zimt, Vanille, Kokosöl, Kokosmilch und Knochenbrühe-Protein dazugeben und alles zu einer glatten Paste vermischen.

Teig mit den Händen zu 6–8 mundgerechten Kugeln rollen.

Trüffeln mit 1 TL Zimt bestäuben und etwa 1 Stunde in den Kühlschrank stellen, bis sie fest sind.

Schokochip-Cookies ohne Backen

Portionen: 6 • Zeit: 2¼ Stunden

- 360 g Mandelbutter
- 85 g Honig
- 1 TL Vanille-Extrakt

- 1 Prise Meersalz
- 1 Messlöffel Knochenbrühe-Protein
- 150 g mit Stevia gesüßte Schokoladensplitter (mindestens 80 Prozent Kakao)

Mandelbutter, Honig, Vanille und Salz in einer mittelgroßen Schüssel verrühren. Knochenbrühe-Protein dazugeben und gründlich vermischen.

Schokoladensplitter einrühren und Mischung etwa 2 Stunden in den Kühlschrank stellen.

Aus dem Kühlschrank nehmen, aus der Masse Cookies formen und genießen.

Kürbiskuchen ohne Backen

Portionen: 6–8 • Zeit: 80 Minuten

Für den Boden

- 220 g Pekannuss- oder Walnusshälften
- 90 g entsteinte Medjool-Datteln, 30 Minuten in Wasser eingeweicht
- 1 Prise Meersalz

Für die Füllung

- 500 g Kürbispüree (Dose)
- 180 g entsteinte Medjool-Datteln, 30 Minuten in Wasser eingeweicht
- 60 ml ungesüßte Mandelmilch oder Wasser
- 2 TL Zimtpulver

Fortsetzung nächste Seite ►

- 1 TL geriebener frischer Ingwer
- 1 TL gemahlene Muskatnuss
- 1 TL Kokosöl
- 1 Spritzer Vanille-Extrakt

Zutaten für den Boden in der Küchenmaschine zu einer glatten Masse verarbeiten.

Mischung gleichmäßig auf den Boden und an den Seiten einer runden 22-cm-Backform verteilen und mit den Fingern andrücken.

Zutaten für die Füllung in einem Standmixer zu einer glatten Mischung pürieren.

Füllung auf den Teigboden verteilen. Vor dem Servieren mindestens 1 Stunde kühl stellen.

Himbeereis

Portionen: 4 • Zeit: 80 Minuten

- 1 Dose ungesüßte Vollfett-Kokosmilch, 400 ml
- 5 entsteinte Medjool-Datteln, halbiert
- 1 Messlöffel Kollagenprotein
- ½ TL Vanille-Extrakt
- ca. 320 g frische oder ca. 500 g TK-Himbeeren
- 2 EL frisch ausgepresster Zitronensaft
- ¾ TL Zitronenschalenabrieb

Kokosmilch, Datteln und Kollagenprotein in einem Standmixer glatt pürieren.

Vanille-Extrakt, Himbeeren, Zitronensaft und Zitronenschalenabrieb dazugeben.

Auf hoher Stufe glatt pürieren.

Mischung in ein Glasgefäß gießen und 1 Stunde ins Gefrierfach stellen. Dann die Mischung in eine Eismaschine umfüllen und nach Herstellerangaben verarbeiten.

Eis in ein großes Gefäß mit Deckel umfüllen und mindestens 1 Stunde oder über Nacht gefrieren lassen.

Kapitel

14

Alles Wichtige zu Kollagen auf einen Blick

Antworten auf die dreizehn häufigsten Fragen

Wir sind ja alle ziemlich beschäftigt, und weil es vielleicht nicht ganz leicht ist, sich all das zu merken, was ich hier über Kollagen geschrieben habe, möchte ich zum Schluss kurz und knapp einige der wichtigsten Punkte zusammenfassen, die Sie wissen müssen. Darum folgen hier die Antworten auf dreizehn Fragen, die mir am häufigsten gestellt werden.

1

Welche positiven Wirkungen haben die verschiedenen Arten von Kollagen?

Es gibt viele verschiedene Kollagentypen. Die häufigsten sind Typ I, II, III, V und X. Hier ein kurzer Überblick:

* Kollagen Typ I ist der Typ, der im menschlichen Körper am häufigsten vorkommt. Er findet sich in Ihren Knochen, Zähnen, Ihrer Haut, Ihren Bändern, Sehnen, Knorpeln und in den Bandscheiben zwischen Ihren Wirbeln. Mit dem Verzehr von Kollagen Typ I tun Sie etwas für die Gesundheit Ihrer Haut und die normale Wundheilung sowie den Aufbau magerer Muskelmasse und die Gesundheit Ihres Verdauungstrakts.

* Kollagen Typ II findet sich in der höchsten Konzentration im Kollagen von Hühnern. Es unterstützt die Bildung von Knorpelgewebe, schützt die Gesundheit der Gelenke und stützt die inneren Organe sowie das respiratorische System.

* Kollagen Typ III kommt meistens zusammen mit Kollagen Typ I vor und verstärkt dessen Wirkung. Es ist unentbehrlich für die Gesundheit des Darms, des Herzens, der Blutgefäße und der Muskeln.

* Kollagen Typ V hilft beim Aufbau von Leber-, Lungen-, Muskel-, und Knochengewebe und bei schwangeren Frauen auch beim Aufbau der Plazenta. Außerdem stärkt es die Struktur von Billionen Zellen.

* Kollagen Typ X stärkt die Knochen und unterstützt die Erhaltung des Knorpelgewebes.

2

Wieso muss ich zusätzlich Kollagen zu mir nehmen, obwohl mein Körper es selbst produziert?

Mit zunehmendem Alter sinken die Kollagenspiegel in kollagenreichen Geweben, gleichzeitig lässt die körpereigene Produktion allmählich nach – ein doppelter Verlust, der dazu führt, dass Sie immer mehr Kollagen über die Nahrung aufnehmen müssen. Außerdem lässt die Kollagenproduktion auch nach, wenn Sie sehr aktiv, krank oder stark gestresst sind oder mit anderen kollagenzehrenden Faktoren zu kämpfen haben, zum Beispiel einer Autoimmunerkrankung, zu starker Sonnenbestrahlung, schlechter Ernährung oder wenn Sie rauchen – sowohl passiv als auch aktiv.

3

In welcher Form konsumierten unsere Vorfahren (oder Menschen mit traditioneller Ernährungsweise) Kollagen?

Zu allen Zeiten unserer Geschichte kamen die Menschen an Kollagen, indem sie echte Knochenbrühe und zusätzlich praktisch alle Teile vom Tier aßen. Die Menschen verzehrten Tiere gewissermaßen vom Kopf bis zum Schwanz, das heißt, sie aßen auch Knochenmark, Innereien, Haut, kleinere Fischgräten und so weiter. Im Gegensatz dazu enthält unsere moderne Ernährungsweise nur wenig Kollagen, denn wir konsumieren sehr viel Muskelfleisch und/oder konventionelle Proteinquellen, werfen aber andere, wertvolle Teile des Tieres meist weg.

4

Was sind die besten Kollagenlieferanten?

Echte Knochenbrühe – zubereitet aus den Knochen, der Haut, dem Bindegewebe und den Innereien von Tieren – ist mein Favorit. Andere sehr gute Alternativen sind Nahrungsergänzungsmittel mit Kollagen-Hydrolysat, die aus Zutaten wie Rinderkollagen, Hühnerkollagen, Kollagen aus der Eierschalenmembran und Fischkollagen hergestellt werden. Wenn man Kollagenergänzungsmittel einnimmt, anstatt es mit natürlichen Nahrungsquellen aufzunehmen, ist das vergleichbar mit der Aufnahme anderer Nährstoffe – etwa Vitamine und Mineralstoffe – über Nahrungsergänzungsmittel. Echte Lebensmittel enthalten mehr als einen Nährstoff und sind komplexer. In unserem Fall liefert beispielsweise Knochenbrühe nicht nur Kollagen, sondern auch Mineralstoffe und Antioxidantien. Am besten versucht man, Nährstoffe soweit irgend möglich unmittelbar aus Lebensmitteln zu beziehen. Manchmal können sich Kollagenergänzungsmittel allerdings als nützlich erweisen, weil die Einnahme so praktisch ist. Mit ihnen lässt sich die Kollagenzufuhr leicht erhöhen. Zudem liefert ein qualitativ hochwertiges Kollagenergänzungsmittel mehr als einen Kollagentyp (zum Beispiel I, II, III, V und X) sowie zusätzlich Kollagen-Kofaktoren wie Chondroitin und Glutamin. Wenn Sie ein Kollagenergänzungsmittel verwenden, müssen Sie beim Kauf darauf achten, dass es aus natürlichen Quellen stammt.

5

Gibt es vegetarische/vegane Kollagenalternativen?

Leider gibt es keine rein pflanzliche Alternative, die alle positiven Wirkungen von Kollagen abdeckt. Kollagen ist ein einzigartiges Protein, das ausschließlich bei vielzelligen Tieren (einschließlich Menschen) vorkommt, nicht aber bei Organismen wie Pilzen, Pflanzen oder Einzellern. Allerdings können Vegetarier und Veganer ihre körpereigene Kollagenproduktion ankurbeln, indem sie kollagensteigernde Nährstoffe zu sich nehmen, wie ich sie in Kapitel 5 aufgelistet habe. Um die körpereigene Kollagenproduktion zu unterstützen, ist zudem eine ausreichende tägliche Proteinzufuhr wichtig. Ich empfehle den Verzehr von Eiern aus Weidehaltung, von Milchprodukten aus biologischer Erzeugung (nach Möglichkeit Rohmilchprodukte) und von Fisch, damit Sie genügend »komplettes Protein« sowie zumindest kleine Mengen von Kollagen mit Ihrer Nahrung aufnehmen. Wenn Sie sämtliche Lebensmittel tierischen Ursprungs strikt meiden, müssen Sie sicherstellen, dass Sie jeden Tag reichlich Protein aus unterschiedlichen pflanzlichen Quellen zu sich nehmen, zum Beispiel aus Nüssen, Samen, Hülsenfrüchten, 100-prozentigem Vollkorngetreide, alten Getreidesorten oder auch aus Proteinpulver auf pflanzlicher Basis.

6

Woraus werden Kollagenergänzungsmittel hergestellt?

Kollagen ist ein Protein, das aus Aminosäuren besteht. Es kommt überall im menschlichen Körper vor, ebenso im Körper von Tieren. Für die Produktion von Kollagenergänzungsmitteln gewinnen die Hersteller Kollagen aus getrockneter und konzentrierter echter Knochenbrühe oder aus tierischem Material einschließlich der Knochen, Haut, Innereien und (im Fall von Fisch) aus Schuppen und Flossen sowie anderen Arten von Bindegewebe. Dieses Material wird beim Herstellungsprozess gereinigt, eingeweicht, um das Fett abzuscheiden, und dann eine Zeit lang in eine basische oder saure Lösung eingebracht, um das Kollagen herauszulösen. Nach dem Verdampfen wird das zurückbleibende Kollagen gemahlen, sodass ein feines, gleichmäßiges Pulver entsteht, das vom Körper leicht aufgenommen und verwertet werden kann. Am häufigsten wird Kollagen aus Hühnern und Rindern gewonnen. Andere mögliche Quellen sind aber auch Schweine sowie Fisch, Meeresfrüchte, Quallen und Eierschalen.

7

Kommt es bei Kollagen zu Wechselwirkungen mit Medikamenten?

Als natürliches Protein, das ohnehin im Körper vorkommt, sollte Kollagen die Wirkung von Medikamenten nicht beeinflussen.

Allerdings müssen manche Menschen wegen bestimmter gesundheitlicher Störungen ihren Proteinkonsum einschränken. Zu diesen zählen unter anderem Leber- und Nierenerkrankungen sowie manche genetisch bedingten Störungen der Proteinverdauung. Wenn Sie Bedenken hinsichtlich der Einnahme von Kollagenergänzungsmitteln haben, sollten Sie mit Ihrem Arzt sprechen.

8

Ist die Einnahme von Kollagen während der Schwangerschaft oder Stillzeit unbedenklich?

Wie auch anderes Protein in Pulverform gilt Kollagenprotein als generell unbedenklich während der Schwangerschaft oder Stillzeit. Seit Jahrtausenden galten in vielen traditionellen Kulturen aus allen Teilen der Welt kollagenhaltige Nahrungsmittel, zum Beispiel Knochenbrühe und Tierinnereien, als besonders nahrhaft für werdende und junge Mütter. Trotzdem ist es immer ratsam, vor Beginn einer neuen Diät oder der Einnahme von Ergänzungsmitteln mit Ihrem Arzt zu sprechen.

9

Worin unterscheidet sich Kollagen von anderen Proteinpulvern?

Wegen der darin enthaltenen Aminosäuren ist Kollagen einzigartig. Es enthält besonders viel Glycin, Prolin und Arginin, die in vielen anderen Proteinpulvern entweder völlig fehlen oder nur in winzigen Mengen vorkommen. Aber genau wie andere Proteinpulver kann Kollagen eine günstige Wirkung entfalten, wenn man es unmittelbar nach einer sportlichen Betätigung zu sich nimmt. So entsteht beispielsweise durch das Zusammenwirken von Glycin mit Glutamin und Cystein ein wichtiges Antioxidans namens Glutathion. Kollagen unterstützt außerdem die Bildung von Kreatin, das für den Muskelaufbau, die sportliche Leistungsfähigkeit und die Energieproduktion eine wichtige Rolle spielt. Weil die Aminosäuren bereits aufgespalten sind, ist hydrolysiertes Kollagenprotein zudem leicht verdaulich und damit eine hervorragende Alternative für Menschen, die auf andere Proteinpulver nicht so gut ansprechen.

10

Welche Rolle spielen Kollagen und Kalzium-Kofaktoren für die Erhaltung kräftiger Knochen?

Knochen sind ein lebendes, wachsendes Gewebe, das hauptsächlich aus Kollagen besteht und kontinuierlich ab- und wieder neu aufgebaut wird. Kollagen ist ein Protein, das den Prozess des Knochenaufbaus unterstützt, denn es regt die Stammzellen an, sich in Knochenzellen umzuwandeln und sich zu vermehren. Kalzium und andere Mineralstoffe wie Phosphat stärken die Knochen zusätzlich und machen sie hart. Über 99 Prozent des Kalziums im Körper finden sich in den Knochen und Zähnen. Gemeinsam sorgen Kollagen und Kalzium für starke und stabile Knochen.

11

Sollte ich Kollagenpulver als Mahlzeitenersatz verwenden?

Kollagenpulver ist ein Nahrungsergänzungsmittel, kein Mahlzeitenersatz. Allerdings können Sie es mit weiteren Zutaten zu einem Kollagen-Shake oder -Smoothie aufpeppen und so zu einer nahrhaften Zwischenmahlzeit machen. Knochenbrühe kann als Grundlage für gesunde Suppen und Eintöpfe dienen, die wiederum vollwertige, sättigende Mahlzeiten darstellen.

12

Wie lange ist mein Kollagenpulver haltbar, und wo sollte ich es aufbewahren?

Kollagenpulver hat eine Haltbarkeitsdauer von mehreren Jahren. Achten Sie beim Kauf eines Produkts immer auf das Mindesthaltbarkeitsdatum (MHD). Lagern Sie Kollagenpulver bei Zimmertemperatur an einem trockenen Ort ohne direkte Sonneneinstrahlung.

13

Kommt es bei der Einnahme von Kollagenergänzungsmitteln zu Nebenwirkungen?

Kollagen ist leicht verdaulich und verursacht nur selten Nebenwirkungen. Bei einigen wenigen Konsumenten kommt es in der Gewöhnungsphase zu leichter Verstopfung. Im Fall von Blähungen, aufgetriebenem Bauch oder Verstopfung sollten Sie die Kollagenmenge zunächst halbieren und dann die tägliche Dosis allmählich steigern.

Die Kollagendiät – ein ganzes Leben lang

Zum Schluss einige Gedanken auf den Weg

Wenn Sie sich jetzt am Ende Ihrer 28-Tage-Kollagendiät großartig fühlen, möchte ich Sie ermutigen, die Grundprinzipien des Programms auch in Zukunft anzuwenden und weiterhin die Rezepte zu kochen, die Ihnen am besten geschmeckt haben. Da sie auf vollwertigen Lebensmitteln, Saftfasten und Fasten sowie auf gesunden Kollagenquellen beruht, können Sie diese Methode Ihr Leben lang beibehalten.

Wenn Sie mehr Abwechslung in Ihre Ernährung bringen möchten, können Sie das ohne Weiteres tun und dennoch Ihr Gewicht halten und Ihre Kollagenreserven stärken. Dazu genügt auch ein leicht abgewandeltes Programm, solange es reichliche Mengen der in diesem Buch beschriebenen kollagenhaltigen Nahrungsmittel mit hoher Nährstoffdichte enthält.

Ich empfehle Ihnen, auch weiterhin beim Intervallfasten zu bleiben, weil es so vielfältige gesundheitliche Vorteile bietet. Wählen Sie die Methode, die zu Ihrem Lebensrhythmus passt und sich für Sie richtig anfühlt, sei es nun tägliches Fasten (mit einem Essensfenster von 8 bis 9 Stunden gefolgt von einer 15- oder 16-stündigen Fastenphase) oder ein Reinigungstag pro Woche. Für eine belebende Wirkung auf Ihren Körper sollten Sie erwägen, regelmäßig mehrmals im Jahr eine 3-tägige Reinigungskur durchzuführen, bei der Sie nur Flüssigkeiten zu sich nehmen. Chelsea und ich machen das zweimal im Jahr. Danach haben wir wieder neue Energie, können klarer denken und sind optimal funktionsfähig.

Wenn Sie merken, dass Sie in ungesunde alte Muster zurückfallen, oder wenn Sie zunehmen oder sich erschöpft fühlen, sollten Sie sich überlegen, einfach die 3-tägige Reinigungskur und anschließend den 28-Tages-Speiseplan noch einmal zu wiederholen. Ganz gleich, für welche Ernährungsweise Sie sich auf Dauer entscheiden, empfehle ich Ihnen dringend, Kollagen in Ihr tägliches Repertoire einzubeziehen. Solange Sie es verwenden, wird es Ihrem Stoffwechsel, Ihren Gelenken und Muskeln und Ihrer Haut guttun – Geweben, die unerlässlich für Ihre Gesundheit und Ihr Wohlbefinden sind.

Ich weiß, dass Ihnen Gesundheit im Alter ebenso wichtig ist wie mir. Und ich glaube, dass Kollagen uns allen die beste Möglichkeit bietet, schmerzfrei und aktiv zu bleiben sowie lebenslanges Wohlbefinden zu erlangen, indem wir die typischen Schwierigkeiten vermeiden, die sich mit zunehmendem Alter einstellen. Ich wünsche uns, dass wir alle gemeinsam dieses Ziel erreichen.

Danksagungen

Kein Buch kommt ohne die harte Arbeit sehr vieler Menschen zustande, und dieses Buch ist keine Ausnahme. Ich danke Ginny Graves für ihre großartige Unterstützung bei der Arbeit an diesem Buch. Mein aufrichtiger Dank geht an Bonnie Solow, die beste aller aller Literaturagentinnen, die mir immer den Rücken stärkt, sowie an Tracy Behar, Verlegerin der Spitzenklasse, und ihr wunderbares Team bei Little, Brown Spark, für ihr engagiertes Lektorat, ihre umsichtige Begleitung und große Hingabe an das Ziel, den Lesern die besten Ernährungs- und Gesundheitsinformationen nahezubringen. Ganz großen Dank schulde ich auch meinem lieben Freund und Geschäftspartner Jordan Rubin, der mich ermutigt hat, dieses Buch zu schreiben, und jederzeit als wohlmeinender Kritiker und moralische Unterstützung zur Verfügung stand – und meinem ganzen Team bei Ancient Nutrition, dessen harte Arbeit und Begeisterung mich ebenso sehr inspirieren wie bereichern. Und schließlich gilt ein besonderer Dank den Menschen, die mir in den sozialen Medien folgen, den Fans meiner Webseite und den Lesern dieses Buches: Sie sind der Grund, warum ich mein Leben dem Heilen gewidmet habe, und ich danke Ihnen aus tiefstem Herzen.

All meine Segenswünsche für Sie!
Josh Axe

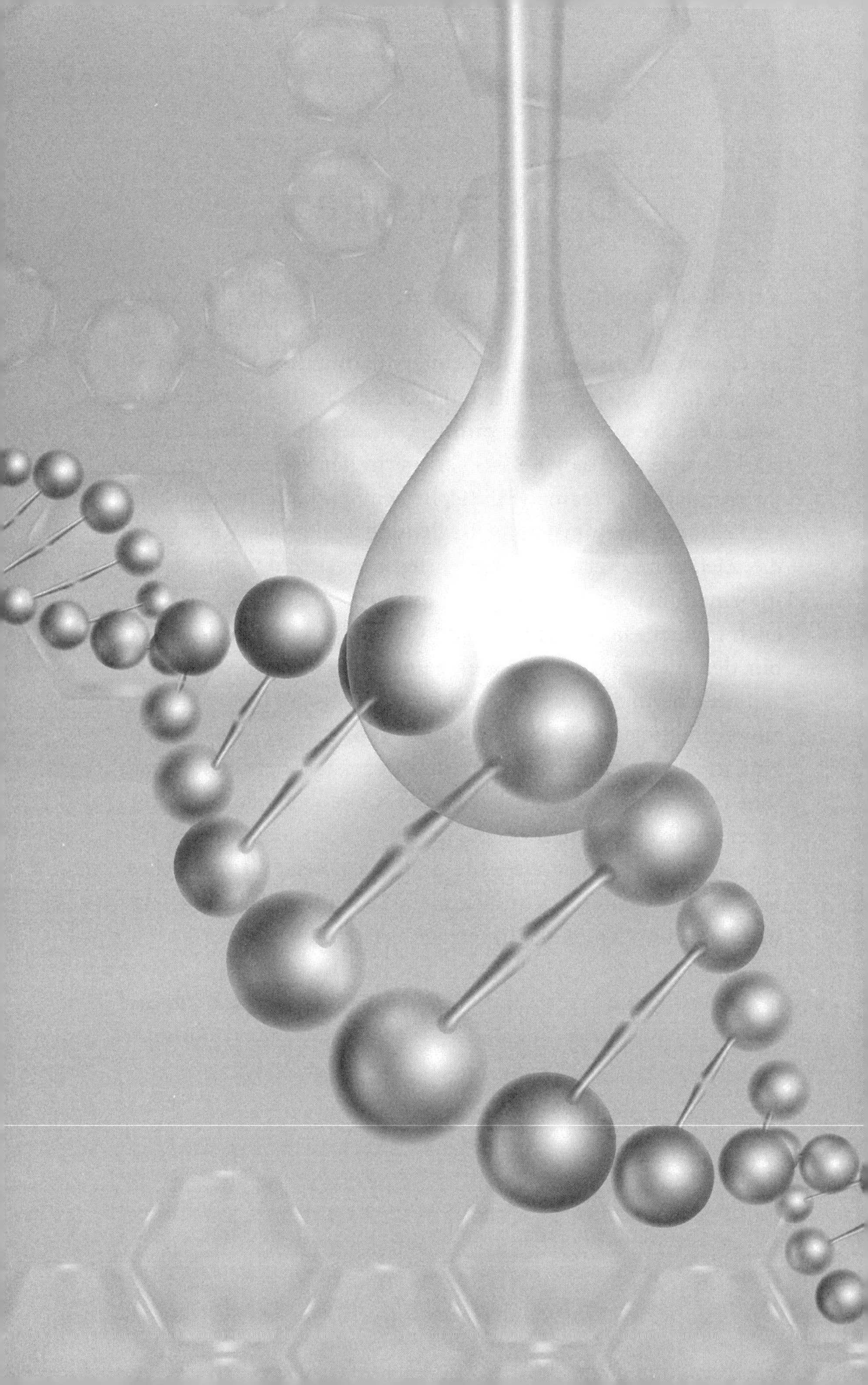

Anhang

Quellenangaben

1 Hongdong Song, Siqi Zhang, Ling Zhang, Bo Li, »Effect of Orally Administered Collagen Peptides from Bovine Bone on Skin Aging in Chronologically Aged Mice«, *Nutrients* 9 (2017).

2 D. König, S. Oesser, S. Scharla et al., »Specific Collagen Peptides Improve Bone Mineral Density and Bone Markers in Postmenopausal Women – A Randomized Controlled Study«, *Nutrients* 10 (2018).

3 F. D. Choi, C. T. Sung, M. L. Juhasz et al., »Oral Collagen Supplementation: A Systematic Review of Dermatological Applications«, *Journal of Drugs in Dermatology* 18 (2019): 9–16.

4 Ian J. Wallace, Steven Worthington, David T. Felson et al., »Knee Osteoarthritis Has Doubled in Prevalence Since the Mid-20th Century«, *PNAS Proceedings of the National Academy of Sciences* 114 (2017): 9332–9336.

5 Centers for Disease Control and Prevention, Arthritis National Statistics, February 2018, *https://www.cdc.gov/arthritis/data_statistics/national-statistics.html.*

6 Stephanie L. Schnorr, Marco Candela, Simone Rampelli et al., »Gut Microbiome of the Hadza Hunter-Gatherers«, *Nature Communications* 5 (2014).

7 Eric P. Plaisance, Frank L. Greenway, Anik Boudreau et al., »Dietary Methionine Restriction Increases Fat Oxidation in Obese Adults with Metabolic Syndrome«, *Journal of Clinical Endocrinology & Metabolism* 96 (2011): E836–E840.

8 J. K. Virtanen, S. Voutilainen, T. H. Rissanen et al., »High Dietary Methionine Intake Increases the Risk of Acute Coronary Events in Middle-Aged Men«, *Nutrition, Metabolism & Cardiovascular Disease* 16 (2006): 113–120.

9 Wataru Yamadera, Kentaro Inagawa, Shintaro Chiba et al., »Glycine Ingestion Improves Subjective Sleep Quality in Human Volunteers, Correlating with Polysomnographic Changes«, *Sleep and Biological Rhythms* 5 (2007): 126–131.

10 Osamu Hashizume, Sakiko Ohnishi, Takayuki Mito et al., »Epigenetic Regulation of the Nuclear-Coded GCAT and SHMT2 Genes Confers Human Age-Associated Mitochondrial Respiration Defects«, *Scientific Reports* 5 (2015).

11 Yasutaka Shigemura, Daiki Kubomura, Yoshio Sato, et al. »Dose-Dependent Changes in the Levels of Free and Peptide Forms of Hydroxyproline in Human Plasma after Collagen Hydrolysate Ingestion«, *Food Chemistry* 159 (2014): 328–332.

12 T. Kawaguchi, P. N. Nanbu, and M. Kurokawa, »Distribution of Prolylhydroxyproline and Its Metabolites after Oral Administration in Rats«, *Biological and Pharmaceutical Bulletin* 35 (2012): 422–427.

13 Jérome Asserin, Elian Lati, Toshiaki Shioya et al., »The Effect of Oral Collagen Peptide Supplementation on Skin Moisture and the Dermal Collagen Network: Evidence from an Ex Vivo Model and Randomized, Placebo-Controlled Clinical Trials«, *Journal of Cosmetic Dermatology* 14 (2015): 291–301.

14 L. Duteil, C. Queille Roussel, Y. Maubert et al., »Specific Natural Bioactive Type I Collagen Peptides Oral Intake Reverse Skin Aging Signs in Mature Women«, *Journal of Aging Research & Clinical Practice* (2016).

15 A. E. Postlethwaite, W. K. Wong, P. Clements et al., »A Multicenter, Randomized, Double-Blind, Placebo-Controlled Trial of Oral Type I Collagen Treatment in Patients with Diffuse Cutaneous Systemic Sclerosis: Oral Type I Collagen Does Not Improve Skin in All Patients, but May Improve Skin in Late-Phase Disease«, *Arthritis & Rheumatology* 58 (2008): 1810–1822.

16 Q. A. Dar, E. M. Schott, S. E. Catheline et al., »Daily Oral Consumption of Hydrolyzed Type I Collagen Is Chondroprotective and Anti-inflammatory in Murine Posttraumatic Osteoarthritis«, *PLOS One* 12 (2017).

17 David C. Crowley, Francis C. Lau, Prachi Sharma et al., »Safety and Efficacy of Undenatured Type II Collagen in the Treatment of Osteoarthritis of the Knee: A Clinical Trial«, *International Journal of Medical Sciences* 6 (2009): 312–321.

18 David E. Trentham, Roselynn A. Dynesius-Trentham, E. John Orav et al., »Effects of Oral Administration of Type II Collagen on Rheumatoid Arthritis«, *Science* 261 (1993): 1727–1730.

19 P. Betz, A. Nerlich, J. Wilske et al., »The Time-Dependent Rearrangement of the Epithelial Basement Membrane in Human Skin Wounds – Immunohistochemical Localization of Collagen IV and VII«, *International Journal of Legal Medicine* 105 (1992): 93–97.

20 M. M. Hurley, D. J. Adams, L. Wang et al., »Accelerated Fracture Healing in Transgenic Mice Overexpressing Anabolic Isoform of Fibroblast Growth Factor 2«, *Journal of Cell Biochemistry* 117 (2016): 599–611.

21 Daniel O. Clegg, Domenic J. Reda, Crystal L. Harris et al., »Glucosamine, Chondroitin Sulfate, and the Two in Combination for Painful Knee Osteoarthritis«, *New England Journal of Medicine* 354 (2006): 795– 808.

22 M. Rizwan, I. Rodriguez-Blanco, A. Harbottle et al., »Tomato Paste Rich in Lycopene Protects against Cutaneous Photodamage in Humans In Vivo: A Randomized Controlled Trial«, *British Journal of Dermatology* 164 (2011): 154–162.

23 J. Orbe, J. A. Rodriguez, R. Arias et al., »Antioxidant Vitamins Increase the Collagen Content and Reduce MMP-1 in a Porcine Model of Atherosclerosis: Implications for Plaque Stabilization«, *Atherosclerosis* 167 (2003): 45–53.

24 L. S. McAnulty, D. C. Nieman, C. L. Dumke et al., »Effect of Blueberry Ingestion on Natural Killer Cell Counts, Oxidative Stress, and Inflammation Prior to and after 2.5 H of Running«, *Applied Physiology, Nutrition and Metabolism* 36 (2011): 976–984.

25 V. E. Reeve, M. Allanson, S. J. Arun et al., »Mice Drinking Goji Berry Juice (Lycium Barbarum) Are Protected from UV Radiation-Induced Skin Damage via Antioxidant Pathways«, *Photochemical & Photobiological Sciences* 9 (2010): 601–607.

26 B. O. Rennard, R. F. Ertl, G. L. Gossman et al., »Chicken Soup Inhibits Neutrophil Chemotaxis In Vitro«, *Chest* 118 (2000): 1150–1157.

27 Bin Shan, Yizhong Z. Cai, Mei Sun et al., »Antioxidant Capacity of 26 Spice Extracts and Characterization of Their Phenolic Constituents«, *Journal of Agricultural and Food Chemistry* 53 (2005): 7749–7759.

28 G. de Almeida Gonçalves, A. B. de Sá-Nakanishi, J. F. Comar et al., »Water Soluble Compounds of Rosmarinus Officinalis L. Improve the Oxidative and Inflammatory States of Rats with Adjuvant-Induced Arthritis«, *Food and Function* 25 (2018): 2328–2340.

29 M. A. Khan, M. Subramaneyaan, V. K. Arora et al., »Effect of Withania Somnifera (Ashwagandha) Root Extract on Amelioration of Oxidative Stress and Autoantibodies Production in Collagen-Induced Arthritic Rats«, *Journal of Complementary and Integrative Medicine* 12 (2015): 117– 125

30 A. H. Kwon, Z. Qiu, M. Hashimoto et al., »Effects of Medicinal Mushroom (Sparassis Crispa) on Wound Healing in Streptozotocin-Induced Diabetic Rats«, *American Journal of Surgery* 197 (2009): 503–509.

31 B. H. Marouf, S. A. Hussain, Z. S. Ali et al., »Resveratrol Supplementation Reduces Pain and Inflammation in Knee Osteoarthritis Patients Treated with Meloxicam: A Randomized Placebo-Controlled Study«, *Journal of Medicinal Food* (2018).

32 Stoyan Dimitrov, Elaine Hulteng, and Suzi Hong, »Inflammation and Exercise: Inhibition of Monocytic TNF Production by Acute Exercise Via β2-Adrenergic Activation«, *Brain, Behavior and Immunity* 61 (2017): 60–68.

33 Bente Klarlund Pedersen, »Anti-inflammatory Effects of Exercise: Role in Diabetes and Cardiovascular Disease«, *European Journal of Clinical Investigation* 47 (2017): 600–611.

34 S. Y. Xu, Y. B. He, S. Y. Deng et al., »Intensity-Dependent Effect of Treadmill Running on Rat Achilles Tendon«, *Experimental and Therapeutic Medicine* 15 (2018): 5377–5383.

35 G. X. Ni, S. Y. Liu, L. Lei et al., »Intensity-Dependent Effect of Treadmill Running on Knee Articular Cartilage in a Rat Model«, *BioMed Research International* 2013 (2013).

36 Grant S. Shields, Shari Young Kuchenbecker, Sarah D. Pressman et al., »Better Cognitive Control of Emotional Information Is Associated with Reduced Pro-inflammatory Cytokine Reactivity to Emotional Stress«, *Stress* 19 (2016): 63–68.

37 J. D. Creswell, A. A. Taren, E. K. Lindsay et al., »Alterations in Resting-State Functional Connectivity Link Mindfulness Meditation with Reduced Interleukin-6: A Randomized Controlled Trial«, *Biological Psychiatry* 80 (2016): 53–61.

38 D. S. Black, S. W. Cole, M. R. Irwin et al., »Yogic Meditation Reverses NF-kB and IRF-Related Transcriptome Dynamics in Leukocytes of Family Dementia Caregivers in a Randomized Controlled Trial«, *Psychoneuroimmunology* 38 (2013): 348–355.

39 S. Amin, J. Niu, A. Guermazi et al., »Cigarette Smoking and the Risk for Cartilage Loss and Knee Pain in Men with Knee Osteoarthritis«, *Annals of the Rheumatic Diseases* 66 (2007): 18–22.

40 F. Davatchi, B. S. Abdollahi, M. Mohyeddin et al., »Mesenchymal Stem Cell Therapy for Knee Osteoarthritis: Preliminary Report of Four Patients«, *International Journal of Rheumatic Diseases* 14 (2011): 211–215; F. Davatchi, B. Sadeghi Abdollahi, M. Mohyeddin et al., »Mesenchymal Stem Cell Therapy for Knee Osteoarthritis: 5 Years Follow-Up of Three Patients«, *International Journal of Rheumatic Diseases* 19 (2016): 219–225.

41 A. Vega, M. A. Martin-Ferrero, F. Del Canto et al., »Treatment of Knee Osteoarthritis with Allogeneic Bone Marrow Mesenchymal Stem Cells: A Randomized Controlled Trial«, *Transplantation* 99 (2015): 1681–1690.

42 C. Cramer, E. Freisinger, R. K. Jones et al., »Persistent High Glucose Concentrations Alter the Regenerative Potential of Mesenchymal Stem Cells«, *Stem Cells and Development* 19 (2010): 1875–1884.

43 T. Lo, J. H. Ho, M. H. Yang et al., »Glucose Reduction Prevents Replicative Senescence and Increases Mitochondrial Respiration in Human Mesenchymal Stem Cells«, *Cell Transplantation* 20 (2011): 813–825.

44 M. M. Mihaylova, C. W. Cheng, A. Q. Cao et al., »Fasting Activates Fatty Acid Oxidation to Enhance Intestinal Stem Cell Function during Homeostatis and Aging«, *Cell Stem Cell* 22 (2018): 769–778.

45 Massimiliano Cerletti, Young C. Jang, Lydia W. S. Finley et al., »Short-Term Calorie Restriction Enhances Skeletal Muscle Stem Cell Function«, *Cell Stem Cell* 10 (2012): 515–519.

46 Monika Marędziak, Agnieszka Śmieszek, Klaudia Chrząstek et al., »Physical Activity Increases the Total Number of Bone-Marrow-Derived Mesenchymal Stem Cells, Enhances Their Osteogenic Potential, and Inhibits Their Adipogenic Properties«, *Stem Cells International* (2015).

47 Asya Rolls, Wendy W. Pang, Ingrid Ibarra et al., »Sleep Disruption Impairs Haematopoietic Stem Cell Transplantation in Mice«, *Nature Communications* 6 (2015).

48 X. Yang, Z. P. Han, S. S. Zhang et al., »Chronic Restraint Stress Decreases the Repair Potential from Mesenchymal Stem Cells on Liver Injury by Inhibiting TGF-β1 Generation«, *Cell Death Discovery* 5 (2014).

49 S. Hsu, W. B. Bollag, J. Lewis et al., »Green Tea Polyphenols Induce Differentiation and Proliferation in Epidermal Keratinocytes«, *Journal of Pharmacology and Experimental Therapeutics* 306 (2003): 29–34.

50 Adam D. Bachstetter, Jennifer Jernberg, Andrea Schlunk et al., »Spirulina Promotes Stem Cell Genesis and Protects against LPS Induced Declines in Neural Stem Cell Proliferation«, *PLOS One* 5 (2010).

51 Lei Zhu, Ya-Jun Liu, Hong Shen et al., »Astragalus and Baicalein Regulate Inflammation of Mesenchymal Stem Cells by the Mitogen-Activated Protein Kinase (MAPK)/ERK Pathway«, *Medical Science Monitor* 23 (2017): 3209–3216.

52 Q. Li, W. Xing, X. Gong et al., »Astragalus Polysaccharide Promotes Proliferation and Osteogenic Differentiation of Bone Mesenchymal Stem Cells by Down-Regulation of MicroRNA-152«, *Biomedicine & Pharmacotherapy* 115 (2019).

53 X. H. Wang, H. W. Du, X. H. Guo et al., »Rehmannia Glutinosa Oligosaccharide Induces Differentiation of Bone Marrow Mesenchymal Stem Cells into Cardiomyocyte-Like Cells«, *Genetic and Molecular Research* 15 (2016).

54 Y. Zhang, Y. Wang, L. Wang et al., »Effects of Rehmannia glutinosa Oligosaccharide on Human Adipose-Derived Mesenchymal Stem Cells In Vitro«, *Life Sciences* 91 (2012): 1323–1327.

55 E. Proksch, M. Schunck, V. Zague et al., »Oral Intake of Specific Bioactive Collagen Peptides Reduces Skin Wrinkles and Increases Dermal Matrix Synthesis«, *Skin Pharmacology and Physiology* 27 (2014): 113–119.

56 Do-Un Kim, Hee-Chul Chung, Jia Choi et al., »Oral Intake of Low-Molecular-Weight Collagen Peptide Improves Hydration, Elasticity, and Wrinkling in Human Skin: A Randomized, Double-Blind, Placebo-Controlled Study«, *Nutrients* 10 (2018).

57 N. Inoue, F. Sugihara, and X. Wang, »Ingestion of Bioactive Collagen Hydrolysates Enhance Facial Skin Moisture and Elasticity and Reduce Facial Aging Signs in a Randomised Double-Blind Placebo-Controlled Clinical Study«, *Journal of the Science of Food and Agriculture* 96 (2016): 4077–4081.

58 A. Czajka, E. M. Kania, L. Genovese et al., »Daily Oral Supplementation with Collagen Peptides Combined with Vitamins and Other Bioactive Compounds Improves Skin Elasticity and Has a Beneficial Effect on Joint and General Wellbeing«, *Nutrition Research* 57 (2018): 97–108.

59 Michael Schunck, Vivian Zague, Steffen Oesser et al., »Dietary Supplementation with Specific Collagen Peptides Has a Body Mass Index-Dependent Beneficial Effect on Cellulite Morphology«, *Journal of Medicinal Food* 19 (2015): 1340–1348.

60 Naoki Ito, Shinobu Seki, and Fumitaka Ueda, »Effects of Composite Supplement Containing Collagen Peptide and Ornithine on Skin Conditions and Plasma IGF-1 Levels – A Randomized, Double-Blind, Placebo-Controlled Trial«, *Marine Drugs* 16 (2018).

61 H. Matsumura et al., »Hair Follicle Aging Is Driven by Transepidermal Elimination of Stem Cells via COL17A1 Proteolysis«, *Science* 35 (2016).

62 G. Ablon and S. Kogan, »A Six-Month Randomized, Double-Blind, Placebo-Controlled Study Evaluating the Safety and Efficacy of a Nutraceutical Supplement for Promoting Hair Growth in Women with Self-Perceived Thinning Hair«, *Journal of Drugs in Dermatology* 17 (2018): 558–565.

63 D. Hexsel et al., »Oral Supplementation with Specific Bioactive Collagen Peptides Improves Nail Growth and Reduces Symptoms of Brittle Nails«, *Journal of Cosmetic Dermatology* 16 (2017): 520–526.

64 Alexander Wunsch and Karsten Matuschka, »A Controlled Trial to Determine the Efficacy of Red and Near-Infrared Light Treatment in Patient Satisfaction, Reduction of Fine Lines, Wrinkles, Skin Roughness, and Intradermal Collagen Density Increase«, *Photomedicine and Laser Surgery* 32 (2014): 93–100.

65 Pinar Avci, Guarav K. Gupta, Jason Clark et al., »Low-Level Laser (Light) Therapy (LLLT) for Treatment of Hair Loss«, *Lasers in Surgery and Medicine* 46 (2014): 144–151.

66 Matthias C. Aust, Des Fernandes, Perikles Kolokythas et al., »Percutaneous Collagen Induction Therapy: An Alternative Treatment for Scars, Wrinkles, and Skin Laxity«, *Plastic and Reconstructive Surgery* 121 (2008): 1421–1429.

67 Imran Majid, »Microneedling Therapy in Atrophic Facial Scars: An Objective Assessment«, *Journal of Cutaneous and Aesthetic Surgery* 2 (2009) 26–30.

68 Rachita Dhurat, M. S. Sukesh, Ganesh Avhad et al., »A Randomized Evaluator Blinded Study of Effect of Microneedling in Androgenetic Alopecia: A Pilot Study«, *International Journal of Trichology* 5 (2013): 6–11.

69 Maha Sellami, Wissem Dhahbi, Lawrence D. Hayes et al., »Combined Sprint and Resistance Training Abrogates Age Differences in Somatotropic Hormones«, *PLOS One* 12 (2017).

70 S. A. Lim and K. J. Cheong, »Regular Yoga Practice Improves Antioxidant Status, Immune Function and Stress Hormone Releases in Young Healthy People: A Randomized, Double-Blind, Controlled Pilot Study«, *Journal of Alternative and Complementary Medicine* 21 (2015): 530–538.

71 Martina Barchitta, Andrea Maugeri, Giuliana Favara et al., »Nutrition and Wound Healing: An Overview Focusing on the Beneficial Effects of Curcumin«, *International Journal of Molecular Sciences* 20 (2019).

72 N. Takasao, K. Tsuji-Naito, S. Ishikura et al., »Cinnamon Extract Promotes Type I Collagen Biosynthesis via Activation of IGF-I Signaling in Human Dermal Fibroblasts«, *Journal of Agricultural and Food Chemistry* 60 (2012): 1193–1200.

73 Narasimharao Bhagavathula, Roscoe L. Warner, Marissa DaSilva et al., »A Combination of Curcumin and Ginger Extract Improves Abrasion Wound Healing in Corticosteroid-Damaged Hairless Rat Skin«, *Wound Repair and Regeneration* 17 (2009).

74 T. Fujii, M. Wakaizumi, T. Ikami et al., »Amla (Emblica Officinalis Gaertn.) Extract Promotes Procollagen Production and Inhibits Matrix Metalloproteinase-1 in Human Skin Fibroblasts«, *Journal of Ethnopharmacology* 119 (2008): 53–57.

75 Jongsung Lee, Eunsun Jung, Jiyoung Lee et al., »*Panax ginseng* Induces Human Type I Collagen Synthesis through Activation of Smad Signaling«, *Journal of Ethnopharmacology* 109 (2007): 29–34.

76 M. F. Hsu and B. H. Chiang, »Stimulating Effects of Bacillus Subtilis Natto-Fermented Radix Astragali on Hyaluronic Acid Production in Human Skin Cells«, *Journal of Ethnopharmacology* 125 (2009): 474–481.

77 Piergiacomo Calzavara-Pinton, Cristina Zane, Elena Facchinetti et al., »Topical Boswellic Acids for Treatment of Photoaged Skin«, *Dermatologic Therapy* 23 (2010).

78 H. M. Park, E. Moon, M. H. Kim et al., »Extract of Punica Granatum Inhibits Skin Photoaging Induced by UVB Irradiation«, *International Journal of Dermatology* 83 (2007): 276–282.

79 E. Ranzato, S. Martinotti, and B. Burlando, »Wound Healing Properties of Jojoba Liquid Wax: An In Vitro Study«, *Journal of Ethnopharmacology* 134 (2011): 443–449.

80 Anita Berman, »Looking Beyond Gluten Free: Choose a Gut-Supportive Diet for Long-Term Health with Celiac Disease«, Gluten Intolerance Group, Winter 2015, https://gluten.org/

looking-beyond-gluten-free-choose-gut-supportive-diet-long-term-health-celiac-disease.

81 Alessio Fasano, »Leaky Gut and Autoimmune Disease«, *Clinical Reviews in Allergy and Immunology* 42 (2012): 71–78.

82 Ebd.

83 Q. Mu, H. Zhang, and X. M. Luo, »SLE: Another Autoimmune Disorder Influenced by Microbes and Diet?« *Frontiers in Immunology* 6 (2006).

84 Aaron Lerner, Patricia Jeremias, and Torsten Matthias, »Gut-Thyroid Axis and Celiac Disease«, *Endocrine Connections* 6 (2017): R52–R58.

85 Melinda Wenner Moyer, »Gut Bacteria May Play a Role in Autism«, *Scientific American*, September 2014, *https://www.scientificamerican.com/article/gut-bacteria-may-play-a-role-in-autism.*

86 M. Yamamoto, M. I. Pinto-Sanchez, P. Bercik et al., »Metabolomics Reveals Elevated Urinary Excretion of Collagen Degradation and Epithelial Cell Turnover Products in Irritable Bowel Syndrome Patients«, *Metabolomics* 15 (2019).

87 Yulan Liu, Xiuying Wang, and Chien-An Andy Hu, »Therapeutic Potential of Amino Acids in Inflammatory Bowel Disease«, *Nutrients* 9 (2017).

88 Ebd.

89 Ebd.

90 Qianru Chen, Oliver Chen, Isabela M. Martins et al., »Collagen Peptides Ameliorate Intestinal Epithelial Barrier Dysfunction in Immunostimulatory Caco-2 Cell Monolayers *via* Enhancing Tight Junctions«, *Food & Function* 3 (2017).

91 Xiao Xu, Xiuying Wang, Huanting Wu et al., »Glycine Relieves Intestinal Injury by Maintaining mTOR Signaling and Suppressing AMPK, TLR4, and NOD Signaling in Weaned Piglets after Lipopolysaccharide Challenge«, *International Journal of Molecular Sciences* 19 (2018).

92 I. Tsune, K. Ikejima, M. Hirose et al., »Dietary Glycine Prevents Chemical-Induced Experimental Colitis in the Rat«, *Gastroenterology* 125 (2003): 775–785.

93 Zhi Zhong, Michael D. Wheeler, Xiangli Li et al., »L-Glycine: A Novel Antiinflammatory, Immunomodulatory, and Cytoprotective Agent«, *Current Opinion in Clinical Nutrition and Metabolic Care* 6 (2003): 229– 240.

94 Y. Ji, Z. Dai, S. Sun et al., »Hydroxyproline Attenuates Dextran Sulfate Sodium-Induced Colitis in Mice: Involvement of the NF-kB Signaling and Oxidative Stress«, *Molecular Nutrition and Food Research* 62 (2018).

95 J. Bertrand, I. Ghouzali, C. Guérin et al., »Glutamine Restores Tight Junction Protein Claudin-1 Expression in Colonic Mucosa of Patients with Diarrhea-Predominant Irritable Bowel Syndrome«, *Journal of Parenteral and Enteral Nutrition* 40 (2016): 1170–1176.

96 Shanshan Kong, Yanhui H. Zhang, Weiqiang Zhang et al., »Regulation of Intestinal Epithelial Cells Properties and Functions by Amino Acids«, *BioMed Research International* 2018 (2018).

97 Ebd.

98 M. Tariq and A. R. Al Moutaery, »Studies on the Antisecretory, Gastric Anti-Ulcer and Cytoprotective Properties of Glycine«, *Research Communications in Molecular Pathology and Pharmacology* 97 (1997): 185–198.

99 G. Sigthorsson, J. Tibble, J. Hayllar et al., »Intestinal Permeability and Inflammation in Patients on NSAIDs«, *Gut* 43 (1989): 506–511.

100 Centers for Disease Control and Prevention, »Joint Pain and Arthritis«, September 2018, *https://www.cdc.gov/arthritis/pain/index.htm.*

101 Centers for Disease Control and Prevention, »Arthritis National Statistics«, Februar 2018, *https://www.cdc.gov/arthritis/data_statistics/national-statistics.html.*

102 David E. Trentham, Roselynn Dynesius-Trentham, E. John Orav et al., »Effects of Oral Administration of Type II Collagen on Rheumatoid Arthritis«, *Science* 261 (1993): 1727–1730.

103 Kenji Sato, »How Collagen Hydrolysate Works on Your Skin and Joints«, *Inform* 29 (2018).

104 Ebd.

105 Ebd.

106 O. Bruyère, B. Zegels, L. Leonori et al., »Effect of Collagen Hydrolysate in Articular Pain: A 6-Month Randomized, Double-Blind, Placebo Controlled Study«, *Complementary Therapies in Medicine* 20 (2012): 124–130.

107 P. Benito-Ruiz, M. M. Camacho-Zambrano, J. N. Carrillo-Arcentales et al., »A Randomized Controlled Trial on the Efficacy and Safety of a Food Ingredient, Collagen Hydrolysate, for Improving Joint Comfort«, *International Journal of Food Sciences and Nutrition* 60 (2009): 99–113.

108 A. Czajka, E. M. Kania, L. Genovese et al., »Daily Oral Supplementation with Collagen Peptides Combined with Vitamins and Other Bioactive Compounds Improves Skin Elasticity and Has a Beneficial Effect on Joint and General Wellbeing«, *Nutrition Research* 57 (2018): 97–108.

109 J. M. García-Coronado, L. Martínez-Olvera, R. E. Elizondo-Omaña et al., »Effect of Collagen Supplementation on Osteoarthritis Symptoms: A Meta-Analysis of Randomized Placebo-Controlled Trials«, *International Orthopaedics* 43 (2019): 531–538.

110 Qurratul-Ain Dar, Eric M. Schott, Sarah E. Catheline et al., »Daily Oral Consumption of Hydrolyzed Type I Collagen Is Chondroprotective and Anti-inflammatory in Murine Post-traumatic Osteoarthritis«, *PLOS One* 12 (2017).

111 W. Wei, L. L. Zhang, J. H. Xu et al., »A Multicenter, Double-Blind, Randomized, Controlled Phase III Clinical Trial of Chicken Type II Collagen in Rheumatoid Arthritis«, *Arthritis Research & Therapy* 11 (2009).

112 Ronald J. Maughan, Louise M. Burke, Jiri Dvorak et al., »IOC Consensus Statement: Dietary Supplements and the High-Performance Athlete«, *International Journal of Sport Nutrition and Exercise Metabolism* 28 (2018): 104–125.

113 Kristine L. Clark, Wayne Sebastianelli, Klaus R. Flechsenhar et al., »24-Week Study on the Use of Collagen Hydrolysate as a Dietary Supplement in Athletes with Activity-Related

Joint Pain«, *Current Medical Research and Opinion* 24 (2008): 1485–1496.

114 Ebd.

115 Stephan F. E. Praet, Craig R. Purdam, Marijke Welvaert et al., »Oral Supplementation of Specific Collagen Peptides Combined with Calf-Strengthening Exercises Enhances Function and Reduces Pain in Achilles Tendinopathy Patients«, *Nutrients* 11 (2019).

116 Gregory Shaw, Ann Lee-Barthel, Megan L. R. Ross et al., »Vitamin C–Enriched Gelatin Supplementation before Intermittent Activity Augments Collagen Synthesis«, *American Journal of Clinical Nutrition* 105 (2017): 136–143.

117 Linda Rath, »CBD Oil: Should You Try It for Arthritis Symptoms?« Arthritis Foundation, *http://web-old.archive.org/web/20190805214127/https://www.arthritis.org/living-with-arthritis/treatments/natural/supplements-herbs/cannabidiol-oil.php*

118 Ebd.

119 Ebd.

120 »One in Four Americans Develop Insomnia Each Year«, Juni 2018, *https://penntoday.upenn.edu/news/one-four-americans-develops-insomnia-each-year.*

121 Wataru Yamadera, Kentaro Inagawa, Shintaro Chiba et al., »Glycine Ingestion Improves Subjective Sleep Quality in Human Volunteers, Correlating with Polysomnographic Changes«, *Sleep and Biological Rhythms* 5 (2007): 126–131.

122 Kentara Inagawa, Takenori Hiraoka, Tohru Kohda et al., »Subjective Effects of Glycine Ingestion before Bedtime on Sleep Quality«, *Sleep and Biological Rhythms* 4 (2006): 75–77.

123 Makoto Bannai and Nobuhiro Kawai, »New Therapeutic Strategy for Amino Acid Medicine: Glycine Improves the Quality of Sleep«, *Journal of Pharmacological Sciences* 118 (2012): 145–148.

124 »Facts & Statistics«, Anxiety and Depression Association of America, *https://adaa.org/about-adaa/press-room/facts-statistics.*

125 Makato Bannai, Nobuhiro Kawai, Kenji Nagao et al., »Oral Administration of Glycine Increases Extracellular Serotonin but Not Dopamine in the Prefrontal Cortex of Rats«, *Psychiatry and Clinical Neurosciences* 65 (2011): 142–149.

126 Mireia Valles-Colomer, Gwen Falony, Youssef Darzi et al., »The Neuroactive Potential of the Human Gut Microbiota in Quality of Life and Depression«, *Nature Microbiology* 4 (2019): 623–632.

127 I. G. S. Rubio, G. Castro, A. C. Zanini et al., »Oral Ingestion of a Hydrolyzed Gelatin Meal in Subjects with Normal Weight and in Obese Patients: Postprandial Effect on Circulating Gut Peptides, Glucose and Insulin«, *Eating and Weight Disorders – Studies on Anorexia, Bulimia and Obesity* 13 (2008): 48–53.

128 Mohammed El Hafidi, Israel Pérez, Jose Zamora et al., »Glycine Intake Decreases Plasma Free Fatty Acids, Adipose Cell Size, and Blood Pressure in Sucrose-Fed Rats«, *American Journal of Physiology — Regulatory, Integrative and Comparative Physiology* 287 (2004): R1387–R1393.

129 M. K. Caldow et al., »Glycine Supplementation during Calorie Restriction Accelerates Fat Loss and Protects against Further Muscle Loss in Obese Mice«, *Clinical Nutrition* 35 (2016): 1118–1126.

130 Ronald J. Maughan, Louise M. Burke, Jiri Dvorak et al., »IOC Consensus Statement: Dietary Supplements and the High-Performance Athlete«, *British Journal of Sports Medicine* 52 (2018): 439–455.

131 Denise Zdzieblik, Steffen Oesser, Manfred W. Baumstark et al., »Collagen Peptide Supplementation in Combination with Resistance Training Improves Body Composition and Increases Muscle Strength in Elderly Sarcopenic Men: A Randomised Controlled Trial«, *British Journal of Nutrition* 114 (2015): 1237–1245.

132 C. P. Earnest, P. G. Snell, R. Rodriguez et al., »The Effect of Creatine Monohydrate Ingestion on Anaerobic Power Indices, Muscular Strength and Body Composition«, *Acta Physiologica Scandinavica* 153 (1995): 207–209.

133 R. H. Böger, S. M. Bode-Böger, W. Thiele et al., »Restoring Vascular Nitric Oxide Formation by L-Arginine Improves the Symptoms of Intermittent Claudication in Patients with Peripheral Arterial Occlusive Disease«, *Journal of the American College of Cardiology* 32 (1995): 1336–1344.

134 T. Tran, D. Bliuc, L. Hansen et al., »Persistence of Excess Mortality Following Individual Nonhip Fractures: A Relative Survival Analysis«, *Journal of Clinical Endocrinology & Metabolism* 103 (2018): 3205– 3214.

135 J. M. Beasley, A. Z. LaCroix, J. C. Larson et al., »Biomarker-Calibrated Protein Intake and Bone Health in the Women's Health Initiative Clinical Trials and Observational Study«, *American Journal of Clinical Nutrition* 99 (2014): 934–940.

136 Daniel König, Steffen Oesser, Stephan Scharla et al., »Specific Collagen Peptides Improve Bone Mineral Density and Bone Markers in Postmenopausal Women – A Randomized Controlled Study«, *Nutrients* 10 (2018): 1–11.

137 A. Jennings, A. MacGregor, T. Spector et al., »Amino Acid Intakes Are Associated with Bone Mineral Density and Prevalence of Low Bone Mass in Women: Evidence from Discordant Monozygotic Twins«, *Journal of Bone Mineral Research* 31 (2016): 326–335.

138 American Heart Association and American Stroke Association, »Heart Disease and Stroke Statistics 2018 At-a-Glance«, Januar 2018, *https://healthmetrics.heart.org/wp-content/uploads/2018/02/At-A-Glance-Heart-Disease-and-Stroke-Statistics-2018.pdf.*

139 Yunpeng Ding, Gard F. T. Svingen, Eva R. Pedersen et al., »Plasma Glycine and Risk of Acute Myocardial Infarction in Patients with Suspected Stable Angina Pectoris«, *Journal of the American Heart Association* 5 (2015): 1–9.

140 M. El Hafidi, I. Pérez, J. Zamora et al., »Glycine Intake Decreases Plasma Free Fatty Acids, Adipose Cell Size, and Blood Pressure in Sucrose-Fed Rats«, *American Journal of Physiology – Regulatory, Integrative and Comparative Physiology* 6 (2004): R1387–R1393.

141 C. Y. Chen, L. C. Ching, Y. J. Liao et al., »Deficiency of Glycine N-Methyltransferase Aggravates Atherosclerosis in Apolipoprotein E-Null Mice«, *Molecular Medicine* 18 (2012): 744–752.

142 M. Adeva-Andany, G. Souto-Adeva, E. Ameneiros-Rodríguez et al., »Insulin Resistance and Glycine Metabolism in Humans«, *Amino Acids* 50 (2018): 11–27.

143 Marc P. McRae, »Therapeutic Benefits of L-Arginine: An Umbrella Review of Meta-Analyses«, *Journal of Chiropractic Medicine* 15 (2016): 184–189.

144 Ee-Hwa Kim, Yong-Min Kim, and Jung-Ho Suh, »Effect of Type II Collagen Extract on Immunosuppression Induced by Methotrexate in Rats«, *Journal of Exercise Rehabilitation* 14 (2018): 731–738.

145 Roger Geiger, Jan C. Rieckmann, Tobias Wolf et al., »L-Arginine Modulates T Cell Metabolism and Enhances Survival and Anti-Tumor Activity«, *Cell* 167 (2016): 829–842.

146 Karin Schläwicke Engström, Ulf Strömberg, Thomas Lundh et al., »Genetic Variation in Glutathione-Related Genes and Body Burden of Methylmercury«, *Environmental Health Perspectives* 116 (2008): 734– 739.

147 R. V. Sekhar, S. G. Patel, A. P. Guthikonda et al., »Deficient Synthesis of Glutathione Underlies Oxidative Stress in Aging and Can Be Corrected by Dietary Cysteine and Glycine Supplementation«, *American Journal of Clinical Nutrition* 94 (2011): 847–853.

148 H. A. Feldman, I. Goldstein, D. G. Hatzichristou et al., »Impotence and Its Medical and Psychosocial Correlates: Results of the Massachusetts Male Aging Study«, *Journal of Urology* 151 (1994): 54–61.

149 R. Stanislavov and V. Nikolova, »Treatment of Erectile Dysfunction with Pycnogenol and L-Arginine«, *Journal of Sex & Marital Therapy* 29 (2003): 207–213.

150 L. M. Westphal, M. L. Polan, A. S. Trant et al., »A Nutritional Supplement for Improving Fertility in Women: A Pilot Study«, *Journal of Reproductive Medicine* 49 (2004): 289–293.

151 Richard A. Miller, David E. Harrison, C. Michael Astle et al., »Glycine Supplementation Extends Lifespan of Male and Female Mice«, *Aging Cell* 18 (2019).

152 Laura M. Pérez, Babak Hooshmand, Francesca Mangialasche et al., »Glutathione Serum Levels and Rate of Multimorbidity Development in Older Adults«, *Journals of Gerontology: Biological Sciences* (2019).

153 R. V. Sekhar, S. G. Patel, A. P. Guthikonda et al., »Deficient Synthesis of Glutathione Underlies Oxidative Stress in Aging and Can Be Corrected by Dietary Cysteine and Glycine Supplementation«, *American Journal of Clinical Nutrition* 94 (2011): 847–853.

154 Stephen D. Anton, K. Moehl, W. T. Donahoo et al., »Flipping the Metabolic Switch: Understanding and Applying Health Benefits of Fasting«, *Obesity* 26 (2018): 254–268.

155 Martin P. Wegman, Michael H. Guo, Douglas M. Bennion et al., »Practicality of Intermittent Fasting in Humans and Its Effects on Oxidative Stress and Genes Related to Aging and Metabolism«, *Rejuvenation Research* 18 (2014): 162–172.

156 Kevin D. Hall, Alexis Ayuketah, Robert Brychta et al., »Ultra-Processed Diets Cause Excess Calorie Intake and Weight Gain: An Inpatient Randomized Controlled Trial of Ad Libitum Food Intake«, *Cell Metabolism* 30 (2019): 1–11.

Alle hier aufgeführten Links waren bei Redaktionsschluss aufrufbar. Sollte dies bei Drucklegung nicht mehr der Fall sein, kann der entsprechende Link in der Regel beim Internetarchiv *(http://archive.org/web/)* gefunden werden.

Sachregister

A

B

C

G

L

M

N

O

P

R

T

V

W

Y

Z